新药研究思路与方法

第2版

主　编　邓世明

副主编　刘贵金　余辅松

编　者　刘贵金　余辅松　杨先会

　　　　邓世明　何小爱　贾爱群

　　　　汤丽昌　邓　华　赵李妮

　　　　李军舰　唐　诗　余　涛

人民卫生出版社
·北京·

版权所有，侵权必究！

图书在版编目（CIP）数据

新药研究思路与方法 / 邓世明主编. —2 版. —北京：人民卫生出版社，2023.2（2024.8重印）

ISBN 978-7-117-32853-1

Ⅰ. ①新… Ⅱ. ①邓… Ⅲ. ①新药 – 研究 Ⅳ. ①R97

中国版本图书馆 CIP 数据核字（2022）第 022557 号

人卫智网	www.ipmph.com	医学教育、学术、考试、健康，
		购书智慧智能综合服务平台
人卫官网	www.pmph.com	人卫官方资讯发布平台

新药研究思路与方法
Xinyao Yanjiu Silu yu Fangfa
第 2 版

主　　编：邓世明
出版发行：人民卫生出版社（中继线 010-59780011）
地　　址：北京市朝阳区潘家园南里 19 号
邮　　编：100021
E - mail：pmph @ pmph.com
购书热线：010-59787592　010-59787584　010-65264830
印　　刷：北京中科印刷有限公司
经　　销：新华书店
开　　本：787 × 1092　1/16　印张：18
字　　数：404 千字
版　　次：2008 年 9 月第 1 版　2023 年 2 月第 2 版
印　　次：2024 年 8 月第 2 次印刷
标准书号：ISBN 978-7-117-32853-1
定　　价：75.00 元

打击盗版举报电话：010-59787491　E-mail：WQ @ pmph.com
质量问题联系电话：010-59787234　E-mail：zhiliang @ pmph.com

前言

《新药研究思路与方法》首版于 2008 年 10 月由人民卫生出版社出版发行。时光飞逝，转眼十余载，国内外的新药研发现状和相关法规均已发生了显著变化。近年来，我国实施的"重大新药创制"科技重大专项（2008—2020 年）在创新药研发方面取得了丰硕成果。2015 年 8 月国务院发布的《关于改革药品医疗器械审评审批制度的意见》中将新药由此前的"未曾在中国境内上市销售的药品"修改为"未在中国境内外上市销售的药品"，范围由"中国新"转变为"全球新"。2017 年 6 月我国正式加入人用药品技术要求国际协调理事会（The International Council for Harmonisation of Technical Requirements for Pharmaceuticals for Human Use, ICH），为了更好地与国际接轨，我国加速了对药品监管体系、法规和指导原则等的改革和完善。2019 年《中华人民共和国药品管理法》和《中华人民共和国疫苗管理法》的修订和实施，以及 2020 年《药品注册管理办法》和《中华人民共和国药典》（2020 年版）的修订和实施意味着我国新药研究的思路和方法相比 10 年前，已发生诸多变化，也逐渐完善，因此编者决定对《新药研究思路与方法》一书进行全面修订。

《新药研究思路与方法》（第 2 版）依据国内外的最新药物研发理念，结合我国正在实施的相关法规和指导原则，在首版原有体系的基础上进行了全面更新，为新药的创制提供了更为准确和完善的思路和方法。依据新药研究自身的规律和我国现行《药品注册管理办法》，《新药研究思路与方法》（第 2 版）分为概述、药学研究、药理毒理学研究、临床试验研究和注册申报 5 篇内容。概述部分主要介绍新药研发的前沿和共性问题，包括国内外新药发展概况和趋势，新药研发的基本过程，新药研究中涉及的信息检索技术、质量源于设计理念和真实世界研究等前沿理念，以及新药研发中的知识产权保护等内容；药学研究部分主要是新药研究中工艺、质量和稳定性的研究思路与方法；药理毒理学研究部分包括非临床药理学、毒理学和药代动力学研究的相关思路和方法；临床试验研究部分主要是新药临床试验设计和实施等内容；注册申报部分主要讲解注册申报资料的撰写和新药注册时的审评审批程序等内容。这些内容构成了一个新药研究相对完整的系统，反映出了我国目前对新药安全性、有效性和可控性的要求和评价规范。

新药研究涉及的知识面广，本书的编写参阅了国内外的一些书籍、文献资料，谨向有关作者表示诚挚的感谢。同时，本书的撰写参阅了大量我国药品监管部门组织制定的指导原则和《中华人民共和国药典》（2020 年版）中的相关方法，内容具有很好的可实践性，但新药研究的思路和方法仍需与时俱进，具体问题具体分析。编者虽进行了极致的努力，但书中尚存在诸多不足之处，恳请广大读者和专家不吝指正。

邓世明

2021 年 12 月于海口

前言 （第1版）

2007年10月施行新的《药品注册管理办法》，较以往注册管理办法有较大的改变和修订，更注重新药研究过程中的真实性、科学性，更尊重新药研究中自身的规律性。

新药研究是一个复杂的系统工程，涉及药学、医学、政策法规的方方面面，同时又是一个不断研究探索、创新进步的过程，更是关系到社会每一个人用药安全有效的严肃社会问题。

目前，完整介绍新药研究全过程方面的书籍还相对匮乏，大多仅涉及新药研究开发过程中的某一部分内容，比如药学研究、药效研究、毒理研究、临床研究等。同时，新药研究政策法规性强，依据以前政策法规编写的内容显然已不适应新的政策法规要求，因此迫切需要一本反映最新政策法规要求又包含新药研究思路与开发方面的书籍。本书正是在此背景下产生。

本书内容依据新的《药品注册管理办法》中关于新药注册申请技术资料分类，分为概述、药学、药理、临床和综述五部分，概述内容包含了新药研究中的一些共性问题，譬如新药研究技术法规、新药申报与审批程序、新药研究中的知识产权保护等；药学部分主要是新药研究中工艺、质量标准和稳定性研究；药理部分包括了主要药效学、毒理及药代动力学研究内容；临床部分内容主要是新药临床方案设计和临床试验报告等，以上几方面内容构成了新药研究的一个相对完整的系统，也是国家新药申报技术资料的要求，反映出我国目前对新药安全性、有效性和可控性的要求和评价规范。

本书编者均为新药研究的第一线工作者，有着丰富的实践经验，更难得和宝贵的是其中绝大部分作者都有直接在国家食品药品监督管理局药品审评中心从事新药审评的工作经历，审评了数百个申报品种，对新药研究中的政策法规、技术要求有准确的把握和理解，保证了本书的新颖性、实用性和相对权威性。

本书出版得到了人民卫生出版社的大力支持和指导，同时也得到了国家"十一五"科技支撑计划（编号2007BAI27B00）和海南大学以及海南大学热带生物资源教育部重点实验室的大力支持，与四川大学、沈阳药科大学、成都中医药大学、第三军医大学、陕西省中医药研究院、中国热带农业科学院、海南省药检所、石河子大学等编者的密切配合与支持也是分不开的，在此一并致谢。

本书适用于高等医药院校、研究院所相关专业大学本科高年级学生、研究生及广大医药工作者使用。限于编者水平和时间比较仓促，书中难免存在不足甚至错误之处，恳请读者见谅并指正。

邓世明

2008年8月于海口

目录

第一篇　概述

药品是特殊的商品，其安全性、有效性关系到我们每一个人的生命健康，世界各国都非常重视药品的研究、生产管理，实行严格的审批制度。正因如此，新药研究并非易事，往往投资多、风险大、门槛高、周期长。新药研究过程中，除对药物本身进行充分、深入的药学、药理、毒理和临床研究外，还涉及社会伦理道德、风险/效益评估、申报审批程序等广泛的非技术层面的工作，需要对众多的合作单位、管理机构、评价检测机构等进行良好的沟通、组织和协调。

新药研究与评价的本质要求为安全、有效、稳定、可控。新药研究的所有活动都是围绕这一核心要求进行的，新药的申报、审批、技术原则、法律规范等都是为这一核心目的服务的。

新药研究具有高风险、高投资的特点，同时也有高收益的特点。高收益主要从市场的独占性、知识产权保护中获利。因此，新药研究过程中，知识产权的保护非常重要，是企业间竞争的重要筹码。我国正在实施的国家知识产权战略说明我国非常重视知识产权保护。

我国的新药研究、申报注册主要分为2个阶段：第一阶段为临床前研究，在完成支持药物临床试验的药学、药理毒理学等研究后，提出药物临床试验申请，符合规定的可获得药物临床试验许可文件，拟开展生物等效性试验的需备案并获得备案号；第二阶段为临床研究，获得药物临床试验许可文件或者临床试验备案号后，在具备相应条件并按规定备案的药物临床试验机构开展临床试验研究，根据临床研究结果申报药品上市许可，符合规定的，批准药品上市，颁发药品注册证书。新药的申报资料一般包括概要、药学研究资料、药理毒理学研究资料及临床试验资料4个方面的内容。对于化学药品、疫苗和治疗用生物制品，申请人需按照现行版《M4：人用药物注册申请通用技术文档（CTD）》的格式编号及项目顺序整理并提交申报资料。

本书正是依据新药研究自身的规律和我国现行《药品注册管理办法》，将新药研究的思路与方法分为4篇内容，即药学研究部分、药理毒理学研究部分、临床试验研究部分和注册申报部分。

第一章 　新药研发概述

新药（new drug）是个法规性很强的概念，不同国家、地区和不同时期都有不同内涵。通常科学研究、日常生活等不特定意义的新药概念，一般是指化学结构、药品组分或药理作用不同于现有药品的原创性药物。在我国，2015 年 8 月国务院发布的《关于改革药品医疗器械审评审批制度的意见》中将新药由此前的"未曾在中国境内上市销售的药品"修改为"未在中国境内外上市销售的药品"。根据物质基础的原创性和新颖性，将新药分为创新药和改良型新药。那什么是药品呢？《中华人民共和国药品管理法》（简称《药品管理法》）定义药品是用于预防、治疗、诊断人的疾病，有目的地调节人的生理功能并规定有适应证或者功能主治、用法和用量的物质，包括中药、化学药和生物制品等。

新药研发是人类最复杂的智力活动之一，在保障和改善民生、促进产业发展、支撑服务医改等方面发挥着重要作用。正是一个个新药的发现、开发和使用，才使人类在漫长的历史进程中得以战胜病魔，生生不息。目前，新药创制已成为衡量国家综合科技实力和大规模组织社会资源能力的一个重要标志，世界各国都十分重视。随着相关科学理论和技术的进步，以及各国法规的不断完善，新药创制的变革和发展不断提速，正在成为全球新一轮科技革命的核心。

我国鼓励研究和创制新药。《药品管理法》第五条："国家鼓励研究和创制新药，保护公民、法人和其他组织研究、开发新药的合法权益"；第十六条"国家支持以临床价值为导向、对人的疾病具有明确或者特殊疗效的药物创新，鼓励具有新的治疗机理、治疗严重危及生命的疾病或者罕见病、对人体具有多靶向系统性调节干预功能等的新药研制，推动药品技术进步"。《药品注册管理办法》第十三条："国家药品监督管理局建立药品加快上市注册制度，支持以临床价值为导向的药物创新。对符合条件的药品注册申请，申请人可以申请适用突破性治疗药物、附条件批准、优先审评审批及特别审批程序。"

本章对新药国内外发展现状，新药研发的基本过程，新药研究中涉及的前沿技术和研发理念——信息检索技术、质量源于设计（quality by design，QbD）理念和真实世界研究（real world study，RWS），以及新药研发中的知识产权保护等内容进行简明概述，以便在新药研发中有所启示和关注。

第一节　国内外新药发展概况和趋势

随着科学技术的发展与人类健康事业需求的增长，药品成为一类不断"推陈出新"的特殊商品。自 20 世纪 90 年代以来，全世界每年首次上市的新药大概有 40～50 个；进入 21 世纪后，生物技术药物的比重不断加大，成为新药家族的生力军。新药研究开发具有高投入、高风险、高效益与长周期等特点，已成为世界各国经济与科技竞争的热点。新药研发能力是衡量一个国家医药产业综合水平的重要标志，同时也是制药企业能否做大做强的核心所在。我国的新药研究开发经过近几十年的发展，已取得了很大的成就，尤其是 1985 年实施《药品管理法》后，我国的新药研究与开发开始走上法制化、规范化和科学化的轨道。但应该看到，我国新药研究与开发的总体水平与先进国家相比还有很大的差距，形势不容乐观。特别是我国成为世界贸易组织（World Trade Organization，WTO）成员后，知识产权保护的压力剧增，这为我国的新药研究带来了严峻的挑战，同时也带来了新的机遇。

一、国外新药研发的现状和趋势

据艾昆纬（IQVIA）报告显示，近年来全球药品的年市场销售额已过万亿美元，预计至 2026 年将超过 1.8 万亿美元。其中，以美国、日本、欧洲等为代表的发达国家和地区的药品消费支出占比较大。数据显示，美国为目前全球最大的药品消费市场，其规模占全球市场总规模的 40% 左右。但随着中国及其他新兴国家的经济增长及对医疗健康领域资金投入的增加，新兴国家的市场份额逐年增加。中国 2021 年的医药市场规模达 1 690 亿美元，已成为全球第二大药品国家市场，预计到 2026 年，这一数字将达到 2 050 亿美元。在创新药的研发上，美国、欧盟国家、日本、韩国是主力军，尤其美国独占全球新药研发领域的"半壁江山"，是医药研发创新的领军者。

（一）国外新药研发热门领域

世界卫生组织（World Health Organization，WHO）公布的数据显示，在 2019 年全球的 5 540 万例死亡病例中，前十大死亡原因分别为：缺血性心脏病，卒中，慢性阻塞性肺疾病（简称慢阻肺），下呼吸道感染，新生儿疾病，气管癌、支气管癌和肺癌，阿尔茨海默病和其他痴呆症，腹泻，糖尿病及肾脏疾病。其中，非传染性疾病占 7 个，导致了全球约 44% 的死亡。经济发展状况成为造成人类死因不同的重要因素。在经济欠发达地区，传染性疾病仍然是造成死亡的主要原因，包括艾滋病、腹泻、肺结核等。而在经济发达地区，更多的人死于心脑血管疾病、糖尿病、癌症等慢性疾病，并且这些病证的患者有逐渐年轻化的趋势。针对上述死亡原因，目前国际重点治疗领域为肿瘤、心脑血管疾病、感染性疾病、代谢性疾病、中枢神经系统疾病、自身免疫病等，因此这些领域也成为国际新药研究开发的热点。

1. **抗癌药** 癌症一直是人类死亡的主要原因，2020 年全球新发癌症病例 1 929 万例，其中乳腺癌新发病例高达 226 万例，超过了肺癌的 220 万例，成为全球第一大癌症。近年来，创新疗法在很大程度上改变了癌症的治疗模式，使用靶向药物和新型免疫治疗的个性化药物将为患者带来实际益处。

2. **心脑血管疾病治疗药物** 心脑血管疾病为人类的"头号杀手"，世界各国都非常重视心脑血管疾病治疗药物的研发。他汀类药物是成功研发的范例，市场销售量一直居高不下，如阿托伐他汀钙片近 20 年来一直为畅销药品的代表。

3. **抗感染药物** 在人类与疾病的战争中，抗感染药物一直是药物研发的重点领域。

过去几年，随着艾滋病、丙型肝炎等疾病逐渐得到控制或治愈，以及人们对抗生素的谨慎使用等，抗病毒药及新型抗生素的研发投入相对减少。2019年新型冠状病毒肺炎（corona virus disease 2019，COVID-19）疫情在全球的暴发及耐药问题等再次推动了抗感染药物的研发。

4. **代谢性疾病治疗药物** 代谢性疾病如糖尿病是危害人类健康的又一重大疾病，其发病率在全世界呈上升趋势；糖尿病的发病机制非常复杂，随着对这种疾病认识的不断深入，治疗糖尿病的药物也在不断发展，新机制、新剂型的药物在持续涌现；2019年全球销售额前100的药品中已经有多达12个治疗糖尿病的药品，除胰岛素及其类似物、双胍类这样的传统药物外，还出现了胰高血糖素样肽-1（GLP-1）受体激动剂和二肽基肽酶-4（DPP-4）抑制剂、钠-葡萄糖协同转运蛋白2（SGLT-2）抑制剂等新型药物。

5. **中枢神经系统疾病治疗药物** 在中枢神经系统疾病方面，全球目前约有5 000万人患有阿尔茨海默病，预计到2050年这一数字将增加到1.52亿；然而自1993年第一个治疗性的胆碱酯酶抑制剂类药物上市以来，目前可用于治疗阿尔茨海默病的药物仍然不多，相关药物的研发也将成为今后的重点。

6. **自身免疫病治疗药物** 类风湿关节炎、银屑病、强直性脊柱炎、克罗恩病、狼疮等数十种自身免疫病治疗药物的研发也是国际关注的重点；随着人们对自身免疫病认识的不断深入及生物技术的迅速发展，自身免疫病治疗药物也从十几年前的肿瘤坏死因子抑制剂一家独大到目前形成多种不同机制的药物相互竞争、互为补充的局面。

（二）国外新药研发趋势

近年来，基于人们对癌症、糖尿病、认知障碍和炎症等疾病治疗领域研究的深入，诊断和治疗技术的紧密结合，以及对传统商业模式（重视仿制药品，而不重视未知罕见病的治疗药物）依赖性的下降等因素，全球创新性药物的研发正在逐渐升温。2020年美国食品药品管理局（Food and Drug Administration，FDA）批准上市新药53个（其中化学小分子38个、生物制品15个），其中有21个属于"first-in-class"疗法、31个是用于治疗罕见病（或称"孤儿病"）。

近年来，药物研发的重点逐渐从心血管疾病治疗药物、抗菌药物向肿瘤治疗药物、免疫疗法药物、罕用药和重大疗效突破药物过渡。心血管疾病相关治疗药物的研发处于低速增长的状态，在所有药物中所占的比重逐年降低。当然，由于人口老龄化、细菌耐药等问题，神经系统疾病、代谢性和内分泌系统疾病、细菌感染性疾病、传染性疾病等的治疗药物也是研发的重点。

另外，从技术创新角度分析，以基因工程、细胞工程、酶工程为代表的现代生物技术迅猛发展。全球生物制品市场规模、在研产品数量持续增加，研发和生产投入持续增长。近年来，全球首次上市的新药中，化学合成新药的数量在减少，生物技术新药不断增加。生物制品包括抗体药物、细胞因子、疫苗、血液制品、基因治疗与细胞治疗药物等是当前全球名副其实的最畅销的医药产品，如阿达木单抗已连续多年蝉联全球冠军，销售额高达198.3亿美元；帕博利珠单抗在2020年实现全球销售额143.8亿美元，同比增长30%。

二、国内新药研发的现状和趋势

近年来，我国高度重视医药创新，《国家创新驱动发展战略纲要》《"十三五"国家科技创新规划》《医药工业发展规划指南》等均提出有关创新药发展的目标，并且设立了专项以推动新药研发。我国实施的"重大新药创制"科技重大专项（2008—2020年）在创新药研发方面取得丰硕成果。此外，我国鼓励创新作为重点改革方向，尤其2015年以来，创新性药物的政策环境不断优化，创新活力不断释放。2015年8月国务院发布的《关于改革药品医疗器械审评审批制度的意见》中将新药由此前的"未曾在中国境内上市销售的药品"修改为"未在中国境内外上市销售的药品"，范围由"中国新"转变为"全球新"。2016年，在化学药品新注册分类改革方案中，我国药品监管机构正式修改了新药及仿制药的概念，其中新药强调全球新，分为创新药和改良型新药2个类别。同时，行业主管部门积极出台各项政策，助力我国医药产业转型与升级，如零售终端实施"药品集中采购"、流通领域推行"两票制"、改革新药审批制度等。总体上我国制药行业的发展正处在由仿制药向创新药转变的重要历史时期。目前，我国的新药创制面临"赶"和"转"的双重压力，如何加快推进新药创制，使我国由"跟跑"变为"并跑"，由制药大国向制药强国转变，已经成为创新驱动发展的国家战略。

（一）我国新药研发现状

1. 我国药品评审制度不断完善，新药审评审批不断提速　2008—2018年，我国一共批准国产创新药36个品种，其中化学药创新药20个、生物制品创新药16个。2019年创新药注册申请数量大幅增长，药品研发创新态势明显。国家药品监督管理局药品审评中心（Center for Drug Evaluation，CDE，简称药审中心）2019年全年受理1类创新药注册申请319个品种，审评通过上市1类创新药10个品种，其中化学药创新药8个、生物制品创新药2个。同时，2019年泽布替尼（Brukinsa®）获得美国FDA批准，成为首个获得FDA批准的中国创新药，该药也是首获美国突破性疗法认定的中国创新药。2007—2019年药审中心共受理980件中药新药申请，含新药临床试验申请686件和新药上市申请294件；其中388件获得批准，包括临床试验343件和新药上市45件。2020年新《药品注册管理办法》实施，突破性治疗药物、附条件批准、优先审评审批及特别审批程序正式发布，使创新性药物的研发和上市得到加速。用于治疗轻至中度阿尔茨海默病的1类新药甘露特钠（九期一®）获批，成为我国首个附条件批准的新药。预计未来会有更多具有明显的临床价值、满足临床急需的新药与好药将在我国率先获批上市。

2. 我国已经成为世界制药大国和药物需求大国　我国制药行业保持持续快速增长的态势，制药企业的数量、所生产药品的质量逐年提升，因此我国已经成为世界制药大国和药物需求大国。继2019年全球制药企业榜单50强中有2家新入围的中国制药企业（中国生物制药和恒瑞医药）后，2020年该榜单中又多了2家中国制药企业的名字：云南白药（排名37名）和上海医药（排名48名）。目前，我国医药产业已形成化学药、中药、生物制品三足鼎立的新格局。化学药的研发和生产仍然是国内医药产业的中坚力量，在国内药品制剂销售中，50%以上的主营业务收入来自化学药，而且化学药市场仍将以较快的速度发展。中医药是祖国医药学的宝库，在我国医药史上曾写下辉煌灿烂的篇章，为中华民族的健康和发展作出过巨大贡献，至今在我国仍占有重要地位。在 COVID-19 的防控和治疗中，中医药更是发挥了重要作用。在 2021 年的全国两会上，中医药的发展问题备受关注。我国生物技术药物的研究和开发起步较晚，但在国家产业政策的大力支持下，这一领域得以快速发展，并逐步缩短了与具备产业优势的国家的差距。

3. 我国的药品研发水平与发达国家相比仍存在巨大差距 随着医药科学技术的发展及资本的大量涌入，我国的药品研发获得了快速的发展，但我国的药品研发水平与发达国家相比仍存在巨大差距。我国的化学药品制剂中 90% 以上的产品都是仿制药，老产品重复出现的概率过大，很多低档次药品的附加产品较多，高技术含量药品很少。在一些生物技术应用的热点领域，我国与先进国家相比存在巨大差距，如在干细胞方面，我国获批的相关临床试验研究仅为全球注册项目的 10% 左右，且目前尚无规范化的干细胞转化应用和干细胞产品上市。在体现中国特色的中药开发方面，获批的中药新药多为复方制剂，日服剂量相对较大；剂型多为胶囊剂、颗粒剂和片剂等普通口服制剂，与现代科学技术结合不紧密；创新能力、制剂水平与国外大制药企业的产品相比，仍存在很大差距。而且我国医药知识产权保护意识薄弱，据不完全统计，我国中草药项目被外国公司抢注专利多达 1 000 多项，国产中医药面临着在国外开花、结果、收获的尴尬局面，如青蒿素被诺华抢注专利，很多的中药老字号商标（如保济丸、同仁堂等）在国外同样遭到抢注。我国新药创制仍面临着诸多问题，主要包括：自主创新的药物少，在研靶点以追随为主，缺乏原创理论，导致新药靶点的源头创新不足；基础研究向应用转化匮乏，关键核心技术存在差距，临床研究能力暂未满足需求；关键试剂与装备依赖进口；研发投入不足，企业竞争力弱，产业整体水平相对滞后等。

（二）我国新药研发趋势

我国的新药研发应结合实际情况，充分利用自身的制度、资源、市场等优势条件，围绕国家重大目标和战略需求，重点提升新药创制的源头供给能力，突破新药创制领域的关键共性技术、前沿引领技术、现代工程技术、颠覆性技术，构建自主可控的药物创新体系。我国鼓励药物研发的创新，但结合我国实际情况，现阶段我国的医药产业发展还需要走仿创结合的道路。今后我国应重点研究和开发以下几类药物。

1. 中药民族药 中药民族药在我国独具特色和优势。加强中医药和民族医药理论研究，挖掘整理临床用药经验，以临床疗效为向导，研究开发独具特色和优势的中药民族药，避免中药西化，应是我国创新性药物的源泉。

2. 生物技术药物 在生物技术药物研发方面，应密切跟踪现代生物技术前沿。目前我国的生物技术与发达国家相比，虽有差距但还不是很大，且有可能有所突破，如各种疫苗和酶诊断试剂、蛋白与多肽类药物研制等。

3. 以临床价值为导向，研制重大疾病防治药物 我国的疾病谱由急性传染病转变为慢性非传染性疾病（慢性疾病），心脑血管疾病、恶性肿瘤、慢性呼吸系统疾病等成为主要死因。因此，从临床需求来看，未来我国的创新药研发将主要集中在恶性肿瘤、心脑血管疾病、糖尿病等慢性疾病领域，同时抗感染药仍将保持一定比例。

4. 大力加强各类给药系统和药物辅料的研究 我国药物制剂基础研究未受到应有的重视，大多急功近利，做表面文章，殊不知各类给药系统和药物辅料的研究对发挥药物疗效、减少毒副作用、开发新剂型等产生的影响极大。我国约有一半的化学原料药只有 1 种剂型，且多以传统制剂和简单重复剂型为主，说明了我国在药物制剂基础研究方面的极度匮乏的状况。

第二节 新药研发的基本过程

新药研发是个复杂的系统工程，从选题立项、临床前研究、申报临床、临床研究、申报生产、获准上市、组织生产到新药推广，涉及组织管理协调、深入规范的专业研究、申报审批程序、知识产权保护等诸多方面。新药的研发是指新药从实验室发现到上市的整个过程，历经新药的发现研究和开发研究两大阶段，如图 1-1-1 所示。

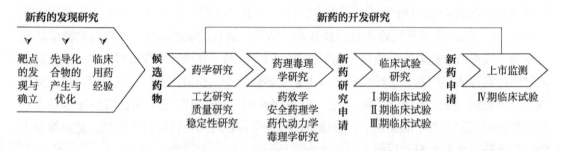

图 1-1-1 新药的研发流程示意图

一、新药的发现研究

新药发现研究阶段的目的是确定候选药物，主要包括新靶点的发现与确立，先导化合物的发现、筛选与优化，临床用药经验的积累和发掘。新药作用靶点（受体、酶、离子通道、核酸等）常常成为新药发现的限制因素。后基因组时代生命科学的进展和生物技术的突破使发现的药物靶点数量急剧增加，但是目前人们对于已上市药物靶点数量的了解却十分有限，现作为市售治疗药物靶点的总数仅 500 个左右。靶点确立后，接着要寻找和发现高亲和力、高活性和高选择性的先导化合物。通常先导化合物存在某些缺陷，如药效不够高、选择性不够强、药代动力学性质不适宜、化学稳定性差或毒性较大等，并非都能直接药用，但可作为结构修饰和改造的模型而进一步筛选和优化成为预期的候选药物。

新药的发现是创新性极强的研究过程，随着科学技术水平的进步，研发思路和方法也在不断转变。新药发现的主要途径包括：

1. 基于实验研究过程中的偶然发现新药 如青霉素、氯氮䓬等。

2. 基于临床应用实践和用药经验发现新药 如疗效显著的经典名方、院内制剂及民族民间应用广泛的验方等。

3. 基于药物的临床效果和副作用发现新药 如氯丙嗪、西地那非等。

4. 基于药物的代谢研究发现新药 如奥沙西泮、替马西泮为地西泮的体内活性中间代谢物。

5. 基于天然产物提取分离获取新药 该途径在新药发现中占据重要地位，目前临床上普遍使用的药物多半来自天然产物及其衍生物。如抗生素、维生素、生物碱、类固醇激素等都是从天然资源中提取、分离出的活性成分，其中包括引人瞩目的紫杉醇、青蒿素、甘露特钠等。

6. 基于药物分子的合理设计发现新药 该途径以诸多科学理论为指导，借助有机化学、量子化学、立体化学及计算机技术设计具有预期药物活性的新分子实体，是当前新药先导化合物产生的主要途径和手段。如抗肿瘤药伊马替尼的设计。

7. 基于组合化学和高通量筛选发现新药 组合化学被誉为"21世纪化学合成中的革新技术"，可在短时间内合成大量不同结构的化合物，建立具有多样性的各类药库，再通过高通量筛选等技术手段，从中发现具有生物活性的先导化合物。该策略克服了以往只靠从动、植物或微生物中分离提纯的天然产物作为先导结构的局限性，提供了一种快捷产生先导化合物的方法。

8. 基于生物技术发现新药 近年来，得益于基因工程、细胞工程、微生物工程、酶工程、蛋白质工程及分子生物学等技术的快速发展和应用，许多重大新药相继问世，如程序性死亡-1（PD-1）单抗类药物（帕博利珠单抗）、阿达木单抗、重组胰岛素及 mRNA 疫苗等。

二、新药的开发研究

确定候选药物以后，即进入新药的开发研究环节，也是验证候选药物有效、安全、稳定、质量可控，直至获准生产上市的研究过程，包括临床前研究和临床研究 2 个阶段。

临床前研究是新药开发研究中不可逾越的前期工作，包括药学研究和药理毒理学评价 2 个方面的内容。前者主要指工艺和质量研究；后者系使用适宜的基因、细胞、组织或整体动物模型代替人体进行药理毒理学试验，所获得的安全性和药理学结果被用来决定是否值得进行以人体为试验对象的临床试验，对候选药物从实验室研究过渡到临床研究至关重要。临床前研究完成后可向国家药品监督管理局（National Medical Products Administration，NMPA，简称国家药监局）提出新药研究申请（investigational new drug，IND），即申请临床试验研究，经核准并获得药物临床试验许可文件或者临床试验备案号后，方可开展临床试验研究。

临床研究是指任何在人体（患者或健康志愿者）进行的药物系统性研究，以证实或揭示试验药物的作用及其吸收、分布、代谢和排泄情况，确定试验药物的疗效与安全性。临床研究试验按研发阶段分为Ⅰ期、Ⅱ期、Ⅲ期和Ⅳ期，其中Ⅳ期为新药上市后的广泛应用研究。完成Ⅰ～Ⅲ期临床试验后，即可向国家药监局提出新药申请（new drug application，

NDA），即申请药品上市许可，经核准后发给"药品注册证书"，证书载明药品批准文号、持有人、生产企业等信息。药品上市后，科学家需持续跟踪其不良反应或者发现新的适应证，研究工作需贯穿药品的整个生命周期。新药开发研究阶段的具体思路与方法将在本书后续章节详细探讨。

第三节　新药研发信息检索

人类社会已进入信息时代，互联网、物联网、大数据、区块链等信息技术渗透到各行各业。信息技术是一名优秀的研究人员必备的技能，信息检索贯穿药品研发的每个阶段，如调研立项、产品开发、产品注册等。在调研立项阶段，研究人员需要及时了解国内外药品研制历史状况、当前动态、最新成果、未来趋势、市场概况；在产品开发阶段，研究人员需充分掌握产品的技术信息、注册要求、临床信息等，从而明确后续产品研发的主要内容、技术上的重难点；在产品注册阶段，研究人员在文献阅读与技术资料整理时，需查询临床数据、法规政策、知识产权等信息。

在药物研发文献检索中，我们需查询的信息包括：①市场上销售的同类产品的市场销售额、说明书、专利；②在研新产品的药学开发资料、临床研究及注册进展；③科研院所等机构基础研究所揭示的新靶点、新的活性结构、新的药理机制及病理机制；④药政部门的同类产品申报资料、审评文件、不良反应等。下文将按照产品研发的调研阶段、研究阶段和注册阶段，对药品研发常用的检索途径进行汇总。

一、项目调研信息检索途径

在项目调研阶段，科研人员可经常关注同类产品的国内外上市情况、药物的新活性结构、新的药理机制、专利信息等，信息查询途径见表 1-1-1。

表 1-1-1　项目调研信息查询途径汇总表

序号	名称及网址	简介
1	Thomson Reuters（汤姆森路透）；https://www.thomsonreuters.com/en.html	提供的 Thomson Reuters Pharma（升级版为 Cortellis for CI）、Integrity 数据库是强大的生物医药综合信息平台，包含药物的结构、靶点信息、临床资料、市场报告等，能满足药物研发不同阶段及不同专业人员的需求
2	Pharmaprojects；https://citeline.informa.com	Informa 集团商业智能（BI）部门的核心数据库，是国际药物研制开发的商业智能资源，跟踪着国际上处于研究发展活跃阶段的药物，可为医药界研究人员提供新产品开发的全面资料，是业内优秀的药物数据库
3	加拿大药物银行（Drug Bank）；https://go.drugbank.com	一个权威的综合性数据库，包含药物的化学分子理化信息、药剂资料、药理数据、临床资料、知识产权等

续表

序号	名称及网址	简介
4	EvaluatePharma； https://www.evaluate.com	全球领先的市场调研机构，专业的全球研发项目和药品销售预估数据库
5	Druganalyst； https://druganalyst.com	能够提供全球知名企业药品的市场销售数据
6	药物综合数据库（PDB）； http://pdb.pharmadl.com	由中国医药工业信息中心开发，以药品和医药企业为对象，整合了药品研发、生产、销售、政策监管等环节的信息资料与数据
7	中国医药信息网； https://www.cpi.ac.cn	由国家药品监督管理部门信息中心主办，可提供国内外研发与市场信息、知识产权与政策信息等
8	国务院发展研究中心信息网（国研网）； http://www.drcnet.com.cn/www/int	由国务院发展研究中心主管，北京国研网信息有限公司承办，可提供专业的医药行业研究报告

二、项目开发信息检索途径

产品开发阶段主要指药学研究、临床前药理毒理学研究和临床研究阶段，主要查询内容为药品的原料、制剂、质量标准及稳定性研究、药理学、毒理学、药代动力学、临床研究等相关资料。

（一）原料研究

在原料研究阶段，研究人员需要查询其外观性状、化学结构、CAS 号、理化性质（解离常数 pK_a、熔点、溶解度、吸湿性、脂水分配系数等）、粉体学性质、晶癖、晶型、粒度、稳定性、生物药剂学分类系统（biopharmaceutics classification system，BCS）的分类、日安全剂量、固有溶出率、杂质信息等，相关信息主要来自辞典、手册、商业数据库等，信息查询途径见表 1-1-2。

表 1-1-2 原料研究信息查询途径汇总表

序号	名称及网址	简介
1	默克索引（The Merck Index）； https://www.rsc.org/Merck-Index/	综合性化学药品全书，介绍了 1 万多种化合物的性质、制法及用途，收集了化合物的药理、临床、毒理等资料
2	有机化合物辞典（DOC）； https://doc.chemnetbase.com/faces/ chemical/ChemicalSearch.xhtml	纽约 Chapman & Hall 出版公司出版的辞典，内容包括有机化学分子的理化信息
3	天然产物辞典（DNP）； https://dnp.chemnetbase.com/faces/ chemical/ChemicalSearch.xhtml	纽约 Chapman & Hall 出版公司出版的辞典，内容包括天然产物的理化性质、制备工艺等信息

续表

序号	名称及网址	简介
4	SciFinder; https://scifinder.cas.org/	由美国化学文摘社（Chemical Abstracts Service，CAS）出品，提供全球最大、最权威的化学及相关学科文献、物质和反应信息
5	Pubmed; http://www.ncbi.nlm.nih.gov/pubmed/	一个提供生物医学方面的论文搜寻及摘要，并且免费搜寻的数据库，数据库来源为 MEDLINE
6	Pubchem; https://pubchem.ncbi.nlm.nih.gov/	针对化学结构搜索的数据库，隶属于 NCBI，使用方便且免费
7	EMBASE; https://www.embase.com/	Elsevier Science 公司推出的生物医学与药理学数据库，其收录期刊量大，药学文献丰富
8	TSRL，Inc; https://www.tsrlinc.com/	可查询化合物的 BCS 分类信息
9	美国化学文摘社（CAS）; http://www.cas.org/	世界最大的化学文摘库，可查询化合物的 BCS 分类等信息

（二）制剂研究

在制剂研究阶段，研究人员需要查询同类型制剂的形态、理化性质、处方种类、辅料规格及用量、工艺步骤及参数、制剂溶出曲线、制剂的稳定性、药代动力学信息等，可以从查询的药品注册信息、审评综述、说明书、专利等资料中获取相关资料，这些信息主要来自政府药政部门官网、知识产权部门网站、商业数据库等，信息查询途径见表 1-1-3。

表 1-1-3 制剂研究信息查询途径汇总表

序号	名称及网址	简介
1	美国食品药品管理局（FDA）网站; http://www.fda.gov	可获取药品上市信息（Drugs@FDA）、注册信息、说明书、专利、橙皮书（参比制剂）、溶出数据库、非活性物质（辅料安全用量）、审评资料（Review）、原料备案（DMFs）等资料
2	Rxlist; http://www.rxlist.com/script/main/hp.asp	美国常用药品索引库，提供药品的简介、临床药理学、适应证与剂量、副作用与药物相互作用、禁忌证等信息
3	欧洲药品管理局（EMA）网站; http://www.ema.europa.eu	可查询欧盟上市药品的审评报告
4	MHRA（英国药监局）网站; https://www.gov.uk/	可查询英国药品评审报告
5	俄罗斯药品说明书查询（GRLS）网站; https://grls.rosminzdrav.ru/Default.aspx	可查询上市原研药品的处方辅料种类及用量

续表

序号	名称及网址	简介
6	日本药品与医疗器械管理局（PMDA）网站；http://www.pmda.go.jp/	可查询药品说明书、IF审评文件、部分申报资料等，信息量丰富
7	国家药品监督管理局（NMPA）网站；https://www.nmpa.gov.cn/	可查询国产及进口药品信息、上市药品目录集等资料
8	国家药品监督管理局药品审评中心（CDE）网站；http://www.cde.org.cn/	可搜索指导原则、审评概述、临床试验信息、再审品种等信息
9	美国专利局网站；http://www.uspto.gov/	可查询美国及地区的专利审查进度、专利全文
10	欧洲专利局网站；http://www.epo.org/	可查询欧洲国家及地区的专利审查进度、专利全文
11	日本特许厅网站；http://www.jpo.go.jp	可查询日本及地区的专利审查进度、专利全文
12	中国国家知识产权局；http://www.cnipa.gov.cn/	可查询中国及地区的专利审查进度、专利全文
13	国际药物制剂网；http://www.phexcom.cn/	可查药物辅料数据、供应、应用、标准、批文、动态、技术服务等

（三）质量及稳定性研究

在质量及稳定性研究阶段，研究人员需获得目标化合物或者制剂的质量标准信息，包括检测项目、检测方法、质控限度、稳定性（降解产物、降解条件、降解途径）等，这些信息主要来自各国药典、相关指导原则、商业数据库及论坛等，信息查询途径见表1-1-4。

表1-1-4 质量及稳定性研究信息查询途径汇总表

序号	名称及网址	简介
1	药品质量标准论坛；http://standard.joinbbs.net/index.php	可检索到较全的药品质量标准，包含化学药、中药、辅料、生物制品进口标准，美国、日本、欧洲药典标准，国内标准（包括新药转正、化学药审评、中药审评标准及包材、辅料、溶剂等标准）
2	中国药典（ChP）；http://www.chp.org.cn/	详细收录了中药、化学药品、生物制品、辅料等质量标准，同时还收录了制剂通则及指导原则供科研人员查询
3	美国药典（USP）；http://www.usp.org/	由美国药典委员会编辑出版，包含原料药、药物、剂型、辅料、医疗器械、食物补充剂的标准
4	美国药典论坛（PF）；http://www.usppf.com/pf/authenticate	用于发布USP新标准提案及标准修订案，可查询到药品有关物质的名称或结构信息，有助于非药典收载品种质量标准的查询

续表

序号	名称及网址	简介
5	欧洲药典（EP）； http://www.pheur.org	可查询欧洲上市的药品信息
6	日本药典（JP）； http://www.pmda.go.jp/	一册两部，一部收载原料药及其基础制剂，二部主要收载生药、家庭药制剂和制剂原料
7	标准物质网； http://www.bzwzw.com/	可查询质量标准所涉及的对照品、试剂、检测仪器及分析方法等信息
8	药典在线； http://www.newdruginfo.com/	可在线查询美国、英国、欧洲、日本、中国等多方药典，同时该网站还包括药物化学、药理、药剂及市场信息
9	中华医学百科全书	中国的权威的医药领域巨著，对全球医药行业意义重大
10	马丁代尔药物大典	世界公认的最权威的药学巨著，信息非常丰富

（四）药理毒理学及临床研究

在非临床药理毒理学及临床研究阶段，研究人员需了解药物靶点及作用机制、药效动力学、药代动力学、毒理学及新药临床研究等相关信息，这些信息主要来自商业数据库，信息查询途径见表1-1-5。

表1-1-5　药理毒理学及临床研究信息查询途径汇总表

序号	名称及网址	简介
1	化合物毒性（TOXNET）； https://www.nlm.nih.gov/toxnet/index.html	美国国立医学图书馆（NLM）建立的网站，由涉及毒理学、潜在基因毒性杂质、危险化学品、环境卫生及相关领域的数据库构成
2	ClinicalTrials； https://www.clinicaltrials.gov/	可查到全球在研产品的临床试验方案、进展与结果
3	急性毒性（Usgs）； http://www.cerc.usgs.gov/data/acute/acute.html	可提供毒性化合物检索
4	毒性物质（AAPC）； https://aapcc.org/	可提供毒性化合物检索
5	中国临床试验注册中心； http://www.chictr.org.cn/	可查到中国在研产品的临床试验方案、进展与结果
6	ICTRP； https://trialsearch.who.int/	提供WHO临床试验查询

三、项目报批信息检索途径

在产品注册报批阶段，研究人员需关注政府在医药注册方面的法律法规、药品研发

的技术指导原则、药理毒理、专利保护、行业的最新政策等资料，信息查询途径见表
1-1-6。

表 1-1-6　项目报批信息查询途径汇总表

序号	名称及网址	简介
1	药物信息全文数据库（Drug Information Fulltext）；https://www.wolterskluwer.com/en/solutions/ovid/drug-information-fulltext-database-version-48	该数据库收录了约 11 万种目前在美国市场上通行的药物信息，其子库 AHFS 及 HID 在医药行业广为人知
2	药品信息门户（Drug information Portal）；https://druginfo.nlm.nih.gov/drugportal/	可检索美国国家医学图书馆及其他官方机构的药物信息
3	人用药品技术要求国际协调理事会（ICH）；https://www.ich.org/	ICH 由美国、欧盟和日本三方药品监管部门和行业协会共同发起成立，旨在协调各国的药品注册技术要求，使药品生产厂家能够应用统一的注册资料，提高新药研发、注册、上市的效率
4	国家药品监督管理局药品审评中心（CDE）；http://www.cde.org.cn/	可查询中国药监部门公布的指导原则、溶出数据、临床数据、批准文号、辅料信息等内容

第四节　新药研发中的质量源于设计理念

人们对药品质量的认识经历了质量源于检验（quality by testing，QbT）、质量源于生产（quality by production，QbP）和质量源于设计（quality by design，QbD）3 个阶段。QbD 是继药品生产质量管理规范（Good Manufacture Practice of Medical Products，GMP）之后的崭新理念，是一套系统的、基于充分的科学知识和质量风险管理的研发方法，从预先确定的目标出发，强调对产品和工艺的理解及工艺控制。

FDA 和人用药品技术要求国际协调理事会（The International Council for Harmonisation of Technical Requirements for Pharmaceuticals for Human Use，ICH）是 QbD 的积极的倡导者和推动者。FDA 自 2005 年 7 月起开始进行 QbD 注册申报试点，2006 年正式启动了QbD。而 ICH 将 QbD 的理念和方法纳入了 Q8（药物研发）、Q9（质量风险管理）和 Q10（药品质量系统）等多项指导原则中。同时，FDA 分别在 2011 年和 2012 年发布了 2 个运用 QbD 方法进行的简略新药申请（abbreviated new drug application，ANDA）研发的示例——速释片和缓释片，这向医药工业提供了很好的范例。

QbD 蕴含了科学的质量理念和先进的技术体系，适用于药品原料、制剂、质量及稳定性等研究的各个环节。例如在具体制剂研究中，科研人员不能简单地追求最优工艺、处方和方法，而应对处方、工艺、方法中影响目标产品质量的关键参数及其作用机制有系统及科学的认识，并对它们的变化范围对目标产品质量的影响进行风险评估，进一步在科学理论的基础上建立处方、工艺、方法的设计空间，从而保证实际生产时各项参数能在设计空间内浮动，同样能提供较好的产品质量。下文主要以制剂开发为例，介绍相关概念及研发思路。

一、质量源于设计的基本元素

目标产品质量概况（quality target product profile，QTPP）：指理论上可以达到的，并将药品的安全性和有效性考虑在内的关于药品质量特性的前瞻性概述。建立 QTPP，着重考虑的因素包括预期临床用途、给药途径、剂型、剂型设计、处方组成和给药系统；剂量及规格；药品容器封闭系统；药物释放和影响药物代谢动力学的属性；药品有效期及在有效期内的质量属性、药品给药方式与说明书的一致性及可替代的给药方式。

关键质量属性（critical quality attribute，CQA）：指物质（原料药、辅料、中间体和药品）的物理、化学、生物或微生物性质或特征，应该在适当的限度、范围或分布之内，以确保预期的产品质量。对制剂来说，产品的质量属性包括活性成分鉴别、含量、含量均匀度、有关物质、残留溶剂、药物溶出和释放、水分、无菌或微生物限度、细菌内毒素及物料属性（如颜色、形状、水分、气味、产品刻痕和脆碎度）等。CQA 的确定标准是基于药品在不符合该质量属性时对患者所造成的危害（安全性和有效性）的严重程度。

关键物料属性（critical material attribute，CMA）：指一些对产品质量属性有明显影响的物料属性。

关键工艺参数（critical process parameter，CPP）：指其波动会影响产品的关键质量属性而应该被监测或控制的工艺参数，以确保能生产出预期质量的产品。

风险评估（risk assessment，RA）：包括风险识别、风险分析、风险评价。常用的风险评估工具包括故障树分析法、风险排序和过滤法、预先危害分析法、危害分析关键控制点法、失效模式影响分析法、风险管理辅助法（工艺流程图、检查表、鱼骨图）等。

实验设计（design of experiment，DOE）：指一种结构化、组织化地确定影响工艺属性的变量之间的关系的方法。当 DOE 用于生产工艺时，变量可以是原材料属性，也可以是过程参数。通过 DOE，建立产品生产工艺的设计空间（design space），即已被证明能保证产品质量的输入变量（如物料属性）和工艺参数的多维组合和交互作用的范围。

过程分析技术（process analytical technology，PAT）：指通过实时测定原料、中间体和过程中的关键质量和性能属性，建立一个设计、分析及生产控制体系，以确保最终产品质量。PAT 离不开光谱、色谱和质谱等在线检测技术的应用，这些技术可实时监测并及时地反馈控制要求，使企业可在线监控产品质量。

控制策略（control strategy，CS）：指根据当前对产品和工艺的了解，为确保工艺性能和产品质量而计划进行的一系列控制。这些控制可包括与原料药和药品制剂的材料和组分相关的参数和属性、设施和设备运行条件、过程控制、成品质量标准及相关的监测和控制方法与频率。

二、药品质量源于设计的研发思路

运用 QbD 理念开展制剂研发的思路见图 1-1-2，通常步骤如下：

1. 首先基于患者病情，结合产品特性，确定目标产品质量概况（QTPP）。
2. 分析目标产品质量概况，进一步汇总出产品的关键质量属性（CQA）。研究人员对产品中的关键质量属性受处方、工艺影响的部分开展实验研究。

3. 实验通过对关键物料属性（CMA）及关键工艺参数（CPP）展开风险评估，基于对产品的研发理解及客观事实依据，评估因素因子的风险程度。

4. 研究人员采取 DOE 设计（包括单因素设计、正交设计、析因设计、星点设计），对关键物料属性及关键工艺参数中的有风险的因素进行研究，设计出合理的变量空间，降低或控制物料及工艺中的风险因素。

5. 过程分析技术（PAT）等形成的控制策略（CS）可使制备产品符合质量目标。

6. 后续在产品的生命周期中对产品持续改进（continual improvement，CI）。

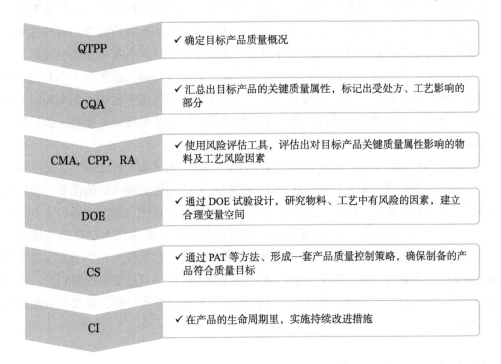

图 1-1-2 药品 QbD 研发流程示意图

第五节 新药真实世界研究

随机对照试验（randomized controlled trial，RCT）一般被认为是评价药物安全性和有效性的金标准，在药物临床研究中被普遍采用。然而 RCT 在诸多方面有其局限性：① RCT 的研究结论外推于临床实际应用时面临挑战，如严苛的入选与排除标准使得试验人群不能充分代表目标人群，所采用的标准干预与临床实践不完全一致，有限的样本量和较短的随访时间导致对罕见不良事件探测不足；②对于某些疾病领域，传统 RCT 难以实施，如某些缺乏有效治疗措施的罕见病和危及生命的重大疾病；③传统 RCT 或需高昂的时间成本。

真实世界研究（real-world study，RWS）是在美国兴起的一种新的药品研发方法，该方法在新药临床研究阶段能与RCT形成技术互补，可有效缩短某些药品的研发时间，节约药品研发成本。真实世界研究所产生的真实世界证据（real-world evidence，RWE）既可用于支持药物研发与监管决策，也可用于其他科学目的（如不以注册为目的的临床决策等）。

真实世界研究的类型大致分为非干预性（观察性）研究和干预性研究。前者包括不施予任何干预措施的回顾性和前瞻性观察性研究，患者的诊疗、疾病的管理、信息的收集等完全依赖于日常医疗实践；后者与前者的最大的不同是主动施予某些干预措施，如实用临床试验（pragmatic clinical trial，PCT）等。真实世界研究的多样性、设计的复杂性、对分析方法的高要求和对结果解释的不确定性对药物的安全性和有效性评价及监管决策提出更高的要求。因此，在药物研发和监管领域如何利用真实世界证据评价药物的有效性和安全性，已成为全球相关监管机构、制药工业界和学术界共同关注且具有挑战性的问题。

事实上，全球使用真实世界研究对医疗产品进行安全性评价已经积累了丰富的实践经验，例如2008年美国FDA启动了哨点计划，利用现有的电子医疗健康数据实现对上市后医疗产品安全性的主动监测。然而，我国系统性开展使用真实世界证据支持药物监管决策的工作尚处于起步阶段。

目前，我国药品监管部门在审评审批实践中已开始应用真实世界证据。以药品注册为目的使用真实世界证据，需要与药品审评部门进行充分的沟通交流，以确保双方在使用真实世界证据及开展真实世界研究等方面达成共识。申请人计划使用真实世界证据支持药品注册事项，在研究实施前，应当按照药品审评部门的沟通交流途径主动提出沟通交流申请，就研究目标、真实世界证据使用的可行性、研究设计、数据收集和分析方法等方面进行书面或会议的沟通与讨论。申请人完成真实世界研究后，计划递交申报资料前，也应当申请与审评部门进行沟通交流，就研究的实施情况、研究结果与结论、申报资料要求等内容进行沟通确认。

一、真实世界研究的基本概念

RWS是指针对预设的临床问题，在真实世界环境下收集与研究对象健康有关的数据，即真实世界数据（real-world data，RWD），或基于这些数据衍生的汇总数据，通过分析，获得药物的使用情况及潜在获益/风险的临床证据，即真实世界证据（RWE）的研究过程，如图1-1-3所示。

RWD是指来源于日常所收集的各种与患者健康状况和/或诊疗及保健有关的数据，是产生真实世界证据的基础。真实世界数据主要来源于卫生信息系统，具体包括电子健康档案、医保系统、疾病登记系统、国家药品不良反应监测哨点联盟、自然人群队列和专病队列数据库、组学相关数据库、死亡登记数据库、患者报告结局数据、来自移动设备端的数据、其他特殊数据源（部分地区医疗机构根据相关政策、法规，因临床急需进口少量境外已上市药品等用于特定医疗目的而生成的有关数据；为特殊目的创建的数据库，如法定报告传染病数据库、国家免疫规划数据库等）。

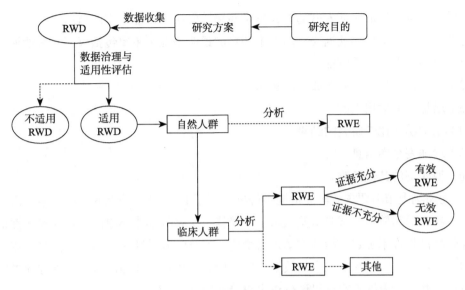

图 1-1-3 真实世界研究路径

RWE 是指通过对适用的真实世界数据进行恰当和充分的分析所获得的关于药物使用情况和潜在获益 / 风险的临床证据，包括通过对回顾性或前瞻性观察性研究或者 PCT 等干预性研究获得的证据。评价真实世界证据应依从 2 个主要原则：真实世界证据是否可以支持需要回答的临床问题；已有的真实世界数据是否可以通过科学的研究设计、严谨的组织实施及合理的统计分析得到所需的真实世界证据。

二、真实世界研究支持新药研发的情形

RWE 应用于支持药物监管决策，涵盖上市前临床研发及上市后再评价等多个环节。例如为新产品批准上市提供有效性或安全性的证据；为已获批产品修改说明书提供证据，包括增加或修改适应证、改变剂量、改变给药方案或给药途径、增加新适用人群、增加实效比较信息、增加安全性信息等；作为上市后要求的一部分支持监管决策的证据等。

1. **为新药注册上市提供有效性和安全性的证据**　根据不同疾病的特征、治疗手段的可及性、目标人群、治疗效果和其他与临床研究相关的因素等，新药开发单位可以通过真实世界研究获得药物的效果和安全性信息，为新药注册上市提供支持性证据。

常见的为新药注册上市提供有效性和安全性证据的真实世界研究有使用真实世界数据获得的结果或安全性数据的随机临床试验，包括 PCT 设计等；以及针对某些缺乏有效治疗措施的罕见病和危及生命的重大疾病，而采用基于真实世界证据作为外部对照的单臂临床试验。

2. **为已上市药物的说明书变更提供证据**　对于已经上市的药物，新增适应证通常情况下需要 RCT 支持。但当 RCT 不可行或非最优的研究设计时，采用 PCT 或观察性研究等生成的真实世界证据支持新增适应证可能更具可行性和合理性。在儿童用药等领域，利

用真实世界证据支持适应证人群的扩大也是药物监管决策可能适用的情形之一。

总的来说，真实世界证据支持已上市药物的说明书变更主要包括以下几种情形。

（1）增加或者修改适应证。

（2）改变剂量、给药方案或者用药途径。

（3）增加新的适用人群。

（4）添加实效比较研究的结果。

（5）增加安全性信息。

（6）说明书的其他修改。

3．为药物上市后要求或再评价提供证据　基于 RCT 证据获批的药物，通常由于病例数较少、研究时间较短、试验对象入组条件严格、干预标准化等原因，存在安全性信息有限、疗效结论外推不确定、给药方案未必最优、经济学效益缺乏等不足，需要利用真实世界数据对药物在真实医疗实践中的效果、安全性、使用情况及经济学效益等方面进行更全面的评估，并不断根据真实世界证据作出决策调整。

4．名老中医经验方、医疗机构的中药制剂人用经验总结与临床研发　对于名老中医经验方、药医疗机构中药制剂等已有人用经验药物的临床研发，在处方固定、生产工艺路线基本成型的基础上，中药研发单位可尝试将真实世界研究与随机临床试验相结合，探索临床研发的新路径。

应用真实世界证据支持已有人用经验中药的临床研发策略可以有多种，应根据产品的特点、临床应用情况及数据适用性等方面的考虑，选择不同的研发策略。例如可以探索将观察性研究（包括回顾性研究和前瞻性研究）代替常规临床研发中的 I 期和 / 或 II 期临床试验，用于初步探索临床疗效和安全性；在观察性研究的基础上，再通过 RCT 或 PCT 进一步确证已有人用经验中药的有效性，为产品的注册上市提供支持证据。如果经过评价，存在适用的高质量真实世界数据，且通过设计良好的观察性研究形成的真实世界证据科学充分，也可与药品监管部门沟通，申请直接作为支持产品上市的依据。

5．真实世界证据的其他应用情形

（1）指导临床研究设计：利用真实世界证据指导临床研究设计具有现实的用途。例如前述 2 种中药临床研发的路径都采用回顾性观察性研究所产生的真实世界证据，包括疾病的自然史、疾病在目标人群中的流行率、标准化治疗的疗效和效果及与疗效和效果有关的关键协变量在目标人群中的分布和变化等，为下一阶段的研究设计提供依据。更为普遍地应用真实世界证据可为入选和排除标准、样本量估计的参数、非劣效界值的确定等提供有效的参考依据，有助于审评中对设计合理性的判断。

（2）精准定位目标人群：精准医疗旨在更好地预测药物对特定人群（亚组）的治疗获益和风险，基于真实世界数据的真实世界证据为精准医疗提供了可能性。例如传统临床试验因样本量有限，往往在研究计划中忽略或无暇顾及亚组效应，使得潜在的治疗应答者或具有严重副作用的高风险人群的重要信息不能充分体现，从而导致目标人群失准。由于真实世界数据往往是不同类型的大数据，通过详尽分析，可以充分考察不同亚组的治疗获益和风险，进而得到真实世界证据以支持更精准的目标人群定位。

对于靶向治疗药物的临床前和早期临床研究，生物标志物的识别甚为关键。利用人群队列中的组学数据、公共基因库信息及相关的临床资料等真实世界数据，通过多种机器学习类的目标靶向分析技术得到真实世界证据，可以支持靶向治疗药物的精确人群定位。

三、真实世界研究的基本方法

1. 实用临床试验　实用临床试验（PCT）又称"实操临床试验"或"实效临床试验"，是指尽可能接近真实世界临床实践的临床试验，是介于 RCT 和观察性研究之间的一种研究类型。PCT 的干预既可以是标准化的，也可以是非标准化的；既可以采用随机分组方式，也可以自然选择入组；受试病例的入选标准较宽泛，对目标人群更具代表性；对干预结局的评价不局限于临床有效性和安全性；PCT 一般使用临床终点，而避免使用传统 RCT 中可能使用的替代终点；可以同时考虑多个对照组，以反映临床实践中不同的标准化治疗；一般不设安慰剂对照；在大多数情况下不采用盲法，但对于如何估计和纠正由此产生的测量偏倚需给予足够的重视；数据的收集通常依赖于患者日常诊疗记录。与观察性研究不同的是，PCT 是干预性研究，尽管其干预的设计具有灵活性。

2. 真实世界证据作为外部对照的单臂试验　单臂临床试验（single-arm/one-arm clinical trial）是一种只设置试验组的非随机临床试验，通常采用外部对照，如历史对照或平行对照。单臂临床试验也是验证研究药物有效性和安全性的一种方法。例如针对某些罕见病的临床试验，其病例稀少导致招募困难；针对某些缺乏有效治疗措施的可危及生命的重大疾病，随机对照试验往往存在伦理问题。因此，以上情况可以考虑以自然疾病队列形成的真实世界数据作为外部对照的基础。

外部对照主要用于单臂试验，可以是历史对照也可以是平行对照。历史外部对照以早先获得的真实世界数据作为对照，需考虑不同历史时期对疾病的定义、诊断、分类、自然史和可用的治疗手段等对可比性的影响；平行外部对照则是将与单臂试验同期开展的疾病登记数据作为对照。采用外部对照需考虑目标人群的可比性对真实世界证据的影响；对于接受其他干预措施的患者的数据，应考虑是否有足够的协变量以支持正确和充分的统计分析。

3. 观察性研究　观察性研究（observational study）是指根据特定的研究问题，不施加主动干预的、以自然人群或临床人群为对象的、探索暴露/治疗与结局的因果关系的研究。观察性研究所采集的数据接近真实世界，其最主要的局限在于存在各种偏倚、数据质量难以保证、已知或已测和未知或不可测量的混杂因素较难识别等，使得研究结论具有很大的不确定性。

观察性研究的主要分析方法是因果推断（causal inference），即基于真实世界数据，刻画干预或暴露与临床结局或健康结局的因果关系路径，充分考虑各种协变量和已测或未测混杂因素的影响，并控制可能的偏倚，采用恰当的统计模型和分析方法，作出干预或暴露与临床结果或健康结果的因果关系的推断结论。

四、真实世界研究的应用开展

1. 利用真实世界证据支持新增适应证 例如，申办方在某药上市后，发起一项通过真实世界数据评价其在中国女性中减少临床骨质疏松性骨折的有效性和安全性研究。该研究遵循真实世界研究的良好实践，研究方案事先公开。真实世界数据来源具有良好的研究人群代表性，样本量达 4 万余人，该研究的主要终点通过病历审查进行验证，以倾向评分匹配作为主要分析方法，同时使用逆概率加权法、高维倾向评分调整等多种方法进行敏感性分析，并定量评估未测量到的混杂因素的影响。该真实世界研究的结果与全球 RCT 研究相近，并用不同数据来源、不同研究机构的真实世界数据重现出该结果。

2. 利用真实世界证据支持扩大联合用药 贝伐珠单抗（bevacizumab）是一种血管内皮生长因子（vascular endothelial growth factor，VEGF）人源化单克隆抗体制剂，于 2015 年在中国获批联合化疗（卡铂与紫杉醇）用于不可切除的晚期、转移性或复发性非鳞状非小细胞肺癌患者的一线治疗。真实世界中患者所联合的化疗方案并不局限于卡铂与紫杉醇，还包括培美曲塞联合铂类、吉西他滨联合顺铂等。2018 年 10 月该药获批将治疗方案扩展为联合以铂类为基础的化疗方案，其中 3 项真实世界研究结果提供了强有力的支持证据。这 3 项研究回顾性分析了 3 家医院的患者数据，均显示在含铂双药化疗的基础上联合贝伐珠单抗较单纯化疗显著延长无进展生存期（progression-free survival，PFS）和总生存时间（overall survival，OS），与全球人群数据具有一致性，并且未发现新的安全性问题。此外，相关真实世界研究还提供了表皮生长因子受体（epidermal growth factor receptor，EGFR）突变和脑转移等不同患者亚组中的疗效数据，从多角度证实了贝伐珠单抗联合疗法的有效性和安全性。

3. 真实世界研究在儿童药物研发中的应用 儿童临床试验常常难以开展或进展缓慢，这导致儿童使用药物的有效性和安全性评价证据不足，从而影响儿科临床应用药物的可及性和使用规范性。真实世界研究作为新研究方法中的一种，已逐步用于支持儿童药物的研发与审评，为新药注册、扩展儿童适应证、完善儿童剂量方案等提供支持。ICH 于 2017 年 8 月 18 日发布了 ICH E11 补充文件：用于儿科人群的医学产品的临床研究，文中介绍了真实世界研究在儿童药物研发中的应用。我国国家药监局于 2020 年 1 月发布了《真实世界证据支持药物研发与审评的指导原则（试行）》，其明确指出，利用真实世界证据是儿童药物研发的一种策略；并于 2020 年 8 月发布了《真实世界研究支持儿童药物研发与审评的技术指导原则（试行）》，帮助药物研发者和临床研究者更好地理解真实世界研究在儿童药物研发中的应用。

真实世界研究用于我国儿童药物研发中的常见情形包括：①批准用于我国儿童的新活性成分药品的上市后临床安全有效性研究；②境外已批准用于成人和儿童的药品、我国已批准用于成人的药品，采用数据外推策略申报用于我国儿童；③我国上市的临床常用药品，使用超说明书用药数据支持适应证扩展至儿童应用；④罕见病或一些缺乏有效治疗手段的儿科危重症、早产儿或新生儿疾病的药物研发；⑤扩展（如向低龄儿童扩展）或精准化适用人群、优化给药剂量或频次（如根据体重或体表面积细化剂量）、完善或修改给药操作或流程（如与不同类型的果汁、果酱等同服）、药品卫生经济学或生活质量研究等。

布洛芬注射液是非甾体抗炎药，静脉滴注给药，仿制境外上市的原研药品开发。该品种首先批准用于中国成人，在上市一段时间之后，申请通过豁免中国儿童临床研究的方式增加原研药品已批准的儿童适应证。该品种参考《成人用药数据外推在儿科人群药物临床试验及相关信息使用的技术指导原则》的建议，提供了较为完整的资料证据，最终通过实施上市前的临床研究豁免，获得了儿童适应证的批准。

4. **海南博鳌乐城国际医疗旅游先行区探索真实世界数据用于药品医疗器械审评审批**　海南博鳌乐城国际医疗旅游先行区（以下简称先行区）在新药研发方面发挥先行先试作用，研究建立临床真实世界数据相关技术规范和管理制度，探索实践将先行区临床真实世界数据用于药品、医疗器械注册，缩短上市时间，为全国药品医疗器械审评审批制度改革、提速全球创新产品在我国临床使用的可及性提供新的解决途径。截至 2021 年 5 月，在先行区的 17 个药品、医疗器械真实世界数据研究试点品种中，已有 13 个开展实质性研究，其中已有 2 个医疗器械、1 个药品使用真实世界数据辅助临床评价获批，1 个药品国内数据全部使用先行区真实世界数据申报。2020 年 3 月，"青光眼引流管"是国内首个使用境内真实世界数据获批上市的医疗器械产品，该产品从申请到注册上市历时不到 5 个月；2021 年3 月，一类创新药普拉替尼胶囊成为首个使用真实世界数据辅助临床评价获批的药品。

第六节　新药研发中的知识产权保护

近年来，国家药品监督管理局、知识产权局出台了多项政策法规，如《关于深化审评审批制度改革鼓励药品医疗器械创新的意见》《关于强化知识产权保护的意见》等，建立药品知识保护新生态。

全世界每年用于新药研究开发的费用达 1 000 亿～1 500 亿美元，占销售额的10%～15%。近年来，平均每种新药的开发费用高达 18 亿～20 亿美元，平均需要 15～20年的时间，生物技术药物的费用成本更高。如此高额的新药研发成本，制药企业依靠什么来获利发展呢？专利（patent）正是新药专利的知识产权（intellectual property rights，IPR）保护，可使企业获得新药独占市场 20 年的机会，能为企业带来很高的效益回报。如 2019年全球有 4 种药品的销售额同时突破 100 亿美元，它们是阿达木单抗、阿哌沙班、帕博利珠单抗和来那度胺，其中阿达木单抗于 2003 年 1 月首次在美国上市，多年蝉联销售冠军，截至 2019 年底累计收入已超 1 500 亿美元。因此，为了获取高的效益，各制药公司都很重视新药知识产权保护。中国加入 WTO，使得中国国内的市场竞争规则必须与国际接轨，原有的新药保护制度（行政保护制度）逐渐淡出，专利等一些国际通行的知识产权保护制度得到尊重和遵守。

1. **知识产权形式**　《世界贸易组织协定》中"与贸易有关的知识产权协议"规定的知识产权形式，即国际公认的知识产权形式包括：①版权和邻接权；②商标权；③地理标志权；④工业品外观设计计权；⑤专利权（仅指发明专利，不包括实用新型）；⑥集成电路布图设计权;⑦未披露过的信息专有权(即商业秘密或技术诀窍)。可见,专利权是国际公认的知识产权形式之一,非常适合新药知识产权保护。

药品作为一种特殊商品,历来受到各国药监部门的特殊管理,再加上药品的开发具有时间长、资金大和多环节合作开发的特点,决定了药品只靠单一的技术诀窍的保密措施加以产权保护是不可靠的,风险很大,只有稳定、确切、强制的专利保护才是最好的保障。

2. 专利三性 新药发明专利应当具备新颖性、创造性和实用性。新颖性是指该发明不属于现有技术,也没有任何单位或者个人就同样的发明在申请日以前向国务院专利行政部门提出过申请,并记载在申请日以后公布的专利申请文件或者公告的专利文件中;创造性是指与现有技术相比,该发明具有突出的实质性特点和显著的进步;实用性是指该发明能够制造或者使用,并且能够产生积极的效果。

3. 新药权利要求和保护范围 《中华人民共和国专利法》第五十九条规定"发明或者实用新型专利权的保护范围以其权利要求的内容为准,说明书及附图可以用于解释权利要求的内容"。一件发明专利申请被授予专利权后,究竟能获得多大范围的法律保护,与其权利要求撰写的内容有直接联系。可以说,权利要求书是发明的实质内容和申请人切身利益的集中体现,也是专利审查、无效及侵权诉讼的焦点。一般来说,权利要求多写成倒三角的形式,也即是说,使所要求保护的范围呈逐渐递减式。

新药产品保护和新药知识产权保护是不同的。新药产品保护的是一个产品,它有固定处方、用量、剂型、制备工艺和质量标准;而专利保护的是一个技术方案,它可以是一个固定产品,也可以是有共同特征的多个系列产品,或者是产品中的某一部分,保护范围远非一个固定产品所能比。专利保护的成败取决于专利申请的权利要求书的撰写。获得专利的有效保护必须撰写大的保护范围的权利要求并得到专利局的批准。

一、中药知识产权保护特点

中药在我国虽然已经有数千年的历史,拥有浩瀚的医学典籍等传统医药遗产,但我国在中药领域的知识产权保护是非常脆弱的,尤其是对中药的保护脱离于国际现行的知识产权制度之外。2020 年版《中华人民共和国药典》(一部)及部颁《药品质量标准》和《新药转正标准》中公布了不少的中成药,而这些中成药出于种种原因在公布前都没有申请专利保护,因此这些中药品种都丧失了自主知识产权。中药知识产权保护有如下特点:

1. 中药技术诀窍保护 中药领域中的"祖传秘方"保护形式属专有技术保护或技术诀窍保护。由于中药自身的复杂性,只要不泄密,这种保护的时间就没有限制,可以保护到几百年,例如云南白药的保护。但是,现代的新药研究开发过程和注册管理制度必须要求在申报资料中清楚地写明处方、制法、工艺参数等,这就会使得这种技术诀窍保护方式受到威胁,极易泄密。另外,专利制度中规定如果有相同药物获得专利保护后,其他"技术诀窍"保护的产品只有保持原有生产规模的权利,扩大生产规模的权利则被专利权人所拥有。这种规定使得"技术诀窍"的保护受到另外一种威胁。

因此,中药现代企业除技术诀窍保护方式外,还需采用其他保护方式,其中主要的就是专利保护。

2. 中药有效成分专利保护 中药有效成分可认为是单体化合物，其专利保护较为简单，类似于化学药专利保护。《专利审查指南》规定，人们从自然界中找到以天然形态存在的物质仅仅是一种科学发现，不能被授予专利权。但是，如果是首次从自然界中分离或提取出来的物质，其结构、形态或者其他物理化学参数是现有技术中不曾认识的，并能被确切地表征，且在产业上有利用价值，则该物质本身及取得该物质的方法均可依法被授予专利权。结构明确的中药有效成分通常用结构定义。

3. 中药复方、提取物专利保护 中药复方（组合物）制剂的发明点在组成（即配方）上，以多种中药材为原料，按一定的制剂工艺生产。常见以下几种情况：①新复方制剂，发明点在于原料各组分之间的配伍关系及它们之间的用量配比，此时权利要求的特征部分可以用原料特征加方法特征进行限定保护；②已知产品的新剂型，其发明点在于采用新工艺生产出效果更好的新剂型，权利要求的特征部分可仅用方法特征，即制备工艺进行定义；③中西药复方制剂，与前面的新复方制剂类似，权利要求的特征部分也是用原料特征加方法特征进行限定。

中药复方专利权利特征越多保护范围越小，中药味数越少保护范围越大。当然专利对大范围的权利要求也是有限制规定的，即专利的新颖性和创造性。如何把握好保护范围与获得批准的矛盾，这就需要专利代理人的撰写水平。

中药提取物也是组合物，其成分结构不明确，难于用产品的组分和含量描述，所以权利要求的特征部分应采用原料和生产工艺（制备方法）进行定义，生产工艺应包括生产步骤、工艺条件、参数等。在中药新药中的有效部位，实际是指非单一有效成分及其比例均不明确且含量不低于50%的混合物，也只能用制备方法、工艺加以描述定义。实际操作中，对单味药的有效部位经常采用用途专利加以间接保护，将有效部位的提取方法作为技术诀窍加以保护。如果从有效部位中分离出有效成分的专利保护在前，含有该有效成分的有效部位专利将受到前者的制约；相反，如果有效部位的专利在前，有效成分的专利在后，就不构成侵权。

4. 中药用途专利保护 中药的医疗用途主要包括已知中药品种或中药材的第二用途的开发。在中药新药中包括3类中药材，即"新发现的药材及其制剂、新的中药材代用品、药材新的药用部位及其制剂"。虽然专利法规定，"动物和植物品种不予保护"，而中药材一般都是动、植物品种，但是我们可以通过保护中药材的新用途或第二医疗用途来间接保护新发现的药材和药材新的药用部位。较为多见的有以下几种类型：①已知中药材的新用途，例如何首乌防治骨质疏松症的新用途，权利要求可撰写为"何首乌在制备防治骨质疏松症药物中的应用"；②新的药用部位的用途，例如红景天总鞣质在制备治疗阿尔茨海默病药物中的应用；③已知复方的新用途；④新复方的用途。

需要特别强调的是，如果一种中药的某一用途是已知的，而之后又从该中药中提取了一种有效部位，那么此有效部位的这种用途也是可以得到专利保护的，当然，前提是有效部位的效果好于前者。

二、化学药知识产权保护特点

化学药（chemical drug）一般是组成、结构明确的化合物及组合物，其专利保护较中药容易许多，权利要求覆盖的范围大，也易判断是否侵权，能得到较充分和全面的保护。化学药的专利保护是目前国际上公认的新药研究中最有效的知识产权保护手段。

1. 化学药产品保护 化合物权利要求应当用化合物的名称或化合物的结构式或分子式来表征，一定要清晰、准确。化合物应当按通用的命名法来命名，不允许用商品名或代号；化合物的结构应当是明确的，不能用含糊不清的措辞；组合物权利要求应当用组合物的组分或者组分和含量等组成特征来表征。组合物权利要求分开放式和封闭式2种表达方式，与中药复方类似。开放式表示组合物中并不排除权利要求中未指出的组分；封闭式则表示组合物中仅包括所指出的组分而排除所有其他组分。

2. 化学药方法保护 化学药的方法发明无论是制备物质的方法（如合成工艺、技术参数等）还是其他方法（如物质的使用方法、加工方法、处理方法等），其权利要求可以用涉及工艺、物质及设备的方法特征来进行限定。

3. 化学药用途保护 化学药的用途发明是基于发现化学药新的性能，并利用此性能而作出的发明。无论是新物质还是已知物质，其性能是物质本身所固有的，用途发明的本质不在于物质本身，而在于物质性能的应用。因此，化学药的用途发明是一种方法发明，其权利要求属于方法类型。

三、生物制品知识产权保护特点

生物制品（biological product）是以微生物、细胞、动物或人源组织和体液等为起始原材料，用生物学技术制成，用于预防、治疗和诊断人类疾病的制剂。

未经人类的任何技术处理而存在于自然界中的微生物属于科学发现，所以不能被授予专利权。只有当微生物经过分离成为纯培养物，并且具有特定的工业用途时，微生物本身才属于可给予专利保护的客体。

人们从自然界中找到以天然形态存在的基因或DNA片段，仅仅是一种科学发现，不能被授予专利权。但是，如果是首次从自然界中分离或提取出来的基因或DNA片段，其碱基序列是现有技术中不曾记载的，并能被确切地表征，且在产业上有利用价值，则该基因或DNA片段本身及其得到方法均属于可给予专利保护的客体。

动物的胚胎干细胞、动物个体及其各个形成和发育阶段例如生殖细胞、受精卵、胚胎等属于"动物品种"的范畴，不能被授予专利权。同样，可以借助光合作用，以水、二氧化碳和无机盐等无机物合成碳水化合物、蛋白质来维系生存的植物的单个植株及其繁殖材料（如种子等）属于"植物品种"的范畴，不能被授予专利权。另外，转基因动物或植物是通过基因工程的重组DNA技术等生物学方法得到的动物或植物，其本身仍然属于"动物品种"或"植物品种"的范畴，不能被授予专利权。此外，对于涉及生物技术的发明，如果其商业开发有悖于社会公德或者妨害公共利益，那么这样的发明将属于专利法规定的不授予专利权，如发明克隆人的方法及克隆的人、改变人生殖系遗传身份的方法、人胚胎的工业或商业目的的应用等均不能授予专利权。

通常情况下，说明书应当通过文字记载充分公开申请专利保护的发明。在生物技术这一特定的领域中，有时由于文字记载很难描述生物材料的具体特征，即使有了这些描述也得不到生物材料本身，所属技术领域的技术人员仍然不能实施发明。在这种情况下，应按规定将所涉及的生物材料到国家知识产权局认可的保藏单位进行保藏，在请求书和说明书中均写明生物材料的分类命名和拉丁文学名、保藏该生物材料样品的单位名称和地址、保藏日期和保藏编号，同时提交保藏单位出具的保藏证明和存活证明。目前，北京的中国普通微生物菌种保藏管理中心（China General Microbiological Culture Collection Center，CGMCC）和位于武汉的中国典型培养物保藏中心（China Center for Type Culture Collection，CCTCC）提供这种保藏服务。

参考文献

［1］国家药品监督管理局. 中华人民共和国药品管理法.（2019-08-27）［2021-09-30］. https://www.nmpa.gov.cn/xxgk/fgwj/flxzhfg/20190827083801685.html.

［2］国家市场监督管理总局. 药品注册管理办法：局令第 27 号.（2020-03-30）［2021-09-30］. https://www.nmpa.gov.cn/xxgk/fgwj/bmgzh/20200330180501220.html.

［3］刘潍源，林快乐，许文倩，等. 2020 年美国 FDA 批准上市的新药简介. 中国医药工业杂志，2021，52（1）：1-31.

［4］国家药品监督管理局药品审评中心. 2019 年度药品审评报告.（2020-07-30）［2021-09-30］. https://www.cde.org.cn/main/news/viewInfoCommon/327a9e456913626826bc4cbdfd5354ce.
国家药品监督管理局药品审评中心. 2020 年度药品审评报告.（2021-06-21）［2021-09-30］. https://www.cde.org.cn/main/news/viewInfoCommon/876bb5300cce2d3a5cf4f68c97c8a631

［5］敖翼，濮润，展勇，等. 我国新药创制的发展现状及问题浅析. 中国新药杂志，2020，29（1）：33-41.

［6］陈小平，马凤余. 新药发现与开发. 2 版. 北京：化学工业出版社，2017.

［7］本杰明. 药物研发基本原理. 白仁仁，译. 北京：科学出版社，2019.

［8］何华. 药学信息检索与利用. 北京：人民卫生出版社，2016.

［9］国家药品监督管理局药品审评中心. 关于公开征求 3 个 ICH Q 系列指导原则及其问答文件中文翻译稿意见的通知.（2019-08-02）［2021-09-30］. https://www.cde.org.cn/main/news/viewInfoCommon/6b9069bb37a260cac021a7952d29ddfa.

［10］ICH Quality Implementation Working Group. Points to consider (R2). ICH-endorsed guide for ICH Q8/Q9/Q10 implementation. (2011-12) [2021-09-30]. https://database.ich.org/sites/default/files/Q8_Q9_Q10_Q%26As_R4_Points_to_Consider_2.pdf.

［11］闵亚能. 试验设计（DOE）应用指南. 北京：机械工业出版社，2011.

［12］邱怡虹，陈义生，张光中，等. 口服固体制剂的研发：药学理论与实践. 北京：化学工业出版社，2012.

［13］FDA. PAT-A Framework for Innovative Pharmaceutical Development, Manufacturing, and Quality Assurance: Guidance for Industry. (2004–10) [2021–09–30]. https://www.fda.gov/regulatory-information/ search-fda-guidance-documents/pat-framework-innovative-pharmaceutical-development-manufacturing-and-quality-assurance.

［14］王兴旺. QbD 与药品研发概念和实例. 北京：知识产权出版社，2014.

［15］戴胜云，徐冰，张毅，等. 质量源于设计（QbD）在药物分析方法开发中的应用研究进展. 药物分析杂志，2016，36（6）：950–960.

［16］国家药品监督管理局. 关于发布真实世界证据支持药物研发与审评的指导原则（试行）的通告：2020 年第 1 号.（2020–01–07）[2021–09–30]. https://www.nmpa.gov.cn/xxgk/ggtg/qtggtg/20200107151901190. html.

［17］国家药品监督管理局药品审评中心. 关于发布《用于产生真实世界证据的真实世界数据指导原则（试行）》的通告：2021 年第 27 号.（2021–04–15）[2021–09–30]. https://www.cde.org.cn/main/news/ viewInfoCommon/2a1c437ed54e7b838a7e86f4ac21c539.

［18］国家药品监督管理局药品审评中心. 关于发布《真实世界研究支持儿童药物研发与审评的技术指导原则（试行）》的通告：2020 年第 22 号.（2021–04–15）[2021–09–30]. https://www.cde.org.cn/main/ news/viewInfoCommon/6906389100848948deb49a484197902b.

［19］符祝，高国彪，林尤海. 临床真实世界数据用于药品医疗器械审评审批的探索：海南乐城先行区的实践. 中国食品药品监管，2019，185（6）：4–9.

［20］国家发展和改革委员会，国家卫生健康委员会，国家中医药管理局，等. 关于印发《关于支持建设博鳌乐城国际医疗旅游先行区的实施方案》的通知.（2021–04–15）[2021–09–30]. https://www. ndrc.gov.cn/xwdt/ztzl/hnqmshggkf/ghzc/202009/t20200909_1237903.html?code=&state=123.

［21］乐城真实世界数据研究获阶段性成果. 海南日报数字报,（2021–05–21）[2021–09–30]. http:// hnrb.hinews.cn/html/2021/05/21/content_58464_13406904.htm.

［22］张伟波. 中国传统医药如何进行知识产权保护. 发明与创新（综合版），2007（11）：33–34.

［23］国家知识产权局. 专利审查指南 2010（修订版）. 北京：知识产权出版社，2017.

［24］国家知识产权局. 关于修改《专利审查指南》的公告：第 391 号.（2020–12–11）[2021–09–30]. https://www.cnipa.gov.cn/art/2020/12/14/art_2073_155784.html.

［25］国务院. 中华人民共和国政府信息公开条例：国令第 711 号.（2019–04–15）[2021–09–30]. http:// www.gov.cn/zhengce/content/2019/04/15/content_5382991.htm?tdsourcetag=s_pcqq_aiomsg.

［26］IQVIA. The Global Use of Medicines 2022: Outlook to 2026. (2021–12–09) [2021–12–30]. https://www. iqvia.com/insights/the-iqvia-institute/reports/the-global-use-of-medicines-2022.

第二篇　药学研究思路与方法

《药品注册管理办法》第十条规定"申请人在申请药品上市注册前，应当完成药学、药理毒理学和药物临床试验等相关研究工作"，其中药学研究包括药物的合成工艺、提取方法、理化性质及纯度、剂型选择、处方筛选、制备工艺、检验方法、质量指标、稳定性等的研究。中药制剂的药学研究还包括原药材的来源、加工及炮制等的研究；生物制品的药学研究还包括微生物、细胞、动物或人源组织和体液等起始原材料的来源、质量标准、保存条件、生物学特征、遗传稳定性及免疫学等的研究。

药学研究是新药临床前研究的主要内容之一，是由原药材、原材料、原料经系列物理、生物、化学过程制剂成型，最终得到产品的药物制备过程研究，为后续的药理毒理学研究、临床试验研究提供受试药物。药学研究主要分为工艺、质量控制及稳定性研究3个方面，具体包括中药原料的前处理研究，化学原料药的制备工艺、结构确证研究，生物制品的菌毒种、细胞株、生物组织等起始原材料的来源、质量标准及生物学特征研究等；中药、化学药和生物制品的制剂剂型、处方和制备工艺研究、中试研究、质量研究和质量标准的制定、稳定性研究，以及直接接触药品的包装材料或容器的选择研究等几部分。其中，根据《中国药典》（2020年版）一部凡例中的要求"制剂处方中的药味，均指饮片"，中药原料主要指中药制剂质量标准【处方】项下的中药饮片、提取物、有效成分等。

第二章 新药的工艺研究

制备工艺研究是药学研究的主要内容之一，一般应包括制剂处方、制法、工艺流程、工艺合理性研究、中试资料及参考文献等内容。工艺合理性研究应包括剂型选择、提取、分离与纯化、浓缩干燥及成型工艺等。申报的研究资料必须以原始实验数据和结果为基础，要求数据真实准确、图表清晰、结论合理。制备工艺流程图应直观简明地列出工艺条件及主要技术参数。

另外，化学药工艺研究中，由于原料药、辅料和直接接触药品的药品包装材料（简称药包材）进行关联审评，申请人需要整体考虑、统筹安排。《药品注册管理办法》第四十一条规定"药品审评中心在审评药品制剂注册申请时，对药品制剂选用的化学原料药、辅料及直接接触药品的包装材料和容器进行关联审评。化学原料药、辅料及直接接触药品的包装材料和容器生产企业应当按照关联审评审批制度要求，在化学原料药、辅料及直接接触药品的包装材料和容器登记平台登记产品信息和研究资料。药品审评中心向社会公示登记号、产品名称、企业名称、生产地址等基本信息，供药品制剂注册申请人选择"。

第一节 中药原料及制剂工艺研究

世界制药工业仅有90多年的历史，工业规模的药品生产始于20世纪30年代，当时有4种药物广泛用于疾病治疗，分别为：用洋地黄强心苷治疗心脏病、用奎宁治疗疟疾、用吐根生物碱治疗痢疾、用汞制剂治疗梅毒。可见，世界制药工业是发端于天然药物的。

原料制备工艺研究是中药新药研究的一个重要环节。中药成分复杂，为了提高疗效、减少服用量、便于制剂，药材一般需要经过炮制、提取、纯化处理，这是中药制剂特有的工艺步骤。提取纯化工艺的合理性、技术的正确运用将直接关系到药材的充分利用和制剂疗效的充分发挥。在提取、纯化及其后续的制剂工艺过程中，浓缩、干燥、成型也是必要的工艺环节。研究的工艺应尽可能采用新技术、新工艺、新辅料、新设备，以提高中药制剂研究水平。提取纯化工艺的方法与技术繁多，以及新方法与新技术的不断涌现，致使应用不同方法与技术所考虑的重点、研究的难点和技术参数有可能不同。因此，中药的提取、纯化、浓缩、干燥等工艺的研究既要遵循药品研究的一般规律，注重对其个性特征的研究，又要根据用药理论与经验，分析处方组成和复方中各药味之间的关系，参考各药味所含成分的理化性质和药理作用的研究。结合制剂工艺和大生产的实际、环境保护的要求，采用合理的试验设计和评价指标，确定工艺路线，优选工艺条件。

制剂研究是指将原料通过制剂技术制成适宜剂型的过程，应根据临床用药需求、处方组成及剂型特点，结合提取、纯化等工艺，以达到药物"高效、速效、长效""剂量小、毒性小、副作用小""生产方便、运输方便、贮藏方便、携带方便、使用方便"的要求。

一、药用饮片炮制研究

根据《中国药典》（2020年版）一部凡例中的要求"制剂处方中的药味，均指饮片"，中药新药所用的饮片炮制与新药制剂的质量控制都和中药新药的临床疗效密切相关；在新药研制阶段即应遵循中医药理论，围绕新药特点和研究设计需要开展研究。饮片炮制研究应遵循中医药理论，继承传统炮制经验和技术，守正创新。饮片炮制研究应满足中药新药研究设计的需要，根据药材的关键质量属性、生产设备能力等研究确定炮制工艺参数及质量要求。中药新药用饮片，如确需采用其他炮制方法的，应进行充分研究。中药新药用饮片与临床调剂用饮片的规格可不同，应在遵循传统炮制方法的基础上，根据药材特点及制剂生产规模、提取工艺特点、质量控制要求等确定合适的饮片规格和质量要求。

中药新药所用饮片的原料及炮制方法应符合国家药品标准或各省、自治区、直辖市制定的饮片标准或炮制规范。新的炮制方法应提供充分的依据，并与传统工艺进行对比研究，制定合理的饮片质量标准。炮制用中药材、炮制用辅料均应符合法定标准；无法定标准的中药材、饮片、辅料，应研究建立相应的内控标准。中药材和饮片的法定标准为国家药品标准和地方标准或炮制规范；提取物和有效成分的法定标准为国家药品标准；炮制用辅料的法定标准指符合炮制要求的相应药品标准、辅料标准和食品标准。经批准的内控标准视同法定标准。中药制剂生产用饮片需在符合GMP的条件下进行炮制。毒性饮片、涉及濒危物种的原料应符合国家的有关规定。

（一）炮制工艺

根据中医药理论、临床用药及中药新药研究设计需要，在继承传统工艺的基础上，对药材进行净制、切制、炮炙、干燥等炮制的具体工艺研究，确定工艺参数、生产设备等，并进行工艺验证。炮制所用的生产设备应与炮制工艺、生产规模及饮片质量要求相适应。

1. 净制　常用的方法有挑选、风选、水选、筛选、剪切、刮、削、剔除、刷、擦、碾、撞等。应根据药材情况及中药制剂生产要求进行净制，研究选择合适的净制方法，达到规定的净度要求。饮片粉碎后以药粉直接入药的口服制剂，应在水洗等净制环节对药材（饮片）中的微生物污染种类及污染水平进行研究，在保证饮片质量的前提下，采用合理的方法、设备、条件等，有效降低微生物污染水平。

2. 切制　除少数药材鲜切、干切外，一般需经过软化处理，使药材利于切制。常用的软化方法包括喷淋、淘洗、泡、漂、润等，应研究选择合适的软化方法，避免有效成分损失或破坏，明确软化的具体方法、设备、吸水量、温度、时间等工艺参数。鼓励开展新型切制技术研究，应以尊重传统加工炮制经验和保证饮片质量为前提，并符合GMP的有关要求，研究制定工艺参数和质量标准。产地趁鲜切制品种未收载于国家药品标准或省、自治区、直辖市的药材（饮片）标准或炮制规范的，应与传统方法进行充分的对比研究。药材采用破碎等技术加工成适合提取的饮片形式的，应研究说明方法的合理性，并根据药材特性选择合适的方法及参数，使破碎后饮片的大小分布在合适的范围内。

3. 炮炙　常用的方法有炒、炙、煅、蒸、煮、煨、复制等。炮炙应充分考虑温度、时间、所用辅料的种类和用量等对饮片质量的影响，结合饮片特点及规格、生产设备及规模等，研究确定炮炙的关键工艺参数。如炒制，一般应明确炒药设备（如型号、工作原理及关键技术参数等）、饮片规格、投料量、炒制温度（应结合设备情况明确炒制温度的测试点）、转速、炒制时间等工艺参数。如需加辅料，应明确辅料种类、用量、加入方式等内容。炮炙程度（即终点控制）鼓励采用传统经验与现代技术相结合的方法进行判断，如可采用智能识别、图像对比等方法，根据性状对饮片炮炙程度进行判断，规定合理范围，保证批间质量的稳定。对于发酵法、发芽法、水飞法、制霜法等特殊炮炙方法，应充分尊重传统炮制工艺，明确关键工艺参数、生产设备等。

4. 干燥 炮制过程中需干燥的饮片应及时处理，避免因干燥不及时而引起微生物污染及变质、腐败等。常用的干燥方法包括晒干或阴干、烘干等。应根据具体饮片性质选择适宜的干燥方法和条件，应对干燥设备、温度、时间、物料厚度等进行研究，明确方法及工艺参数。在干燥过程中应采取有效措施防止饮片被污染和交叉污染，鼓励采用新型低温干燥技术。

（二）炮制用辅料

如炮制用辅料需外购，一般应选用以传统工艺制备的产品，如醋应为米、麦、高粱等酿制而成，不得添加着色剂、调味剂等。炮制用辅料需自行制备的，一般应按饮片炮制规范、药材 / 饮片标准收载的制备方法制备，加强过程控制，保证炮制用辅料质量稳定，必要时应进行制备方法的研究，明确制备方法及工艺参数。如甘草汁、姜汁等临用前配制的，应按炮制规范规定的方法制备，并研究细化工艺参数（如加水量、提取次数、煎煮时间等）。

炮制用辅料的制备方法未收载于国家药品标准或省、自治区、直辖市的药材 / 饮片标准或炮制规范的，应尊重传统经验，进行制备方法研究，明确适宜的制备方法及工艺参数。来源于动物的辅料，应对可能引发人畜共患病的病原微生物进行灭活研究和验证。

炮制用辅料已有药用或食用标准的，一般可沿用原标准，必要时根据传统经验及炮制要求进行完善；无标准的，应结合其质量特点，研究建立符合药用要求的质量标准。特殊来源的辅料，应加强针对性研究。如来源于矿物的辅料，应对重金属及有害元素等进行研究，必要时在辅料质量控制标准中建立相应的检测项；来源于动物的辅料，应对可能引发人畜共患病的病原微生物等进行研究，必要时建立相应的检测方法。制备炮制用辅料所用的原材料也应符合相关产品的质量要求。

炮制用辅料的包装及贮藏应根据辅料特点选择合适的包装材料 / 容器，必要时应进行辅料与包材的相容性研究。根据稳定性研究结果确定炮制用辅料的贮藏条件。

（三）包装与贮藏

饮片的包装、贮藏应便于保存和使用，根据饮片的特性，结合实际生产加工经验，确定合适的包装材料（容器）和贮藏条件。

1. 包装 应根据饮片特点、保存及使用要求，结合实际生产经验，选择合适的包装材料（容器）及包装规格。饮片的包装应不影响饮片的质量，且方便储存、运输、使用。直接接触饮片的包装材料和容器应符合国家药品、食品包装质量标准。关注易挥发、易污染、受潮易变质等特殊饮片的包装。饮片包装上应有明显的包装标识，并应符合国家相关规定。

2. **贮藏** 结合传统经验及饮片特点，根据饮片的稳定性考察结果确定合适的贮藏条件和适宜的养护技术。贮藏期间需进行必要的养护管理，如需采取防虫防蛀等处理的，应对所用的方法、参数等进行研究，养护处理应不影响饮片质量，并详细记录。

二、提取纯化、浓缩干燥研究

中药制剂成分复杂，为尽可能保留药效物质、降低服用量、便于制剂等，一般需要经过提取纯化和浓缩干燥等处理。根据具体药物特点、剂型和制剂设计等要求，提取前如需对饮片进行粉碎、灭菌等前处理，应选择合适的方法、设备、工艺条件和参数，确定相关质量控制要求。

提取纯化与浓缩干燥技术的合理、正确运用直接关系到药物疗效的发挥和药材资源的利用。中药制剂提取纯化、浓缩干燥的研究应围绕药物的有效性和安全性，注重中医组方配伍理论和临床传统应用经验（如合煎、分煎、先煎、后下等），关注组方药味的相互作用及饮片、中间体/中间产物和制剂的量质传递，并考虑规模化生产的可行性及安全、节能、降耗、环保等要求。

（一）工艺路线筛选

不同的提取纯化、浓缩干燥方法均有其特点与使用范围，应根据工艺设计目的，并结合与治疗作用及安全性相关的药物成分的理化性质，药效学、安全性研究结果，已有的文献报道，选择适宜的工艺路线、方法和评价指标。

1. **工艺路线筛选关注点**

（1）有效性：对来源于临床有效方剂的中药制剂，一般可以但不限于从以下方面考虑。①临床用药经验。应考虑采用的工艺路线与临床用药（如医疗机构制剂等）工艺路线的异同，如采用与临床用药不同的生产工艺，一般宜与临床用药的工艺进行比较。②药效学试验依据或文献依据。药效学试验可以采用临床用药形式（如汤剂）等作为对照，选择适宜的药效模型和主要药效学指标，进行工艺路线的对比研究。③药效物质基础的比较。如以临床用药形式（如汤剂）为对照，从物质基础等方面进行比较。

（2）安全性：应在有效性筛选的同时考察药物的安全性。一般可以但不限于以下方面考虑。前期临床用药时产生的不良反应；文献报道的安全性指标；采用药效学试验对比不同工艺路线时的动物安全性指标；有毒、有害成分，单次给药毒性试验结果等。

（3）合理性：工艺合理性研究是中药制剂工艺研究的基础性工作，支持工艺路线合理性的证据越多，为后期研究提供的保障越多。应注意工艺不合理可能引发的研发风险。

2. **提取纯化工艺路线筛选** 中药制剂的提取应在充分理解传统应用方式的基础上，考虑饮片特点、有效成分性质及剂型要求，关注有效成分、有毒成分、浸出物的性质和其他质量属性的量质传递。提取溶剂应尽量避免选择使用第一、第二类有机溶剂（参见本章第二节）。

中药制剂的纯化可依据中药传统用药经验或根据药物中已确认的一些有效成分的存在状态、极性、溶解性等设计科学、合理、稳定、可行的工艺。但由于中药制剂中成分的复杂性，应考虑纯化的必要性和适宜性。常见的工艺路线有将药料粉碎为细粉，如粉质药和贵重药；药料水煎煮，再醇沉淀；药料醇回流或渗漉，再水沉淀；药料水蒸气蒸馏提取挥发油；其他提取方法如酸水、碱水、酶解及超临界提取等。在保证制剂产品质量的前提下，工艺步骤越简捷越好。工艺路线的合理性是决定制剂产品质量的关键。

3.**浓缩干燥工艺路线筛选** 依据物料的理化性质、制剂要求和影响浓缩、干燥效果的因素，选择相应的工艺，使所得的产物达到要求的相对密度、含水量等，以便制剂成型。需确定主要工艺环节及工艺条件与考察因素。应考察主要成分，关注不稳定成分。常用的浓缩干燥方法有常压浓缩、减压浓缩、真空恒温干燥、喷雾干燥、冷冻干燥等。

（二）工艺条件优化

工艺路线初步确定后，对采用的工艺技术与方法应进行科学、合理的试验设计和优化。工艺的优选应采用准确、简便、具有代表性、可量化的综合性评价指标与合理的方法，在预试验的基础上对多因素、多水平进行考察。鼓励新技术与新方法的应用，但对于新建立的方法，应进行方法的合理性、可行性研究。

应根据具体品种的情况选择适宜的工艺及设备，固定工艺流程及其所用的设备。工艺条件研究中应关注物料性质、工艺参数与产品质量的关系，确定关键工艺参数及范围。

1.**提取纯化工艺条件的优化** 采用的提取方法不同，影响提取效果的因素有别，因此应根据所采用的提取方法与设备，考虑影响因素的选择和提取参数的确定。一般需对溶媒、提取次数、提取时间等影响因素及生产设备、工艺条件进行选择，优化提取工艺。通常采用成熟公认的优选方法，如果使用新方法应考虑其适用性。

应根据纯化的目的、拟采用方法的原理和影响因素选择纯化工艺。一般应考虑拟保留的药效物质与去除物质的理化性质、拟制成的剂型与成型工艺的需要及与生产条件的桥接。

工艺参数的确定应有试验依据，说明试验方法、考察指标、验证试验等。工艺参数范围的确定也应有相关研究数据支持。

2.**浓缩干燥工艺条件的优化** 浓缩干燥的方法和程度、设备和工艺参数等因素都直接影响物料中成分的稳定，应结合制剂的要求对工艺条件进行研究和优化。

应研究浓缩干燥的工艺方法、主要工艺参数，工艺参数范围的确定应有相关研究数据支持。

三、成型研究

中药制剂成型研究应根据制剂成型所用原料的性质和用量，结合用药经验、适应证等，选择适宜的剂型、辅料、生产工艺及设备。

成型工艺的优化应重点描述工艺研究的主要变化（包括批量、设备、工艺参数等）及相关的支持性验证研究。

（一）剂型选择

药物剂型的不同可能导致药物作用效果的差异，从而关系到药物的临床疗效及不良反应。剂型选择应借鉴前期用药经验，以满足临床医疗需要为宗旨，在对药物的理化性质、生物学特性、剂型特点等方面综合分析的基础上进行。应提供具有说服力的文献依据、试验资料，充分阐述剂型选择的科学性、合理性、必要性。剂型的选择应主要考虑以下几个方面。

1. **临床需要及用药对象**　应考虑不同剂型可能适用于不同的临床病证需要，以及用药对象的顺应性和生理情况等。

2. **制剂成型所用原料的性质和用量**　中药有效成分复杂，各成分的溶解性、稳定性，以及在体内的吸收、分布、代谢、排泄过程各不相同，应根据药物的性质选择适宜的剂型。选择剂型时应考虑处方量、制剂成型所用原料的量及性质、临床用药剂量，以及不同剂型的载药量等。

3. **安全性**　选择剂型时需充分考虑药物的安全性，应关注剂型因素和给药途径可能产生的安全隐患（包括毒性和副作用）。

另外，需要重视药物制剂处方设计前研究工作，在认识药物的基本性质、剂型特点及制剂要求的基础上进行相关研究。在剂型选择和设计中注意借鉴相关学科的理论、方法和技术。

（二）制剂处方研究

制剂处方研究是根据制剂成型所用原料的性质、剂型特点、临床用药要求等筛选适宜的辅料，确定制剂处方的过程。制剂处方研究是制剂研究的重要内容，也是制剂成型研究的基础，其目的是使制剂处方和制剂工艺适应工业化生产的要求，保证生产时的合理性、可行性及批间一致性。主要包括以下几点：

1. **制剂处方前研究**　中药制剂处方前研究中，应研究制剂成型所用原料的性质。例如，制备固体制剂应主要研究制剂成型所用原料的溶解特性、吸湿性、流动性、稳定性、可压性等；制备口服液体制剂应主要研究制剂成型所用原料的溶解特性、酸碱性、稳定性及臭味等。

2. **辅料选择研究**　制剂成型工艺研究中，应对辅料的选用进行研究。所用的辅料应符合药用要求，新辅料还应符合相关要求。辅料选择一般应考虑以下原则：满足制剂成型、稳定、作用特点的要求，不与药物发生不良相互作用，避免影响药品的检测。考虑到中药制剂的特点，为减少服用量及提高用药顺应性，制剂处方应能在尽可能少的辅料用量的情况下获得良好的制剂成型性。

3. **制剂处方筛选研究**　制剂处方筛选研究应考虑以下因素：临床用药的要求、制剂成型所用原料和辅料的性质、剂型特点等。通过处方筛选研究，初步确定制剂处方组成，明确所用辅料的种类、型号、规格、用量等。

（三）制剂成型工艺研究

制剂成型工艺研究可进一步改进和完善处方设计，最终确定制剂处方、工艺和设备，并关注制剂的稳定性。

1．**制剂成型工艺要求** 制剂成型工艺研究一般应考虑成型工艺路线和制备技术的选择，应注意实验室条件与中试和生产的桥接，考虑大生产制剂设备的可行性、适应性。对单元操作或关键工艺应进行考察，以保证质量的稳定。应研究各工序技术条件，确定详细的制剂成型工艺流程。在制剂过程中，对于含有毒成分及用量小而活性强的药物，应特别注意其均匀性。

2．**制剂技术和设备** 在制剂研究过程中，特定的制剂技术和设备往往可能对成型工艺，以及所使用辅料的种类、用量产生很大的影响，应正确选用。应重点考察设备类型、工艺参数对制剂关键质量属性的影响，可采用多样化的数学建模方法开展制剂成型所用原料性质、工艺参数、关键质量属性评价指标之间的相关性研究，建立关键物料属性、关键工艺参数、制剂成型所用原料关键评价指标的设计空间，并探索相应的过程控制技术，以减少批间质量差异，保证药品质量的稳定，进而保障药品的安全、有效。先进的制剂技术及相应的制剂设备是提高制剂水平和产品质量的重要方面，也应予以关注。

四、包装选择研究

中药制剂的包装选择研究主要指制剂成品、中间体／中间产物（如适用）直接接触药品的包装材料（容器）的选择研究，也包括次级包装材料（容器）的选择研究。

应根据产品的影响因素及稳定性研究结果（参见第四章第二节），选择直接接触药品的包装材料（容器）。直接接触药品的包装材料（容器）的选择，应符合直接接触药品的包装材料（容器）、药品包装标签管理等相关要求。

在某些特殊情况或文献资料不充分的情况下，应加强药品与直接接触药品的包装材料（容器）的相容性考察。特别是含有有机溶剂的液体制剂或半固体制剂，一方面可以根据迁移试验结果，考察包装材料中的成分（尤其是包材的添加剂成分）是否会渗出至药品中引起产品质量的变化；另一方面可以根据吸附试验结果，考察是否会因包材的吸附／渗出而致药品浓度的改变、产生沉淀等，从而引起安全性担忧。采用新的直接接触药品的包装材料（容器）或特定剂型直接接触药品的包装材料（容器），在包装材料（容器）选择研究中除应进行稳定性试验需要进行的项目外，还应增加适宜的考察项目。

五、中试研究

中试研究是对实验室工艺合理性的验证与完善，是保证工艺达到生产稳定性、可操作性的必经环节。完成中药制剂生产工艺系列研究后，应采用与生产基本相符的条件进行工艺放大研究，为实现商业规模的生产工艺验证提供基础。中试研究应考虑与商业规模生产的桥接。中试研究过程要制定详细的工艺规程，并做好记录。

通过中试研究，探索关键步骤、关键工艺参数控制范围和中间体／中间产物（如浸膏等）的得率范围等，发现工艺可行性、劳动保护、环保、生产成本等方面存在的问题，为实现商业规模的生产提供依据。中试研究设备与生产设备的工作原理一般应一致，主要技术参数应基本相符。中试样品如用于临床试验，应当在符合 GMP 条件的车间制备。由于药品剂型不同，所用的生产工艺和设备、生产车间条件、辅料、包装等有很大差异。因此，在中试研究中要结合剂型，特别要考虑如何适应生产的特点开展工作。中试研究的投料量应考虑与商业规模生产研究的桥接，为商业规模生产提供依据。投料量、中间体 / 中间产物得率、成品率是衡量中试研究可行性、稳定性的重要指标。中试研究的投料量应达到中试研究的目的。中间体 / 中间产物得率、成品率应相对稳定。中试研究一般需经过多批次试验，以达到工艺稳定的目的。

六、商业规模生产及工艺验证

1. 商业规模生产 《药品注册管理办法》第三十四条规定"申请人……完成商业规模生产工艺验证后……提出药品上市许可申请"，第五十四条规定"申请人……完成商业规模生产工艺验证后……提出药品注册检验"。商业规模生产重点考察在规模化条件下产品质量的均一性、稳定性，特别是与临床试验用样品质量的一致性，并进行对比与评估。通过研究，明确适于商业规模生产的所有工艺步骤及其工艺参数控制范围，明确饮片、中间体 / 中间产物、质量风险点，保障工艺稳健、环保、经济。

商业规模生产应关注与设备的匹配性、生产各环节的流畅与便捷。产品质量的均一稳定及生产效率是衡量规模化生产的重要指标。商业规模生产的稳定一般需经过多批次试验。试验中注意工艺参数、质量属性关联性，关注质量的波动性。相关记录应完善、规范、可追溯。

2. 工艺验证 应在开展临床试验前完成关键环节、关键工艺参数的验证，在申请上市许可前完成完整的工艺验证。应针对中试工艺或商业生产规模，选择适宜的指标，设计工艺验证方案，考察在拟定的生产规模及工艺条件和参数下，人员、设备、材料、生产环境、管控措施等各个方面对产品质量带来的影响。若拟定了设计空间或工艺参数范围，工艺验证中应对拟定设计空间或工艺参数范围的极值进行考察，验证工艺的可行性和产品质量的一致性。工艺验证的生产环境要符合 GMP 的要求，生产设备要与拟定的生产规模相匹配。

第二节 化学原料药工艺研究

化学原料药的制备是化学药物研究和开发的基础，是新药研发的起始阶段，其主要目的是为药物研发过程中的药理毒理学、制剂、临床等研究提供合格的原料药，为质量研究提供信息，通过对工艺全过程的控制保证生产工艺的稳定、可行，为上市药品的生产提供符合要求的原料药。

《药品注册管理办法》规定指出，药审中心在审评药品制剂注册申请时，对药品制剂选用的化学原料药进行关联审评；仿制境内已上市药品所用的化学原料药的，可以申请单独审评审批。对通过审评的化学原料药发给"批准通知书（载明登记号）"及核准后的生产工艺、质量标准和标签，同时在化学原料药登记平台更新登记状态标识，向社会公示相关信息。不予批准的，发给化学原料药不予"批准通知书"，同时相关药品制剂申请不予批准。

按照原料药制备的研发过程，原料药工艺研究的基本内容包括工艺选择、起始原料和试剂的要求、工艺数据报告、中间体质量控制、工艺优化与中试、杂质分析与控制、原料药结构确证、"三废"的处理、工艺综合分析等方面。

一、工艺选择

药物制备工艺选择的目的是通过对拟研发的目标化合物进行文献调研，了解和认识该化合物的国内外研究情况和知识产权状况，设计或选择合理的制备路线。对所采用的工艺进行初步的评估，也可为药物的技术评价提供依据。

1. 新的合成化学实体的原料药 根据其结构特征，综合考虑起始原料获得的难易程度、合成步骤的长短、收率的高低及反应条件、反应的后处理、环保要求等因素，确定合理的合成路线；或者根据国内外对类似结构化合物的文献报道进行综合分析，确定适宜的合成方法。

2. 通过微生物发酵或从动、植物中提取获得的原料药 经过对原材料和工艺过程的可控性分析，综合考虑成本、环保要求等，确定一条产品质量可控、收率较高的工艺路线。

3. 结构已知的原料药 通过文献调研，对有关该药物制备的研究情况进行全面的了解；对所选择的路线从收率、成本、"三废"处理、起始原料是否易得、是否适合工业化生产等方面进行综合分析比较，选择合理的合成路线。若为创新路线，应与文献报道的路线进行比较。

二、起始原料和试剂的要求

在原料药制备工艺研究的过程中，起始原料和试剂的质量是原料药制备研究工作的基础，直接关系到终产品的质量和工艺的稳定，可为质量研究提供有关的杂质信息，也涉及工业生产中的劳动保护和安全生产问题。因此，应对起始原料和试剂提出一定的要求。

1. 起始原料的选择 起始原料应质量稳定、可控，应有来源、标准和供货商的检验报告，必要时应根据制备工艺的要求建立内控标准。对由起始原料引入的杂质、异构体，必要时应进行相关的研究并提供质量控制方法；对具有手性的起始原料，应制定作为杂质的对映异构体或非对映异构体的限度，同时应对该起始原料在制备过程中可能引入的杂质有一定的了解。

2. 试剂和溶剂的选择 根据对人体及环境可能造成的危害的程度，有机溶剂分为4类。第一类溶剂是指人体致癌物、疑为人体致癌物或环境危害物的有机溶剂，如苯、四氯化碳、1,2-二氯乙烷、1,1-二氯乙烯等；第二类溶剂是指有非遗传毒性致癌（动物实验），或可能导致其他不可逆性毒性（如神经毒性或致畸性），或可能具有其他严重的但可逆性毒性的有机溶剂，如乙腈、三氯甲烷、二氯甲烷、甲基丁基酮、硝基甲烷等，此类溶剂具有一定的毒性，但和第一类溶剂相比毒性较小；第三类溶剂是 GMP 或其他质量要求限制使用的溶剂，如乙醇、乙酸乙酯、丙酮、二甲基亚砜、甲氧基苯等，此类溶剂对人体低毒，对环境的危害较小，人体可接受的粗略浓度限度为 0.5%；第四类溶剂在药物的生产过程中可能会使用，但目前尚无足够的毒理学研究资料。

一般应选择毒性较低的试剂，避免使用第一类溶剂，控制使用第二类溶剂，同时应对所用试剂、溶剂的毒性进行说明，以利于在生产过程中对其进行控制，有利于劳动保护。

3．内控标准　制备原料药所用的起始原料、试剂可能存在某些杂质，若在反应过程中无法将其去除或者参与了反应，对最终产品的质量有一定的影响，因此要求对产品质量有一定影响的起始原料、试剂应制定内控标准。一般内控标准包含：①名称、化学结构、理化性质要有清楚的描述。②要有具体的来源，包括生产厂家和简单的制备工艺。③提供证明其含量的数据，对所含的杂质情况（包含有毒溶剂）进行定量或定性描述。④若起始原料或试剂需进行特殊反应，对其质量应有特别的要求，如必须在干燥条件下进行的反应，则需对水分含量进行严格的控制；若起始原料为手性化合物，则需对对映异构体或非对映异构体的限度有一定的要求。⑤对于不符合内控标准的起始原料或试剂，应进行精制方法研究。

三、工艺数据报告

在药物研发过程中，需要对制备工艺进行反复试验和优化，以获得可行、稳定、收率较高、成本合理并适合工业化生产的工艺，这是一个不断探索和完善的过程。在此过程中，积累充足的实验数据对判断工艺的可行性具有重要意义，也为质量研究提供有关信息，同时也有利于审评者对原料药制备工艺的正确评价。因此，应尽可能提供充分的原料药制备工艺数据报告，并进行科学的分析，得出合理的结论。工艺数据报告应包括对工艺有重要影响的参数、投料量、产品收率及质量检验结果（包括外观、熔点、沸点、比旋度、晶型、结晶水、有关物质、异构体、含量等），并说明样品的批号、生产日期、制备地点。可采用表格的形式进行汇总。

四、中间体质量控制

在原料药制备研究的过程中，中间体的质量控制是不可缺少的部分，对稳定原料药制备工艺具有重要意义，特别是关键中间体对终产品的质量和安全性有一定的影响，其质量控制十分重要。对于新结构中间体，还需鉴定其结构，这将有助于认知该化合物的特性、判断工艺的可行性和对终产品的结构确证。

中间体的质量控制应按照产品工艺路线的特点和终产品质控的需要合理选取质控项目。一般情况下，应对中间体的理化常数进行测定，并与文献资料进行比较，包括熔点、沸点、比旋度、溶解度等；质量控制一般包括性状、异构体、有关物质、含量等；根据需要提供结构确证资料，通常提供红外光谱、紫外光谱、核磁共振谱（碳谱、氢谱，必要时进行二维相关谱）和质谱，并与文献进行比较。

当然，对于不符合质量控制标准的中间体，应对其再精制的方法进行研究。

五、工艺优化与中试

在原料药的工艺研究中，工艺优化与中试是原料药制备从实验室阶段过渡到工业化阶段的不可缺少的环节。工艺是否优化、中试能否成功是考察该工艺能否工业化的关键。

原料药制备工艺优化与中试的主要任务：①考核实验室提供的工艺在工艺条件、设备、原材料等方面是否有特殊的要求，是否适合工业化生产；②确定所用的起始原料、试剂及有机溶剂的规格或标准；③验证实验室工艺是否成熟合理、主要经济指标是否接近生产要求；④进一步考核和完善工艺条件，对每一步反应和单元操作均应取得基本稳定的数据；⑤根据中试研究资料制定或修订中间体和成品的分析方法、质量标准；⑥根据原材料、动力消耗和工时等进行初步的技术经济指标核算；⑦提出"三废"的处理方案；⑧提出整个合成路线的工艺流程、各个单元操作的工艺规程。一般来说，中试所采用的原料、试剂的规格应与工业化生产时一致。

从动、植物中提取的有效单体和通过微生物发酵获得原料药的实验室研究和中试与合成药物的相关单元操作要求基本相似。

在工艺优化和放大过程中，中试规模的工艺在药物技术评价中具有非常重要的意义，是评价原料药制备工艺可行性、真实性的关键，是质量研究的基础。药物研发者应特别重视原料药的中试研究，中试规模工艺的设备、流程应与工业化生产一致。

原料药的工艺优化是一个动态过程，随着工艺的不断优化，起始原料、试剂或溶剂的规格、反应条件等会发生改变，研究者应注意这些改变对产品质量（如晶型、杂质等）的影响。因此，应对重要的变化，如起始原料、试剂的种类或规格、重要的反应条件、产品的精制方法等发生改变后对产品质量的影响，以及可能引入新的杂质情况进行说明，并对变化前后产品的质量进行比较。

六、杂质分析控制

原料药制备过程中产生的杂质是原料药杂质的主要来源，通过对工艺过程中产生的杂质进行详细的研究，可以全面认识工艺过程中产生的杂质，为终产品的质量研究提供信息。原料药工艺杂质分析控制是原料药制备工艺研究中非常重要的环节之一。

原料药中的杂质按其理化性质一般分为3类：有机杂质、无机杂质及残留溶剂。有机杂质的化学结构一般与活性成分类似或具渊源关系，故通常又称之为"有关物质"。

原料药制备过程中产生的杂质主要有：①起始原料引入的杂质；②副产物，如异构体；③副反应产生的杂质；④残留溶剂、试剂和中间体；⑤痕迹量的催化剂；⑥无机杂质。

目前普遍采用的有机杂质分析检测方法是高效液相色谱法（high performance liquid chromatography，HPLC）和气相色谱法（gas chromatography，GC）；对于无机杂质，《中国药典》（2020年版）收载了经典、简便而又行之有效的检测方法，可借鉴采用。

原料药的有机杂质限度，通常最大日剂量 ≤ 2g，质控限度为 0.15% 或 1.0mg（取最小值），报告限度为 0.05%；最大日剂量 > 2g，质控限度为 0.05%，报告限度为 0.03%。无机杂质限度可参考《中国药典》（2020年版）中的相关标准及上市产品的注册标准。

七、原料药结构确证

原料药结构确证（validation）研究是原料药工艺研究的关键环节，其主要任务是确认经化学全合成或半合成、微生物发酵及从动、植物中提取制备的原料药的结构是否正确，是保证药学其他方面研究、药理毒理学和临床研究能否顺利进行的决定性因素，其内容包括对样品的要求、结构确证、药物的名称、结构式、理化常数等。

原料药结构确证分析测试最常用的方法有核磁共振（nuclear magnetic resonance，NMR）、质谱（mass spectrum，MS）、紫外 – 可见光谱（ultraviolet-visible spectrometry，UV）和红外光谱（infrared spectrum，IR），另外还有比旋度（$[\alpha]_D$）、X 射线衍射（X-ray diffraction，XRD）、差示扫描量热法（differential scanning calorimetry，DSC）和热重法（thermogravimetry，TG）等。

通常供结构确证的样品的纯度应大于 99.0%，杂质含量应小于 0.5%。

结构式是药物结构的具体存在形式，是结构确证研究的目的。对于存在异构体、含有结晶水或溶剂、手性中心、络合离子、酸根和碱基的药物，应在结构式中注明其异构的形式、手性中心的绝对构型、络合位置 / 方式、酸根 / 碱基和结晶水或溶剂的位置。

物理常数有助于了解药物的物理性质，一般包括熔点、沸点、沸程、凝点、折光率、黏度、相对密度、溶解度、比旋度、紫外吸收系数等。对于已有文献报道的药物，将其物理常数的测试结果与文献报道值比较，对药物的结构确证亦是有力的支持。

八、工艺综合分析

在原料药制备研究的过程中，经过实验室工艺、中试工艺和工业化生产工艺这 3 个阶段的深入研究，对整个工艺有较全面的认识，通过综合分析可以明确判断整个工艺的利弊，从而对原料药的制备工艺从工艺路线、反应条件、产品质量、经济效益和劳动保护等方面进行综合评价。

特别应指出，在原料药制备工艺研究的过程中，需对可能产生的"三废"进行考虑，尽可能避免使用有毒、严重污染环境的溶剂或试剂，应结合生产工艺制订符合国家对环境保护要求的"三废"处理方案，这也是工艺综合分析的一个重要方面。

第三节 化学制剂工艺研究

原料药必须制成适宜的剂型才能用于临床。制剂工艺研究的目的就是要保证药物的安全、有效、稳定、使用方便。如果剂型选择不当，处方、工艺设计不合理，对产品质量会产生一定的影响，甚至影响产品的药效及安全性。因此，制剂工艺研究在药物研发中占有十分重要的地位。

药物剂型种类很多，制剂工艺也各有特点，研究中会面临许多具体情况和特殊问题。但制剂研究的总体目标是一致的，即通过一系列研究工作，保证剂型选择的依据充分，处方合理，工艺稳定，生产过程能得到有效控制，适合工业化生产。制剂研究的基本内容一般包括以下几个方面。

1. **剂型的选择** 通过对原料药的理化性质及生物学性质的考察，根据临床治疗和应用的需要，选择适宜的剂型。

2. **处方研究** 根据药物的理化性质、稳定性试验结果和药物吸收等情况，结合所选剂型的特点，确定适当的指标，选择适宜的辅料，进行处方筛选和优化，初步确定处方。

3. **制剂工艺研究** 根据剂型的特点，结合药物的理化性质和稳定性等情况，并考虑生产条件和设备，进行制剂工艺研究，初步确定实验室样品的制备工艺，并建立相应的过程控制指标。为保证制剂工业化生产，必须进行工艺放大研究，必要时对处方、工艺、设备等进行适当的调整。

4. **药品包装材料（容器）的选择** 主要侧重于对药品内包装材料（容器）的考察。可通过文献调研，或制剂与包装材料相容性研究等实验，初步选择内包装材料（容器），并通过加速试验和长期留样试验继续进行考察确证。

一、剂型的选择

首先对有关剂型的特点和国内外有关的研究、生产状况进行充分的了解，为剂型的选择提供参考。剂型的选择和设计着重考虑以下 3 个方面。

1. **药物的理化性质和生物学特性** 药物的理化性质和生物学特性是剂型选择的重要依据。例如对于在胃液中不稳定的药物，一般不宜开发为胃溶制剂；一些稳定性差而宜在固态下贮藏的药物（如某些头孢菌素类抗生素），在溶液状态下易降解或产生聚合物，临床使用会引发安全性方面的问题，不适宜开发成注射液、输液等溶液剂型；对存在明显肝脏首过效应的药物，可考虑制成非口服给药途径的制剂等。

2. **临床治疗的需要** 剂型的选择要考虑临床治疗的需要。例如用于出血、休克、中毒等急救治疗的药物，通常应选择注射剂；心律失常抢救用药宜选择静脉注射的注射剂；控制哮喘急性发作宜选择吸入剂等。

3. **临床用药的顺应性** 临床用药的顺应性也是剂型选择的重要因素。开发缓释、控释制剂可以减少给药次数，减小波动系数，平稳血药浓度，降低毒副作用，提高患者的顺应性。对于老年人、儿童及吞咽困难的患者，选择口服溶液、泡腾片、分散片等剂型有一定的优点。

另外，剂型选择还要考虑制剂工业化生产的可行性及生产成本。一些抗菌药物在剂型选择时应考虑到尽量减少耐药菌的产生，延长药物临床应用周期。

二、处方研究

处方研究包括对原料药和辅料的考察、处方设计、处方筛选和优化等工作。处方研究与制剂质量研究，稳定性试验，安全性、有效性评价密切相关。处方研究结果为制剂质量标准的设定和评估提供参考和依据，也为药品生产过程控制参数的设定提供参考。处方研究中需要注意实验数据的积累和分析。

处方研究中，辅料选择是重要的考虑因素之一。辅料可根据剂型的特点进行选择，在不影响制剂的含量测定及有关物质检查、保证制剂安全性的前提下，最好能有助于药物药效的发挥和药物稳定性的维持；同时在满足制剂成型性的前提下，所用辅料的种类和用量应尽可能减少，制剂中的药用辅料需要对适宜的功能性指标进行质控，功能性指标的设置是针对特定用途的，同一辅料按功能性指标不同可以分为不同的规格，使用者可根据用途选择适宜规格的药用辅料以保证制剂的质量。

（一）原料药和辅料的性质

原料药和辅料的理化性质、生物学性质及相容性等研究结果可以为处方设计提供依据。

1. **理化性质** 原料药的某些理化性质可能对制剂质量及制剂生产造成影响，包括原料药的色泽、臭味、pH、pK_a、粒度、晶型、比旋度、光学异构体、熔点、水分、溶解度、脂水分配系数、溶剂化或水合状态等，以及原料药在固态或溶液状态下在光、热、湿、氧等条件下的稳定性情况。因此，应根据剂型的特点及给药途径，对原料药的有关理化性质进行了解，并通过试验考察其对制剂的影响。譬如药物的溶解性可能对制剂性能及分析方法产生影响，是进行处方设计时需要考虑的重要理化常数之一。原料药的粒度可能影响难溶性药物的溶解性、在液体中的混悬性、制剂含量的均匀性，有时还会对生物利用度及临床疗效产生显著影响。

如果研究结果证明某些参数变异大，而这些参数对保证制剂质量非常重要，这时需要注意对原料药的质控标准进行完善，增加对这些参数的检查并规定限度。对于影响制剂生物利用度的重要参数（如粒度、晶型等），其限度的制定尚需要依据临床研究的结果。

辅料的理化性质（包括分子量及其分布、取代度、黏度、性状、粒度及其分布、流动性、水分、pH 等）及其变化会影响制剂的质量，例如稀释剂的粒度、密度可能对固体制剂的含量均匀性产生影响，缓释、控释制剂中使用的高分子材料的分子量或黏度变化可能对药物释放行为有较显著的影响。因此，需要根据制剂的特点及药品给药途径，分析辅料的理化性质，如果研究证实这些理化参数（如分子量及其分布范围、黏度）对保证制剂质量非常重要，则应制定或完善相应的质控指标，保证辅料质量的稳定性。同时注意选择适宜的供货来源，明确辅料的规格、型号等。

了解相关辅料在上市药品中的合理使用情况，可以为处方设计提供科学的依据。对某些具有生理活性、超出常规用量或改变给药途径的辅料，需进行必要的安全性试验，如乳化剂。

2. **生物学性质** 原料药的生物学性质包括对生物膜的通透性，在生理环境下的稳定性，原料药的吸收、分布、代谢、消除等药代动力学性质，药物的毒副作用及治疗窗等。原料药的生物学性质对制剂研究有重要的指导作用，如药代动力学研究结果提示药物口服吸收差，则可考虑选择注射剂等剂型改善药物的吸收。缓释、控释制剂对药物的半衰期、治疗指数、吸收部位等均有一定的要求，研发中需要特别注意。

3. **相容性研究** 相容性是指制剂中药物与药物、辅料与辅料、辅料与药物间的相互作用。可以通过文献资料了解相容性情况，对于缺乏相关研究数据的，应考虑进行相容性研究。通常这种相互作用，是在制剂稳定性考察时表现出来的。药物与药物、辅料与辅料或辅料与药物两者混合后，参照药物稳定性试验方法，选取反应灵敏的考察指标，重点考察混合物的性状、含量、有关物质、溶出度或生物学或免疫学效价指标等。

（二）处方设计和优化

处方设计是在前期对药物和辅料有关研究的基础上，根据剂型的特点及临床应用的需要，制订几种基本合理的处方，以便开展筛选和优化。如片剂的处方组成通常为稀释剂、黏合剂、崩解剂、润滑剂等；对于难溶性药物，可考虑使用适量的改善药物溶出度的辅料；对于某些稳定性差的药物，处方中可考虑使用适量的抗氧剂、金属离子络合剂等。

制剂处方筛选和优化主要包括制剂基本性能评价、稳定性评价、临床前和临床评价。经制剂基本性能及稳定性评价初步确定的处方，为后续相关体内外研究提供基础。但是，制剂处方的合理性最终需要根据临床前和临床研究（生物等效性研究、药代动力学研究等）的结果进行判定。对原料药或辅料中对制剂质量、稳定性、药效有重要影响的因素，应进行控制。

1. **制剂基本性能评价** 根据剂型的特点，选择制剂质量的基本项目，比较不同处方对制剂质量的影响，筛选出相对满意的处方。例如对液体制剂的pH考察，可以设计不同pH的系列处方，考察评价pH对处方质量及稳定性的影响，初步确定处方的pH范围。也可选用正交设计、均匀设计或其他科学的方法进行处方筛选和优化。应尽可能阐明对药品处方有显著影响的因素，如原料药的粒度、晶型、辅料的流动性、分子量、制剂的pH等。

对某些制剂还需要进行其他相关性能的研究，如对带有刻痕的可分割片剂，需要对分割后片剂的含量均匀性、溶出度进行检查。

2. **稳定性评价** 某些制剂还需根据具体情况进行相关初步稳定性研究。例如制剂给药时拟使用专用溶剂的，或使用前需要用其他溶剂溶解、稀释的（如静脉注射用粉针和注射用浓溶液），需考察制剂与稀释溶剂配伍后，制剂的物理及化学稳定性（如药物吸附、沉淀、变色、含量下降、杂质增加等）；溶液剂若药物浓度很高或接近饱和，在温度改变时药物可能析出结晶，则需要进行低温或冻融试验。

3. **临床前及临床评价** 药品申请人最终需要根据临床前和临床研究结果，对处方作出最终评价，这也是制剂处方筛选和优化的重要环节。例如对于难溶性药物口服固体制剂，药物粒度改变对生物利用度可能有较大影响，处方中药物粒度范围的最终确定主要依据有关临床前和临床研究的结果。而对于缓释、控释制剂，经皮给药制剂等，药代动力学研究结果是处方研究的重要依据。在完成有关临床研究和主要稳定性试验后，必要时可根据研究结果对制剂处方进行调整。

三、制剂工艺研究

制剂工艺研究是制剂研究的一项重要内容，是药品工业化生产的重要基础。制剂工艺研究可以单独进行，也可结合处方研究进行。

制剂工艺研究包括工艺设计、工艺研究和工艺放大三部分。研究过程中，应注意数据的记录和积累，这将为药品工业化生产和质量控制打下坚实的基础。

（一）工艺设计

可根据剂型的特点，结合已掌握的药物的理化性质和生物学性质，设计几种基本合理的制剂工艺。如实验或文献资料明确显示药物存在多晶型现象，且晶型对其稳定性或生物利用度有较大影响的，可通过红外光谱（IR）、粉末 X 射线衍射（XRD）等方法研究粉碎、制粒等工艺过程对药物晶型的影响，避免药物晶型在工艺过程中发生变化。再如对湿不稳定的原料药，在注意对生产环境湿度控制的同时，设计制备工艺时宜尽量避免水分的影响，可采用干法制粒、粉末直接压片工艺等。

工艺设计还需充分考虑与工业化生产的可衔接性和可行性，尽量选择与生产设备原理一致的实验设备，避免制剂研发与生产过程脱节。

（二）工艺研究

工艺研究的目的是保证生产过程中药品的质量及其重现性。工艺研究的重点是确定工艺步骤和生产设备中影响制剂生产的关键环节和因素，建立生产过程的控制指标和工艺参数。

1. 工艺研究和过程控制　根据剂型及药物特点选择有代表性的检查项目作为考察指标，考察工艺过程的各个主要环节对产品质量的影响，分析工艺过程中影响制剂质量的关键环节。如对普通片剂，原料药和辅料的粉碎、混合，湿颗粒的干燥及压片过程均可能对片剂质量产生较大影响。对于采用新方法、新技术、新设备的制剂，应对其制剂工艺进行更详细的研究。

在初步研究的基础上，根据剂型与制剂工艺的特点，选择有代表性的检查项目作为考察指标，研究工艺条件、操作参数、设备型号等对制剂质量的影响，建立工艺过程中的关键环节控制指标，这是保证制剂生产和药品质量稳定的重要方法，也是工艺放大及向工业化生产过渡的重要参考。指标的允许范围应不断完善修订，最终根据工艺放大和工业化生产的有关数据确定合理的范围。

2. 工艺重现性研究　工艺重现性研究的主要目的是保证制剂质量的稳定性、一致性，一般至少需要对连续 3 批样品的制备过程进行考察，详细记录制备过程的工艺条件、操作参数、生产设备型号等，并对各批样品的质量进行检验。

3. 研究数据的汇总和积累　制剂工艺研究过程提供了丰富的实验数据和信息。通过对这些数据的分析，对确定制剂工艺的关键环节、建立相应的控制指标、保证制剂生产和药品质量的重现性有重要意义。这些数据可为制剂工艺放大和工业化生产提供依据。

工艺研究数据主要包括以下方面：①使用的原料药及辅料情况（如货源、规格、质量标准等）；②工艺操作步骤及参数；③关键工艺环节的控制指标及范围；④设备的种类和型号；⑤制备规模；⑥样品检验报告。

（三）工艺放大

工艺放大是工艺研究的重要内容，是实验室制备技术向工业化生产转移的必要阶段，是药品工业化生产的重要基础，同时也是制剂工艺进一步完善和优化的过程。由于实验室制剂设备、操作条件等与工业化生产存在差别，实验室建立的制剂工艺在工业化生产中常常会遇到问题。如胶囊剂工业化生产采用的高速填装设备与实验室设备不一致，实验室确定的处方颗粒的流动性可能并不完全适用于生产的需要，可能导致重量差异变大；对于缓释、控释等新剂型，工艺放大研究更为重要。

研究重点主要有 2 个方面，一是考察生产过程的主要环节，进一步优化工艺条件；二是确定适合工业化生产的设备和生产方法，保证工艺放大后产品的质量和重现性。研究中需要注意对数据的翔实记录和积累，发现前期研究建立的制备工艺与生产工艺之间的差别，包括生产设备方面（设计原理及操作原理）存在的差别。如果这些差别可影响制剂的性能，则需要考虑进行进一步研究或改进。

四、药品包装材料（容器）的选择

药品包装材料（容器）是药品的组成部分，分为直接接触药品的包装材料（简称内包装）和外包装材料。内包装不仅是药物的承载体，同时直接影响药品质量的稳定，应符合《直接接触药品的包装材料和容器管理办法》。包装材料的选择应考虑以下方面：①包装材料需有助于保证制剂质量在一定时间内保持稳定。对于光照或高湿条件下不稳定的制剂，可以考虑选择避光或防潮性能好的包装材料。②包装材料和制剂应有良好的相容性，不与制剂发生不良相互作用。③包装材料应与制剂工艺相适应。例如静脉注射液等无菌制剂的内包装需满足湿热灭菌或辐射灭菌等工艺的要求。④对定量给药装置，应能保证定量给药的准确性和重现性。

内包装需从符合国家药用包装材料标准，并获得药用包装材料和容器注册证的材料中选择，并通过加速试验和长期留样试验进行考察。

对特定剂型或新包装材料，需进行药品与内包装的相容性考察。如对输液及凝胶剂，需注意考察容器的水蒸气透过性能；对含乙醇的液体制剂，需要注意乙醇对包装材料的影响。

第四节　生物制品工艺研究

《中国药典》（2020 年版）三部定义：生物制品（biological product）指以微生物、细胞、动物或人源组织和体液等为起始原材料，用生物学技术制成，用于预防、治疗和诊断人类疾病的制剂，如疫苗、血液制品、生物技术药物、微生态制剂、免疫调节剂、诊断制品等。

生物制品种类多样，生产工艺和要求各有特点，《中国药典》（2020 年版）三部的"总论"概述了不同生物制品生产和质量控制的通用性技术要求。生物制品相对于中药和化学药而言，在生物学、理化性质及制备工艺方面均具有显著的特点。

1. **生物学特点**

（1）种属差异：生物制品在不同动物种属中的作用靶点（例如受体）存在结构差异，或信号传导通路不同，从而可表现出不同的反应类型。

（2）免疫原性（immunogenicity）：是指机体受刺激后产生的对该抗原的特异性适应性免疫应答。许多人源性大分子（蛋白质和多肽）制品对实验动物而言都是异源性分子，可存在免疫原性如抗体（antibody）产生。

（3）多功能性：多肽和蛋白质类生物制品往往具有广泛的作用靶点和病理生理、药理作用，这与其在体内受体的多器官广泛分布有关，有时可能出现严重的非预期不良反应。

2. **理化性质特点**

（1）具有显著的生理活性、针对性强、用量少：生物制品通常是生物体内存在的维持正常代谢的各种生理活性物质，功能性强，具有高效的药理活性，几毫克即发挥治疗作用。

（2）生理活性物质的含量低、结构复杂、稳定性差：如胰腺中的胰岛素含量为0.002%。生理活性物质的纯度要求又很高，分离纯化工艺十分复杂；分子量大，组成结构复杂，有严格的空间构象和特定的活性中心，易受光、热、辐射、重金属、酸碱等破坏失活，稳定性差。

3. **制备工艺特点**　生物原料及产品均极易染菌腐败分解，产生有毒物质、热原或致敏物质等，因此对原料、制造、工艺过程、制剂、贮存、运输和使用等多个环节，无菌操作要求均十分严格。同时，生物制品大多为蛋白质或多肽及其修饰物，结构复杂易变性失活，在整个工艺流程中要求十分严格，特别是要求低温操作。

生物制品研究的一般工艺流程如图 2-2-1 所示，其工艺研究包括起始原材料研究、原液生产工艺研究、制剂处方及工艺研究等方面的内容。

一、基本要求

《中国药典》（2020 年版）三部制定了 8 个生物制品通则，在工艺研究中必须遵守，分别是"生物制品通用名称命名原则""生物制品生产用原材料及辅料质量控制""生物制品生产检定用菌毒种管理及质量控制""生物制品生产检定用动物细胞基质制备及质量控制""血液制品生产用人血浆""生物制品国家标准物质制备和标定""生物制品病毒安全性控制""生物制品分包装及贮运管理"。

同时，《中国药典》（2020 年版）三部在凡例中对生物制品的生产工艺过程也做了以下基本要求。

1. 设施与生产质量管理应符合现行版 GMP 要求。①致病性芽孢菌操作直至灭活过程完成前应使用专用设施。炭疽杆菌、肉毒梭状芽孢杆菌和破伤风梭状芽孢杆菌制品须在相应的专用设施内生产。②血液制品的生产厂房应为独立建筑物，不得与其他药品共用，并使用专用的生产设施和设备。③卡介苗和结核菌素生产厂房必须与其他制品生产厂房严

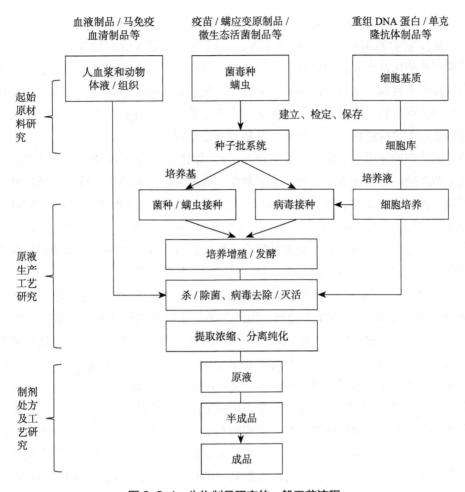

图 2-2-1 生物制品研究的一般工艺流程

格分开，生产中涉及活有机体的生产设备应专用。④涉及感染性材料的操作应符合国家生物安全的相关规定。

2. 直接用于生产和检定生物制品的菌种、毒种、来自人和动物的细胞、DNA 重组工程菌及工程细胞，均须经国家药品监督管理部门批准。

3. 原材料及辅料。制剂中使用的辅料和生产中所用的原材料，其质量控制应符合"生物制品生产用原材料及辅料质量控制"及《中国药典》（2020 年版）的相关规定。《中国药典》（2020 年版）未收载者，必须制定符合产品生产和质量控制要求的标准并需经国家药品监督管理部门批准。辅料的生产和使用应符合国家药品监督管理部门的有关规定。生产用培养基不得含有可能引起人体不良反应的物质。生产过程使用的过滤介质，应为无石棉的介质。

4. 生产用水及生产用具。生产用的水源水应符合国家饮用水标准，纯化水和注射用水应符合《中国药典》（2020 年版）的标准。生产用水的制备、贮存、分配和使用及生产用具的处理均应符合现行版 GMP 要求。

5．生产过程中抗生素和抑菌剂使用的相关要求。

（1）抗生素的使用：①除另有规定外，不得使用青霉素或其他 β- 内酰胺类抗生素；②成品中严禁使用抗生素作为抑菌剂；③生产过程中应尽可能避免使用抗生素，必须使用时，应选择安全性风险相对较低的抗生素，使用抗生素的种类不得超过 1 种，且产品的后续工艺应保证可有效去除制品中的抗生素，去除工艺应经验证；④生产过程中使用抗生素时，成品检定中应检测抗生素残留量，并规定残留量限值。

（2）抑菌剂的使用：①应尽可能避免在注射剂的中间品和成品中添加抑菌剂，尤其是含汞类的抑菌剂；②单剂量注射用冻干制剂中不得添加任何抑菌剂，除另有规定外，单剂量注射液不得添加抑菌剂，供静脉用的注射液不得添加任何抑菌剂；③对于多剂量制品，根据使用时可能发生的污染与开盖后推荐的最长使用时间来确定是否使用有效的抑菌剂，如需使用，应证明抑菌剂不会影响制品的安全性与效力；④成品中添加抑菌剂的制品，其抑菌剂应在有效抑菌范围内采用最小加量，且应设定控制范围。

6．生产及检定用动物。①用于制备注射用活疫苗的原代动物细胞应来源于无特定病原（specific pathogen free，SPF）动物；用于制备口服疫苗和灭活疫苗的动物细胞应来自清洁级或清洁级以上的动物。其他动物组织来源的制品应符合各论的要求。所用动物应符合《中国药典》（2020 年版）四部通则 3601 "生物制品生产及检定用实验动物质量控制"的相关规定。②培养细胞用牛血清应来源于无牛海绵状脑病地区的健康牛群，其质量应符合《中国药典》（2020 年版）的有关规定。③消化细胞用的胰蛋白酶应证明无外源性或内源性病毒污染。④用于制备鸡胚或鸡胚细胞的鸡蛋，除另有规定外，应来自无特定病原的鸡群。⑤生产用马匹应符合"人用马免疫血清制品总论"的相关要求。⑥检定用动物应符合"生物制品生产及检定用实验动物质量控制"的相关要求，并规定日龄和体重范围。除另有规定外，检定用动物均应采用清洁级或清洁级以上的动物；小鼠应来自封闭群动物（closed colony animal）或近交系动物（inbred strain animal）。⑦生产用菌、毒种需用动物传代时，应使用 SPF 级动物。

7．生产工艺。①生产工艺应经验证，并经国家药品监督管理部门批准。②生产过程采用菌、毒种和细胞基质（病毒疫苗）时，应确定菌、毒种和细胞基质的具体代次；同一品种不同批制品的生产用菌、毒种及细胞代次均应保持一致。③疫苗生产工艺中涉及病毒、细菌的灭活处理时，应确定灭活工艺的具体步骤及参数，以保证灭活效果。④半成品应按照批准的配方进行配制。

8．质量控制。①生产过程中如采用有机溶剂或其他物质进行提取、纯化或灭活处理等，生产的后续工艺应能有效去除，去除工艺应经验证，经充分验证证明生产工艺对上述工艺相关杂质已有效控制或去除，并持续达到可接受水平，或残留物含量低于检测方法的检测限，相关残留物可不列入成品的常规放行检定中。有机溶剂残留量应符合残留溶剂测定法的相关规定 [《中国药典》（2020 年版）四部通则 0861]。②除另有规定外，制品有效性的检测应包括有效成分含量和效力的测定。③各品种中的每项质量指标均应有相应的检测方法，以及明确的限度或要求。④除另有规定外，可量化的质量标准应设定限度范围。

⑤复溶冻干制品的稀释剂应符合《中国药典》（2020年版）的规定，《中国药典》（2020年版）未收载的稀释剂，其制备工艺和质量标准应经国家药品监督管理部门批准。

二、生产用起始原材料研究

生物制品的起始原材料包括生产用细胞基质、菌毒种、血液制品生产用原料血浆和动物体液/组织等。起始原材料研究是生物制品生产和质量控制的重要环节，其质量控制和检定结果将直接影响产品的质量，必须高度重视。

（一）起始原材料来源研究

1. **人血浆和动物体液/组织** 血液制品生产用人血浆系以单采血浆术采集的供生产血浆蛋白制品用的健康人血浆，应符合《中国药典》（2020年版）三部"血液制品生产用人血浆"的要求。为确保血浆的质量，应对采集后的血浆进行外观、蛋白质含量、谷丙转氨酶、乙型肝炎病毒、梅毒螺旋体、人类免疫缺陷病毒、丙型肝炎病毒等检测。如用于生产特异性人免疫球蛋白制品，需进行相应抗体检测，标准应符合《中国药典》（2020年版）三部各论的要求。血浆采集后，应在6小时内快速冻结，置-20℃或-20℃以下保存。用于分离人凝血因子Ⅷ的血浆，保存期自血浆采集之日起应不超过1年；用于分离其他血液制品的血浆，保存期自血浆采集之日起应不超过3年。冷冻血浆应于-15℃以下运输。

人用马免疫血清制品系指用毒素、类毒素、细菌、病毒或其他特异性抗原免疫马匹后，采集高效价血浆，经酶解、提取和纯化后制备而成的。主要为含F（ab'）$_2$或Fab片段的免疫球蛋白制品，临床上用于某些感染性疾病（如破伤风、狂犬病）和毒蛇咬伤的治疗和预防。应符合《中国药典》（2020年版）"人用马免疫血清制品总论"的要求。马匹应无任何传染病，体质健康，营养程度中等以上，年龄以4~15岁为宜。不得采购青毛、全白等淡色的马匹，不得在疫病流行地区采购马匹，不得购入使用过青霉素或其他β-内酰胺类抗生素、人血液制品的马匹。马匹的检疫、饲养、管理、治疗、剖检和尸体处理等应符合国家农业主管部门的相关要求。

源自动物组织或体液的生物制品，如动物来源的免疫血清、体液或器官等，应控制动物的来源并实施检疫/检疫期管理，不得使用来自疫区的动物，保持动物的清洁卫生，发现存在健康隐患的动物，应及时处理或予以淘汰。生物制品生产用和检定用实验动物微生物与寄生虫应符合《中国药典》（2020年版）四部通则3601"生物制品生产及检定用实验动物质量控制"的相关要求，实验动物的管理应符合国家相关要求。

2. **菌毒种** 菌毒种指直接用于制造和检定生物制品的细菌、真菌、支原体、放线菌、衣原体、立克次体或病毒等，包括各种经过基因工程修饰的菌毒种。菌毒种以中国《人间传染的病原微生物名录》为基础，结合生物制品生产和检定用菌毒种的特殊性分类。生产和检定用菌毒种的来源途径应合法，并经国家药品监督管理部门批准；生产用菌毒种应采用种子批系统，并应尽量减少传代次数，以降低发生遗传变异的风险；菌毒种的传代及检定实验室应符合国家生物安全的相关规定；各生产单位对本单位的菌毒种施行统一管理。

菌毒种的登记、分类、检定、保存、销毁、索取、分发与运输应符合《中国药典》（2020年版）"生物制品生产检定用菌毒种管理及质量控制"的要求及我国《病原微生物实验室生物安全管理条例》等国家相关管理规定。

3. 细胞基质 细胞基质系指可用于生物制品生产的所有动物或人源的原代细胞、二倍体细胞株及连续传代细胞系。原代细胞指直接取自健康动物的组织或器官，通过采用具有高度可重复性的组织分离、细胞处理及原代细胞培养工艺制备成细胞悬液并立即培养的细胞，保持了来源组织或器官原有细胞的基本性质。二倍体细胞是指在体外具有有限生命周期的细胞，通过原代细胞体外传代培养获得（如 MRC-5、2BS、KMB17 及 WI-38 细胞），其染色体具有二倍体性且具有与来源物种一致的染色体核型特征，细胞体外倍增一定水平后会进入衰老期，即细胞复制停止，但仍存活且有代谢活动。传代细胞是指体外具有无限增殖能力的细胞，但不具有来源组织的细胞核型特征和细胞接触抑制特性，有些传代细胞系是通过原代细胞在体外传代过程中自发突变产生的，如 Vero 细胞。

生产非重组制品所用的细胞基质系指来源于未经修饰的用于制备其主细胞库的细胞系/株和原代细胞。生产重组制品的细胞基质系指含所需序列的，从单个前体细胞克隆的转染细胞。生产杂交瘤制品的细胞基质系指通过亲本骨髓瘤细胞系与另一亲本细胞融合的杂交瘤细胞系。生产用细胞基质研究应符合《中国药典》（2020 年版）"生物制品生产检定用菌毒种管理及质量控制"的要求。

4. 其他 螨虫虫种用于生产螨变应原制品，即以灭活的特定螨虫纯种培养物（螨虫虫体、虫体碎片、螨虫排泄物、幼虫、虫卵等）为原材料制备而成的含有螨变应原活性物质的制品，用于尘螨变应原引起的变态反应性疾病的体内诊断或脱敏治疗。生产用螨虫虫种的来源和背景应清晰，应具备稳定的生物学和遗传学特性。虫种管理可参照《中国药典》（2020 年版）"生物制品生产检定用菌毒种管理及质量控制"的相关要求。应建立虫种的制备方法，包括培养条件和保存方法，监测和控制培养温度、湿度与虫种密度等关键参数，避免外来杂螨对虫种的污染，防止对虫种的意外损害。

微生态活菌由人体内的正常菌群成员或具有促进正常菌群生长和活性作用的无害外籍细菌经培养、收集菌体、干燥成菌粉后，加入适宜辅料混合，可制得微生态活菌制品，用于预防和治疗因菌群失调引起的相关症状和疾病。选用的生产用菌种应来自人体内的正常菌群，或对人体无毒无害、具有促进正常菌群生长和活性作用的外籍细菌。细菌的分离过程和传代背景应清晰，应具备稳定的生物学和遗传学特性，并能保持稳定的活菌状态，经实验室和临床试验证明安全、有效。菌种应符合《中国药典》（2020 年版）"生物制品生产检定用菌毒种管理及质量控制"的有关规定。

（二）种子批系统/细胞库研究

1. 种子批系统/细胞库的建立 生物制品生产用菌毒种/细胞基质（包括重组产品用的工程菌株/工程细胞）应建立三级种子批系统/细胞库，以保证生产的一致性和连续性，即原始种子/细胞种子、主种子批/主细胞库和工作种子批/工作细胞库。

原始种子/细胞种子是指经培养、传代及遗传稳定性等研究并经鉴定可用于相关生产的菌毒种或者细胞株，可以是一个代次的，也可以是多代次菌毒种或者细胞株，是主种子批 / 主细胞库前各代次种子的总称；原始种子 / 细胞种子用于主种子批 / 主细胞库的制备。外购或经技术转让获得的生产用种子，应按规定建立主种子批 / 主细胞库，主种子批 / 主细胞库前的种子应按照原始种子 / 细胞种子管理。

主种子批 / 主细胞库是指由原始种子 / 细胞种子经传代，并经同次操作制备获得的组成均一的悬液。主种子批 / 主细胞库应为一个固定代次，用于工作种子批 / 工作细胞库的制备。

工作种子批 / 工作细胞库是指由主种子批 / 主细胞库经传代，并经同次操作制备获得的组成均一的悬液。工作种子批 / 工作细胞库应为一个固定代次，用于生物制品的生产。

种子批系统各种子批 / 细胞库应在符合现行版 GMP 的条件下建立和制备，并应有详细的记录。主种子批 / 主细胞库确定无外源因子污染时，来自该主种子批 / 主细胞库的工作种子批 / 工作细胞库只需排除制备工作种子批 / 工作细胞库所需的材料和过程可能存在的外源因子污染的风险；如因主种子批 / 主细胞库数量限制而无法进行全面的外源因子检查时，应对工作种子批 / 工作细胞库进行全面检定。

2. **菌毒种 / 细胞基质的检定**　生产用菌毒种应进行生物学特性、生化特性、血清学试验和分子遗传特性等的检定，生产用菌毒种的检定应符合各相关要求。建立生产用菌毒种种子批全基因序列的背景资料，生产用菌毒种主种子批应进行全基因序列测定。应对生产用菌毒种已知的主要抗原表位的遗传稳定性进行检测，并证明在规定的使用代次内其遗传性状是稳定的。减毒活疫苗所含病毒或细菌的遗传性状应与主种子批一致。检定用菌毒种是生物制品质量控制的关键因素之一，应确保其生物学特性稳定，并且适用于检定要求。

细胞检定主要包括以下几个方面：细胞鉴别、外源因子和内源因子的检查、成瘤性 / 致瘤性检查等，必要时还须进行细胞生长特性、细胞染色体检查，细胞均一性及稳定性检查。细胞库建立后应至少对主细胞库细胞及生产终末细胞进行一次全面检定，当生产工艺发生改变时，应重新对生产终末细胞进行检测。每次从主细胞库建立一个新的工作细胞库，均应按规定项目进行检定。

3. **菌毒种 / 细胞基质的保存**　菌毒种经检定后，应根据其特性，选用冻干、液氮、不高于 -60℃冻存或其他适当方法及时保存。不能冻干、液氮、不高于 -60℃冻存的菌毒种，应根据其特性，置适宜环境至少保存 2 份或保存于 2 种培养基中。

细胞的冻存应在大多数细胞处于对数生长期时进行，采用符合细胞培养物的最佳冻存方法，通常定量分装于一定数量的安瓿或适宜的细胞冻存管中，保存于液氮或 -130℃以下，每支冻存管中的细胞数应足以保证细胞复苏后可获得有代表性的培养物。为保证细胞冻存后仍具有良好的活力，冻存前的细胞活力应不低于90%，冻存后应取一定量的可代表冻存全过程的冻存管复苏细胞，复苏后细胞的活力应不低于80%。二倍体细胞冻存后，应至少做 1 次复苏培养并连续传代至衰老期，检查不同传代水平的细胞生长情况。细胞冻存后，可通过定期复苏细胞及复苏后细胞的活力数据验证细胞在冻存及贮存条件下的稳定性。

非生产用菌毒种/细胞应与生产用菌毒种/细胞严格分开存放。工作种子批/工作细胞库与主种子批/主细胞库应分别存放。每批种子批/细胞库应有备份，并应在不同地方保存。每批种子批/细胞库均应分别建立台账，详细记录放置位置、容器编号、分装及冻存数量、取用情况等。种子批/细胞库中的每支菌毒种/细胞均应具有细胞系/株名、代次、批号、编号、冻存日期、贮存容器的编号等信息。在保管过程中，凡传代、冻干冻存及分发，均应及时登记，并定期核对库存数量。

三、原液生产工艺研究

原液（bulk）是指用于制造最终配制物（final formulation）或半成品（final bulk）的均一物质，由1次或多次的单次收获物而得到，一般需要纯化并可配制1批或多批半成品。如属微生物，通常视为原悬液（bulk suspension）；如原液已浓缩，经稀释成为半成品；对于多价制品，其原液是由单价原液配制而成的。

原液生产工艺研究包括菌毒种接种、细胞复苏、培养条件、发酵条件、灭活或者裂解工艺的条件、除菌工艺、活性物质的提取纯化、对人体有潜在毒性物质的去除、原液原料检定等内容。原液制备的工艺步骤和参数的设定应基于工艺效能，纯化工艺的选择应兼顾抗原纯度、活性、残留物限度等因素，以获得最适的收获物和最少的工艺杂质为目标，工艺应经验证。

（一）菌毒种接种

菌毒种接种即将工作种子批菌毒种接种于规定的培养基/培养液中进行培养扩增。

1. 研究确定生产用培养基/培养液　生产用培养基/培养液常用的添加成分，如牛血清、人血白蛋白、抗生素、转铁蛋白、胰岛素、生长因子等生物材料应符合《中国药典》（2020年版）和国家相关规定的要求，禁止使用来自牛海绵状脑病疫区的牛源性原材料。细菌用培养基应尽可能避免使用可引起人体过敏反应或动物来源的原材料。细胞培养液应采用成分明确的材料制备，并验证生产用细胞的适应性。疫苗生产用培养基中不得使用人血清。任何动物源性的成分均应溯源并符合《中国药典》（2020年版）"生物制品生产用原材料及辅料质量控制"的相关要求。

2. 病毒接种用细胞制备　取工作细胞库中的细胞，经复苏、消化，置适宜温度下静置或旋转培养制备的一定数量并用于接种病毒的细胞为一个细胞批。同一细胞批接种同一工作种子批病毒后培养，在不同时间的多个单次病毒收获液经检验后可合并为一批病毒原液。多次收获的病毒培养液如出现单瓶细胞污染，则与该瓶有关的任何一次病毒收获液均不得用于生产。

3. 菌毒种的接种　应在专门的设备内进行，严格操作，防止污染，有些需在国家认可的实验室中进行。启用的工作种子批菌毒种应做全面的生物学鉴定，保证无外源性因子污染；将检定合格的工作种子批菌毒种接种于适宜的培养基/培养液中进行培养。研究确定菌种开启到菌体收获的扩增次数；病毒与细胞的接种比例、接种量、MOI的最佳参数等技术参数。

（二）发酵、细胞培养

研究确定菌毒种 / 细胞培养的最佳条件、培养时间和收获时间等技术参数。

细菌大规模培养可有固体培养法、瓶装静置培养法和大罐发酵培养法等。根据细菌培养方式在培养过程中可进行细菌纯度、细菌总数、pH 及耗氧量等监测。应在灭菌培养基中接种适量种子液，在适宜的条件下进行发酵，发酵工艺条件和参数（如温度、pH、溶解氧、补料、发酵时间等）应根据该菌种批准的发酵工艺进行。

细胞培养和收获可采用限定细胞传代至与其稳定性相符的最高代次后，单次收获产物的方式；也可采用限定细胞培养时间连续传代培养并多次收获的方式。在整个培养过程中，2 种方式均需监测细胞的生长状况，并根据生产系统的特点确定监测频率及检测指标。应根据生产过程中培养、增殖和表达量一致性的研究资料，确定终止培养、废弃培养物及摒弃收获物的技术参数。

（三）杀 / 除菌、去除 / 灭活病毒

为确保生物制品的安全性，原液的生产工艺中通常应包含有效的杀 / 除菌、去除 / 灭活病毒步骤，且工艺应经验证并符合要求。

疫苗生产工艺过程中，细菌 / 病毒灭活或毒素抗原脱毒应选择适当的时间点、灭活剂（或脱毒剂）和剂量及最佳灭活条件，并应对灭活或脱毒效果、毒性逆转等进行验证。应建立至少连续 5 批次样品的病毒灭活动力曲线进行灭活效果的验证，通常以能完全灭活病毒的 2 倍时间确定灭活工艺的灭活时间。由人的、动物的组织或者体液提取的制品，单克隆抗体及真核细胞表达的重组制品等，去除 / 灭活病毒工艺均应充分显示能去除 / 灭活任何可能污染的病毒。血液制品应符合《血液制品去除 / 灭活病毒技术方法及验证指导原则》。

为控制生物制品的病毒安全性风险，保证产品质量，生物制品生产应符合《中国药典》（2020 年版）"生物制品病毒安全性控制"生物制品通则的要求，基于风险评估、全过程控制和全生命周期管理等原则，通过对生产过程使用的相关物料（起始原材料、原材料和辅料）的来源控制、病毒污染筛查或处理，生产工艺对病毒的清除作用，以及对产品（包括中间产物和成品）病毒污染的检测等工艺步骤，排除潜在病毒污染，有效控制产品的病毒安全性。产品制备工艺中应明确影响病毒清除效果的关键工艺参数及控制范围，并在此基础上建立充分的产品制备工艺过程的控制策略。当产品制备工艺不足以达到有效清除病毒、控制产品病毒安全性的目的时，应增加特定的病毒清除工艺步骤。

（四）提取浓缩、分离纯化

根据不同的菌毒种、细胞特性、培养基组成及目标产物的要求，不同的生物制品有不同的提取浓缩、分离纯化工艺条件和技术参数，同时必须充分考虑操作条件对生物活性的影响，优化工艺条件，建立稳定的纯化工艺，包括纯化时的回收率、生物活性和纯度等的稳定性，并制定相应的质控指标和检测方法。

常见的分离纯化方法有离心分离、萃取分离、超滤浓缩、盐析、透析、凝胶层析、离子交换、膜分离及高效液相色谱等，可根据具体工艺、条件选用或联合应用。提取浓

缩、分离纯化工艺步骤在生物制品的制备过程中占有相当大的比重，通常占到成本的
70%～80%，有的高达90%以上。

（五）原液

收获液经提取、纯化分装于中间贮存容器中即为原液。原液检定合格后方可用于后续
半成品的配制。如需加入稳定剂或赋形剂，应不影响质量检定，否则应在添加辅料前取样
进行原液检定。原液的检测项目取决于工艺的验证、一致性的确认和预期产品相关杂质与
工艺相关杂质的水平。应采用适当方法对原液质量进行检测，必要时应与标准物质进行比
较。原液可在适宜条件下放置一定时间，存放温度和时间应依据稳定性试验结果确定。

四、制剂处方及工艺研究

应对生物制品的制剂处方进行研究，并明确处方组成、依据、筛选及对生物活性的影
响等内容。还应提供辅料的来源和质量标准，新的佐剂则需对其作用原理、安全性及佐剂
效应进行详细的研究并建立切实可行的评价方法。制剂生产应符合《中国药典》（2020年
版）和现行版GMP的相关要求。

根据制剂处方组成，将检定合格的1批或多批原液进行稀释或加入其他辅料，过滤除
菌，制成半成品。半成品配制原则上应来源于一批原液，不同批原液合批配制半成品的，
应评估可能存在的风险并经批准。半成品配制添加的辅料如佐剂、稳定剂、赋形剂等，其
质量控制应符合《中国药典》（2020年版）"生物制品生产用原材料及辅料质量控制"的
相关要求，添加抑菌剂应在有效抑菌范围内采用最小加量；添加佐剂应依据抗原含量及吸
附效果确定其加量。还应依据生产工艺和具体品种特性，设定确定半成品的质量控制要
求，包括无菌检查、细菌内毒素检查等检定项目和可接受的标准。

原液或半成品经除菌过滤，检定合格后分批、分装至最终容器后完成贴签和包装即为
成品。将分装后的无菌容器密封，以防污染，如需冷冻干燥，先进行。液体制品分装后立
即密封；冻干制品分装后应立即进入冻干工艺过程，冷冻干燥后再密封。通常冻干时制品
温度不超过35℃，可真空或充氮封口，冻干后残留水分应符合相关品种的要求。除另有
规定外，应采取减压法或其他适宜的方法进行容器密闭性检查。需采用准确的理化分析方
法、体外生物学方法及动物实验等对成品质量进行检定，依据具体情况，成品的部分检
定项目可在贴签或包装前进行。生物制品分批、分装与冻干、包装、贮藏与运输应符合
《中国药典》（2020年版）"生物制品分包装及贮运管理"和相关制剂通则的有关规定。为
了保证临床使用和流通过程中对生物制品的准确识别，需按照《中国药典》（2020年版）
"生物制品通用名称命名原则"规范生物制品的通用名称。

参考文献

［1］ 国家药典委员会. 中华人民共和国药典：2020年版. 北京：中国医药科技出版社，2020.

［2］ 国家药品监督管理局药品审评中心. 关于3个中药药学研究技术指导原则上网征求意见的通知. （2019-06-28）［2021-09-30］. https://www.cde.org.cn/main/news/viewInfoCommon/9b0d6ea154b4b66 11b87bb3591416810.

［3］ 国家药品监督管理局药品审评中心. 中药复方制剂生产工艺研究技术指导原则（试行）：2020年第43号. （2019-06-28）［2021-09-30］. https://www.nmpa.gov.cn/xxgk/ggtg/qtggtg/20201204153840138. html.

［4］ 国家食品药品监督管理局. 关于发布化学药物稳定性研究等16个技术指导原则的通知：国食药监注〔2005〕106号. （2005-03-18）［2021-09-30］. https://www.nmpa.gov.cn/xxgk/fgwj/gzwj/gzwjyp/ 20050318010101201.html.

［5］ 国家食品药品监督管理局. 关于印发预防用疫苗临床前研究技术指导原则等6个技术指导原则的通知：国食药监注〔2005〕493号. （2005-10-14）［2021-09-30］. https://www.nmpa.gov.cn/xxgk/ fgwj/gzwj/gzwjyp/20051014010101369.html.

［6］ 国家药品监督管理局药品审评中心. 血液制品去除/灭活病毒技术方法及验证指导原则. （2008-09-04）［2021-09-30］. https://www.cde.org.cn/zdyz/domesticinfopage?zdyzIdCODE=1df43aa707869a9 c8bc11afe1ed48ff1.

［7］ 吴梧桐. 生物制药工艺学. 4版. 北京：中国医药科技出版社，2015.

［8］ 国家食品药品监督管理局. 直接接触药品的包装材料和容器管理办法：局令第13号. （2004-07-20）［2021-09-30］. https://www.nmpa.gov.cn/xxgk/fgwj/bmgzh/20040720010101543.html.

［9］ 国家市场监督管理总局. 药品注册管理办法：局令第27号. （2020-03-30）［2021-9-30］. https:// www.nmpa.gov.cn/xxgk/fgwj/bmgzh/20200330180501220.html.

第三章 新药的质量研究

《药品注册管理办法》第八条规定"药品应当符合国家药品标准和经国家药品监督管理局核准的药品质量标准。经国家药品监督管理局核准的药品质量标准，为药品注册标准。药品注册标准应当符合《中华人民共和国药典》通用技术要求，不得低于《中华人民共和国药典》的规定。申报注册品种的检测项目或者指标不适用《中华人民共和国药典》的，申请人应当提供充分的支持性数据"。

新药的质量研究与质量标准的制定是新药研发的主要内容之一，具体体现为在新药申报过程中向国家药监局提供的药品质量标准草案及起草说明。经核准的药品生产工艺、质量标准、说明书和标签作为药品注册证书的附件一并发给申请人，纳入药品品种档案，并根据上市后的变更情况及时更新。因此，在新药的研发过程中需对其质量进行系统、深入的研究，制定出科学、合理、可行的质量标准，并不断地修订和完善，以控制药品的质量，保证其在有效期内安全、有效。

当然，药品质量标准只是控制产品质量的有效措施之一，药品的质量还要靠实施GMP 及工艺操作规程进行生产过程的控制。只有将质量标准的终点控制和生产的过程控制结合起来，才能全面地控制产品的质量。

第一节 新药质量标准的一般格式

新药质量标准应按《中国药典》（2020 年版）和《国家药品标准工作手册》的格式和用语进行规范，注意用词准确、语言简练、逻辑严谨，避免产生误解或歧义，标准拟定的控制项目及其检验方法可参考《中国药典》、国家药监局发布的相关技术指导原则等。现以乌鸡白凤丸、磷酸奥司他韦胶囊和注射用人干扰素 α2a 为例分别说明中药、化学药和生物制品的质量标准的一般格式和要求。

一、中药质量标准范例

乌鸡白凤丸
Wuji Baifeng Wan

【处方】乌鸡（去毛爪肠）640g　　鹿角胶 128g　　醋鳖甲 64g　　煅牡蛎 48g

　　　　桑螵蛸 48g　　　　　　人参 128g　　　　黄芪 32g　　　当归 144g

　　　　白芍 128g　　　　　　醋香附 128g　　　 天冬 64g　　　甘草 32g

　　　　地黄 256g　　　　　　熟地黄 256g　　　 川芎 64g　　　银柴胡 26g

　　　　丹参 128g　　　　　　山药 128g　　　　 芡实（炒）64g　鹿角霜 48g

【制法】以上二十味，熟地黄、地黄、川芎、鹿角霜、银柴胡、芡实（炒）、山药、丹参八味粉碎成粗粉，其余乌鸡等十二味，分别酌予碎断，置罐中，另加黄酒1 500g，加盖封闭，隔水炖至酒尽，取出，与上述粗粉混匀，低温干燥，再粉碎成细粉，过筛，混匀。每100g粉末加炼蜜30～40g与适量的水制丸，干燥，制成水蜜丸；或加炼蜜90～120g制成小蜜丸或大蜜丸，即得。

【性状】本品为黑褐色至黑色的水蜜丸、小蜜丸或大蜜丸；味甜、微苦。

【鉴别】（1）取本品，置显微镜下观察：草酸钙簇晶直径20～68μm，棱角锐尖（人参）。草酸钙簇晶直径18～32μm，存在于薄壁细胞中，常排列成行，或一个细胞中含有数个簇晶（白芍）。草酸钙针晶束存在于黏液细胞中，长80～240μm，针晶直径2～5μm（山药）。薄壁细胞纺锤形，壁略厚，有极微细的斜向交错纹理（当归）。薄壁组织灰棕色至黑棕色，细胞多皱缩，内含棕色核状物（熟地黄）。纤维束周围薄壁细胞含草酸钙方晶，形成晶纤维（甘草）。纤维成束或散离，壁厚，表面有纵裂纹，两端断裂成帚状或较平截（黄芪）。纤维束深红棕色或黄棕色，细长，壁甚厚（醋香附）。石细胞长方形或长条形，直径50～110μm，纹孔极细密（天冬）。木栓细胞黄棕色，壁薄，微波状弯曲，多层重叠（川芎）。不规则碎块淡灰黄色，表面有裂隙或细纹理（醋鳖甲）。不规则块片半透明，边缘折光较强，表面有纤细短纹理和小孔及细裂隙（鹿角霜）。长条形肌纤维成束，表面有细密的微波状弯曲纹理（乌鸡）。

（2）取本品水蜜丸或小蜜丸各12g，研细；或取大蜜丸18g，剪碎，加硅藻土12g，研匀，加乙醚80ml，加热回流1小时，滤过，药渣备用，滤液挥干，残渣加乙醇1ml使溶解，作为供试品溶液。另取当归对照药材、川芎对照药材各0.5g，加乙醚10ml，同法制成对照药材溶液。照薄层色谱法（通则0502）试验，吸取上述三种溶液各5μl，分别点于同一硅胶G薄层板上，以石油醚（60～90℃）为展开剂，展至约8cm，取出，晾干，再以石油醚（60～90℃）-乙醚（10∶3）为展开剂，展开，取出，晾干，置紫外光灯（365nm）下检视。供试品色谱中，在与对照药材色谱相应的位置上，分别显相同颜色的荧光斑点。

（3）取【鉴别】（2）项下备用药渣，挥干乙醚，加甲醇80ml，加热回流1小时，滤过，滤液蒸干，残渣加水20ml微热使溶解，用水饱和的正丁醇振摇提取2次，每次25ml，合并正丁醇液，用氨试液洗涤2次，每次25ml，合并氨溶液（备用），正丁醇液回收溶剂至干，残渣用甲醇2ml使溶解，加入中性氧化铝2g，在水浴上拌匀，干燥，加在中性氧化铝柱（100～200目，8g，105℃活化1小时，内径15mm）上，以40%甲醇100ml洗脱，收集洗脱液，蒸干，残渣加水5ml使溶解，通过C18固相萃取小柱（500mg，用甲醇10ml预洗、水20ml平衡），依次以水、30%甲醇和甲醇各20ml洗脱，收集甲醇洗脱液，蒸干，残渣加乙醇1ml使溶解，作为供试品溶液。另取人参对照药材1g，加甲醇30ml，加热回流1小时，滤过，滤液蒸干，残渣加水20ml微热使溶解，自"用水饱和的正丁醇振摇提取2次"起，同法制成对照药材溶液。再取人参皂苷Rg_1对照品，加乙醇制成每1ml含1mg的溶液，作为对照品溶液。照薄层色谱法（通则0502）试验，吸取上述三种溶液各 5μl，分别点于同一硅胶 G 薄层板上，以三氯甲烷 – 甲醇 – 水（13：7：2）10℃以下放置的下层液为展开剂，展开，取出，晾干，喷以 10% 硫酸乙醇溶液，加热至斑点显色清晰。供试品色谱中，在与对照药材色谱和对照品色谱相应的位置上，显相同颜色的斑点；置紫外光灯（365nm）下检视，显相同颜色的荧光斑点。

（4）取【鉴别】（3）项下备用的氨溶液，用稀盐酸调节 pH 至 3 ~ 4，用乙酸乙酯振摇提取 2 次，每次 25ml，合并乙酸乙酯液，蒸干，残渣加乙醇 1ml 使溶解，作为供试品溶液。另取甘草对照药材 0.5g，加甲醇 30ml，加热回流 1 小时，滤过，滤液蒸干，残渣加水 20ml 微热使溶解，自 "用水饱和的正丁醇振摇提取 2 次" 起，同法制成对照药材溶液。照薄层色谱法（通则 0502）试验，吸取上述两种溶液各 5μl，分别点于同一硅胶 G 薄层板上，以乙酸乙酯 – 甲酸 – 冰醋酸 – 水（15：1：1：2）为展开剂，展开，取出，晾干，喷以 10% 硫酸乙醇溶液，加热至斑点显色清晰，置紫外光灯（365nm）下检视。供试品色谱中，在与对照药材色谱相应的位置上，显相同颜色的荧光斑点。

（5）取本品水蜜丸或小蜜丸各 4g，研细；或取大蜜丸 6g，剪碎，加硅藻土 4g，研匀，加甲醇 40ml，加热回流 1 小时，滤过，滤液蒸干，残渣加水 20ml 微热使溶解，用水饱和的正丁醇振摇提取 2 次，每次 25ml，合并正丁醇液，用水洗涤 2 次，每次 20ml，合并正丁醇液，回收溶剂至干，残渣加乙醇 1ml 使溶解，作为供试品溶液。另取丹酚酸 B 对照品，加乙醇制成每 1ml 含 2mg 的溶液，作为对照品溶液。照薄层色谱法（通则 0502）试验，吸取上述两种溶液各 5μl，分别点于同一硅胶 GF$_{254}$ 薄层板上，以甲苯 – 三氯甲烷 – 乙酸乙酯 – 甲醇 – 甲酸（2：3：4：2：0.5）为展开剂，展开，取出，晾干，置紫外光灯（254nm）下检视。供试品色谱中，在与对照品色谱相应的位置上，显相同颜色的斑点。

【检查】应符合丸剂项下有关的各项规定（通则 0108）。

【含量测定】白芍　照高效液相色谱法（通则 0512）测定。

色谱条件与系统适用性试验　以十八烷基硅烷键合硅胶为填充剂；以乙腈 –0.1% 磷酸溶液（12：88）为流动相；检测波长为 230nm。理论板数按芍药苷峰计应不低于 2 000。

对照品溶液的制备　取芍药苷对照品适量，精密称定，加甲醇制成每 1ml 含 40μg 的溶液，即得。

供试品溶液的制备　取本品水蜜丸或小蜜丸，研细，或取重量差异项下的大蜜丸，剪碎，取约 2g，精密称定，置锥形瓶中，精密加入 60% 乙醇 50ml，称定重量，加热回流 1 小时，放冷，再称定重量，加 60% 乙醇补足减失的重量，摇匀，滤过，取续滤液，即得。

测定法　分别精密吸取对照品溶液与供试品溶液各 10μl，注入液相色谱仪，测定，即得。

本品含白芍以芍药苷（C$_{23}$H$_{28}$O$_{11}$）计，水蜜丸每 1g 不得少于 0.35mg；小蜜丸每 1g 不得少于 0.22mg；大蜜丸每丸不得少于 2.0mg。

总氮量　取本品水蜜丸或小蜜丸，研细；或取重量差异项下的大蜜丸，剪碎，取约 1g，精密称定，照氮测定法（通则 0704 第一法）测定，即得。

本品含总氮（N）水蜜丸每 1g 不得少于 16mg；小蜜丸每 1g 不得少于 10mg；大蜜丸每丸不得少于 90mg。

【功能与主治】补气养血，调经止带。用于气血两虚，身体瘦弱，腰膝酸软，月经不调，崩漏带下。

【用法与用量】口服。水蜜丸一次 6g，小蜜丸一次 9g，大蜜丸一次 1 丸，一日 2 次。

【规格】大蜜丸每丸重 9g

【贮藏】密封。

二、化学药质量标准范例

磷酸奥司他韦胶囊

Linsuan Aositawei Jiaonang

Oseltamivir Phosphate Capsules

本品含磷酸奥司他韦按奥司他韦（$C_{16}H_{28}N_2O_4$）计，应为标示量的 90.0% ~ 110.0%。

【性状】本品内容物为白色至黄白色的粉末，可含有块状物。

【鉴别】（1）在含量测定项下记录的色谱图中，供试品溶液主峰的保留时间应与对照品溶液主峰的保留时间一致。

（2）取本品内容物适量，加水振摇，滤过，滤液显磷酸盐的鉴别反应（通则 0301）。

【检查】有关物质　照高效液相色谱法（通则 0512）测定。

供试品溶液　取装量差异项下的内容物，混合均匀，精密称取适量（约相当于奥司他韦 38mg），置 50ml 量瓶中，加溶剂溶解并稀释至刻度，摇匀，滤过，取续滤液。

对照溶液　精密量取供试品溶液 2ml，置 100ml 量瓶中，用溶剂稀释至刻度，摇匀，精密量取 5ml，置 50ml 量瓶中，用溶剂稀释至刻度，摇匀。

对照品溶液　取杂质Ⅰ对照品、杂质Ⅱ对照品和杂质Ⅲ对照品各适量，分别精密称定，加溶剂溶解并定量稀释制成每 1ml 中含杂质Ⅰ 2.2μg、杂质Ⅱ 1.5μg 和杂质Ⅲ 3.5μg 的溶液。

溶剂、色谱条件、系统适用性要求与测定法　见磷酸奥司他韦有关物质项下。

限度　供试品溶液的色谱图中如有杂质峰，杂质Ⅰ、杂质Ⅱ与杂质Ⅲ按外标法以峰面积计算，分别不得过奥司他韦标示量的 0.3%、0.2% 和 0.5%；其他单个杂质峰面积不得大于对照溶液主峰面积（0.2%），其他杂质峰面积的和不得大于对照溶液主峰面积的 2.5 倍（0.5%），杂质总量不得过 1.5%。

溶出度　照溶出度与释放度测定法（通则 0931 第二法）测定。

溶出条件　以盐酸溶液（9→1 000）900ml 为溶出介质，转速为 50r/min，依法操作，经 20 分钟时取样。

供试品溶液　取溶出液适量，滤过，取续滤液。

对照品溶液　取磷酸奥司他韦对照品适量，精密称定，加溶出介质溶解并定量稀释制成每 1ml 中约含 110μg 的溶液。

色谱条件与系统适用性要求　见含量测定项下。

测定法　见含量测定项下。计算每粒的溶出量。

限度　标示量的 80%，应符合规定。

其他　应符合胶囊剂项下有关的各项规定（通则 0103）。

【含量测定】照高效液相色谱法（通则 0512）测定。

对照品溶液　取磷酸奥司他韦对照品适量，精密称定，加溶剂溶解并定量稀释制成每 1ml 约含 1mg 的溶液。

溶剂、供试品溶液、色谱条件与系统适用性要求　见磷酸奥司他韦含量测定项下。

测定法　精密量取供试品溶液与对照品溶液，分别注入液相色谱仪，记录色谱图。按外标法以峰面积计算，并将结果乘以 0.761。

【类别】抗病毒药。

【规格】75mg（按 $C_{16}H_{28}N_{20}O_4$ 计）

【贮藏】密封保存。

三、生物制品制造及检定规程范例

注射用人干扰素 α2a

Zhusheyong Ren Ganraosu α2a

Human Interferon α2a for Injection

本品系由高效表达人干扰素 α2a 基因的大肠埃希菌或酿酒酵母，经发酵、分离和高度纯化后获得的人干扰素 α2a 冻干制成。含适宜稳定剂，不含抑菌剂和抗生素。

1 基本要求

生产和检定用设施、原料及辅料、水、器具、动物等应符合凡例的有关要求。

2 制造

2.1 工程菌苗种

2.1.1 名称及来源

人干扰素 α2a 工程菌株系由带有人干扰素 α2a 基因的重组质粒转化的大肠埃希菌或酿酒酵母菌菌株。

2.1.2 种子批的建立

应符合"生物制品生产检定用菌毒种管理及质量控制"的规定。

2.1.3 菌种检定

主种子批和工作种子批的菌种应进行以下各项全面检定。

2.1.3.1 划种 LB 琼脂平板

应呈典型大肠埃希菌集落形态，无其他杂菌生长。

2.1.3.2 染色镜检

应分别为典型的革兰氏阴性杆菌或酿酒酵母菌形态。

2.1.3.3 对抗生素的抗性

采用大肠埃希菌为载体的，其菌种应与原始菌种相符。

2.1.3.4 电镜检查（工作种子批可免做）

采用大肠埃希菌为载体的，其菌种应为典型大肠埃希菌形态，无支原体、病毒样颗粒及其他微生物污染。

2.1.3.5 生化反应

采用大肠埃希菌为载体的，其菌种应符合大肠埃希菌生化反应特性。

2.1.3.6 干扰素表达量

在摇床中培养，应不低于原始菌种的表达量。

2.1.3.7 表达的干扰素型别

应用抗 α2a 型干扰素血清做中和试验，证明型别无误。

2.1.3.8 质粒检查

采用大肠埃希菌为载体的，其菌种中转化质粒的酶切图谱应与原始重组质粒的相符。

2.1.3.9 目的基因核苷酸序列检查（工作种子批可免做）

采用大肠埃希菌为载体的，其菌种的目的基因核苷酸序列应与批准的序列相符。

2.1.3.10 干扰素基因稳定性检查

采用酿酒酵母为载体的，将菌种涂于 SD 琼脂平板，挑选至少 50 个克隆，用 PCR 检测干扰素基因，阳性率应不低于 95%。

2.2 原液

2.2.1 种子液制备

将检定合格的工作种子批菌种接种于适宜培养基（大肠埃希菌培养基可含适量抗生素）中培养。

2.2.2 发酵用培养基

采用适宜的不含抗生素的培养基。

2.2.3 种子液接种及发酵培养

2.2.3.1 在灭菌培养基中接种适量种子液。

2.2.3.2 在适宜的温度下进行发酵，应根据经批准的发酵工艺进行，并确定相应的发酵条件，如温度、pH、溶解氧、补料、发酵时间等。发酵液应定期进行质粒丢失率检查（通则 3406）。

2.2.4 发酵液处理

用适宜的方法收集、处理菌体。

2.2.5 初步纯化

采用经批准的纯化工艺进行初步纯化，使其纯度达到规定的要求。

2.2.6 高度纯化

经初步纯化后，采用经批准的纯化工艺进行高度纯化，使其达到 3.1 项要求，加入适宜稳定剂，除菌过滤后即为人干扰素 α2a 原液。如需存放，应规定时间和温度。

2.2.7 原液检定

按 3.1 项进行。

2.3 半成品

2.3.1 配制与除菌

按经批准的配方配制稀释液。配制后应立即用于稀释。

将原液用稀释液稀释至所需浓度，除菌过滤后即为半成品，保存于 2 ~ 8℃。

2.3.2 半成品检定

按 3.2 项进行。

2.4 成品

2.4.1 分批

应符合"生物制品分包装及贮运管理"规定。

2.4.2 分装及冻干

应符合"生物制品分包装及贮运管理"与通则 0102 有关规定。

2.4.3 规格

300 万 IU/ 瓶；500 万 IU/ 瓶。

2.4.4 包装

应符合"生物制品分包装及贮运管理"与通则 0102 有关规定。

3 检定

3.1 原液检定

3.1.1 生物学活性

依法测定（通则 3523）。

3.1.2 蛋白质含量

依法测定（通则 0731 第二法）。

3.1.3 比活性

为生物学活性与蛋白质含量之比，每 1mg 蛋白质应不低于 $1.0 \times 10^8 IU$。

3.1.4 纯度

3.1.4.1 电泳法

依法测定（通则 0541 第五法），用非还原型 SDS- 聚丙烯酰胺凝胶电泳法，分离胶的胶浓度为 15%，加样量应不低于 10μg（考马斯亮蓝 R250 染色法）或 5μg（银染法）。经扫描仪扫描，纯度应不低于 95.0%。

3.1.4.2 高效液相色谱法

依法测定（通则 0512）。色谱柱以适合分离分子质量为 5 ~ 60kD 蛋白质的色谱用凝胶为填充剂；流动相为 0.1mol/L 磷酸盐 –0.1mol/L 氯化钠缓冲液，pH 7.0；上样量应不低于

20μg，在波长 280nm 处检测，以干扰素色谱峰计算的理论板数应不低于 1 000。按面积归一化法计算，干扰素主峰面积应不低于总面积的 95.0%。

3.1.5 相关蛋白

依法测定（通则 0512）。色谱柱采用十八烷基硅烷键合硅胶为填充剂（如：C_{18} 柱，4.6mm × 25cm，粒径 5μm 或其他适宜的色谱柱），柱温为室温；以 0.2% 三氟乙酸 –30% 乙腈的水溶液为流动相 A，以 0.2% 三氟乙酸 –80% 乙腈的水溶液为流动相 B；流速为 1.0ml/min；在波长 210nm 处检测；按表 2-3-1 进行梯度洗脱。

表 2-3-1　梯度洗脱不同时间的流动相 A、B 占比

时间 /min	A/%	B/%
0	72	28
1	72	28
5	67	33
20	63	37
30	57	43
40	40	60
42	40	60
50	72	28
60	72	28

用超纯水将供试品稀释至每 1ml 中约含 1.0mg，作为供试品溶液；取供试品溶液和过氧化氢溶液混合，使过氧化氢终浓度为 0.005%（*m/m*），室温放置 1 小时或 1 小时以上，使得干扰素约 5% 发生氧化，再向每毫升该溶液中加入 L- 甲硫氨酸 12.5mg，作为对照品溶液（2 ~ 8℃ 放置不超过 24 小时）。取供试品溶液和对照品溶液各 50μl 注入液相色谱仪。

对照品溶液及供试品溶液图谱中，干扰素主峰的保留时间约为 20 分钟。对照品溶液图谱中，氧化型峰相对于主峰的保留时间约为 0.9，氧化型峰与主峰的分离度应不小于 1.0。

按面积归一化法只计算相对于主峰保留时间为 0.7 ~ 1.4 的相关蛋白峰面积，单个相关蛋白峰面积应不大于总面积的 3.0%，所有相关蛋白峰面积应不大于总面积的 5.0%。

3.1.6 分子量

依法测定（通则 0541 第五法）。用还原型 SDS- 聚丙烯酰胺凝胶电泳法，分离胶的胶浓度为 15%，加样量应不低于 1.0μg，制品的分子质量应为 19.2kD ± 1.9kD。

3.1.7 外源性 DNA 残留量

每 1 支 / 瓶应不高于 10ng（通则 3407）。

3.1.8 鼠 IgG 残留量

如采用单克隆抗体亲和色谱法纯化，应进行本项检定。每次人用剂量鼠 IgG 残留量应不高于 100ng（通则 3416）。

3.1.9 宿主菌蛋白质残留量

采用大肠埃希菌表达的制品应不高于蛋白质总量的 0.10%（通则 3412）。采用酵母菌表达的制品应不高于蛋白质总量的 0.05%（通则 3414）。

3.1.10 残余抗生素活性

依法测定（通则 3408），采用大肠埃希菌表达的制品不应有残余氨苄西林或其他抗生素活性。

3.1.11 细菌内毒素检查

依法检查（通则 1143），每 300 万 IU 应小于 10EU。

3.1.12 等电点

采用大肠埃希菌表达的制品主区带应为 5.5～6.8，采用酵母菌表达的制品主区带应为 5.7～6.7。供试品的等电点图谱应与对照品的一致（通则 0541 第六法）。

3.1.13 紫外光谱

用水或 0.85%～0.90% 氯化钠溶液将供试品稀释至 100～500μg/ml，在光路 1cm、波长 230～360nm 下进行扫描，最大吸收峰波长应为 278nm±3nm（通则 0401）。

3.1.14 肽图

依法测定（通则 3405），应与对照品图形一致。

3.1.15 N 端氨基酸序列（至少每年测定 1 次）

用氨基酸序列分析仪测定，N 端序列应为：

(Met)-Cys-Asp-Leu-Pro-Gln-Thr-His-Ser-Leu-Gly-Ser-Arg-Arg-Thr-Leu。

3.2 半成品检定

3.2.1 细菌内毒素检查

依法检查（通则 1143），每 300 万 IU 应小于 10EU。

3.2.2 无菌检查

依法检查（通则 1101），应符合规定。

3.3 成品检定

除水分测定、装量差异检查外，应按标示量加入灭菌注射用水，复溶后进行其余各项检定。

3.3.1 鉴别试验

按免疫印迹法（通则 3401）或免疫斑点法（通则 3402）测定，应为阳性。

3.3.2 物理检查

3.3.2.1 外观

应为白色或微黄色薄壳状疏松体。按标示量加入灭菌注射用水后应迅速复溶为澄明液体。

3.3.2.2 可见异物

依法检查（通则 0904），应符合规定。

3.3.2.3 装量差异

依法检查（通则 0102），应符合规定。

3.3.3 化学检定

3.3.3.1 水分

应不高于 3.0%（通则 0832）。

3.3.3.2 pH

应为 6.5 ~ 7.5（通则 0631）。

3.3.3.3 渗透压摩尔浓度

依法测定（通则 0632），应符合批准的要求。

3.3.4 生物学活性

应为标示量的 80% ~ 150%（通则 3523）。

3.3.5 残余抗生素活性

依法测定（通则 3408），采用大肠埃希菌表达的制品不应有残余氨苄西林或其他抗生素活性。

3.3.6 无菌检查

依法检查（通则 1101），应符合规定。

3.3.7 细菌内毒素检查

依法检查（通则 1143），每 1 支 / 瓶应小于 10EU。

3.3.8 异常毒性检查

依法检查（通则 1141 小鼠试验法），应符合规定。

4 稀释剂

稀释剂应为灭菌注射用水，稀释剂的生产应符合批准的要求。

灭菌注射用水应符合《中国药典》（2020 年版）二部的相关要求。

5 保存、运输及有效期

于 2 ~ 8℃避光保存和运输。自生产之日起，按批准的有效期执行。

6 使用说明

应符合"生物制品分包装及贮运管理"规定和批准的内容。

第二节 新药质量标准研究

新药质量研究一般需采用试制的样品进行，其工艺和质量应稳定。中药制剂的质量研究必须在处方（药味、用量）固定和各组分质量稳定、制备工艺稳定的前提下进行；化学或生物制品原料药的质量研究应在确证化学结构或表征组分的基础上进行，制剂的质量研究通常应结合剂型、处方工艺研究进行；生物学检定和质量控制的过程性在生物制品的质量研究和制造及检定规程中占有十分突出的地位。

在全面、有针对性的质量研究的基础上，充分考虑药物的安全性和有效性，以及生产、流通、使用各个环节的影响，确定控制产品质量的项目和限度，制定出合理、可行的并能反映产品特征和质量变化情况的质量标准或制造及检定规程，有效地控制产品批间与批内质量的一致性及验证生产工艺的稳定性。新药质量标准中的各项内容都应做细致的考察及试验，各项试验数据要求准确可靠，以保证药品质量的可控性和重现性。

提供新药质量标准或制造及检定规程草案的同时，还须附上详细的起草说明，目的在于说明制定质量标准或规程中各个项目的理由，规定各项目指标和限度的依据、技术条件和注意事项等，对未列入质量标准的项目给予合理的说明，既要有理论解释，又要有实践工作的总结及试验数据。起草说明也是质量标准或规程今后进一步修订完善的重要依据。

一、中药质量标准研究

中药质量标准是中药新药研究的重要内容。中药质量标准研究应遵循中医药发展规律，坚持继承和创新相结合，体现药品质量全生命周期管理的理念；在深入研究的基础上，运用现代科学技术，建立科学、合理、可行的质量标准，保障药品质量可控。

研究者应根据中药新药的处方组成、制备工艺、药用物质的理化性质、制剂的特性和稳定性的特点，有针对性地选择并确定质量标准控制指标；还应结合相关科学技术的发展，不断完善质量标准的内容，提高中药新药的质量控制水平，保证药品的安全性和有效性。

（一）中药药材质量标准

药材是中药新药研发和生产的源头，其质量是影响中药新药安全、有效和质量可控的关键因素。药材来源复杂，质量影响因素众多，即使同一种药材，可能因产地、生态环境、种植养殖、采收期、产地加工及贮藏等不同，质量也会有较大的差异。因此，应制定合理的药材标准，以有利于保证中药制剂质量的稳定均一。

中药新药用药材的质量标准应根据制剂质量控制需要进行研究完善。药材的质量标准应符合中药特点，反映药材的质量状况，体现整体质量控制理念，有利于保证药材质量稳定。应注重科学性和实用性相结合，传统方法和新技术、新方法相结合，并探索传统质量评价经验与现代检测指标之间的相关性。应重点关注以下内容：

1. **保证基源准确** 应建立药材的专属性鉴别方法，保证药材来源准确，避免出现易混淆品、掺杂使假等问题。可选择适宜的对照药材、对照提取物、标准图谱等作为对照，必要时还需与伪品进行对比研究，说明方法的专属性。注意加强传统鉴别中有效方法的使用。鼓励根据基础科学研究进展和国家药品抽检探索性研究结果，研究建立有效的基源鉴定方法。

2. **控制安全风险** 对于传统认识为大毒（剧毒）、有毒的药材，以及现代研究发现的毒性药材（如马兜铃科药材等），应加强毒性成分的基础研究，结合制剂安全性及风险评估结果确定合理的质控指标及限度要求。对含有与已发现有毒成分同科属的药材应注意进行相关研究。

外购药材存在染色增重、掺杂使假等常见问题的，应加强研究，根据风险管理的需要，参照国家相关补充检验方法或研究增加有针对性的检测项目，必要时列入内控标准。

应加强药材外源性污染物的研究。根据药材生产过程中农药、兽药、熏蒸剂等的使用情况，以及可能被重金属及有害元素、真菌毒素等污染的风险，结合炮制及相应制剂的生产工艺进行综合评估，必要时在质量标准中建立相关外源性污染物的检测项目，并根据研究结果，分区域、分品种制定外源性污染物控制标准。矿物药应关注矿床地质环境、采收和加工方法的规范性，加强伴生重金属及有害元素的控制。动物类药材应关注其携带病原微生物等问题，防范生物安全风险，尤其是源自野生动物的药材。

3．**质量稳定可控**　质量标准应能反映药材的整体质量属性，应关注检测项目和指标与制剂关键质量属性的相关性。应根据药材质量状况和中药新药研究设计要求，研究确定合理的质量要求。鼓励研究建立多指标检验检测方法，如浸出物测定、指纹/特征图谱、大类成分含量测定、多指标成分含量测定，以整体控制药材质量，保证制剂质量稳定。

（二）中药饮片质量标准

根据《中国药典》（2020年版）一部凡例中要求"制剂处方中的药味，均指饮片"，建立饮片标准是保证中药制剂质量稳定的基础。饮片标准应突出中药炮制特色，注重对传统炮制经验进行总结，反映饮片的质量特点，体现饮片与药材、中药制剂质量标准的关联性，体现中药复杂体系整体质量控制的要求。制定合理的饮片标准，并对饮片炮制进行全过程质量控制，有利于保证饮片质量的稳定。采用特殊方法炮制或具有"生熟异治"特点的饮片应建立区别于对应生品的专属性质控方法。

饮片标准的内容一般包括名称、基源、产地、炮制、性状、鉴别、检查、浸出物、含量测定、性味与归经、功能与主治、用法与用量、注意、贮藏等。另外，鼓励针对饮片特点和染色、增重、掺杂使假、易霉烂变质等常见问题加强研究，根据风险管理的需要，参照国家相关补充检验方法或研究增加有针对性的检测项目，建立相应的检测方法，必要时列入标准。

以下就饮片标准中部分项目的主要研究内容及一般要求进行简要说明。

1．**炮制**　明确饮片的炮制方法、关键工艺参数、辅料种类及用量、炮制程度的要求等。

2．**性状**　根据实际生产用饮片的特点描述其形状、大小、色泽、味道、气味、质地等；必要时附饮片彩色图片。

3．**鉴别**　采用传统经验方法、显微鉴别法、化学反应法、色谱法、光谱法等手段建立饮片的专属性鉴别方法，尤其是存在伪品、易混淆品的饮片，应进行充分的对比研究说明其专属性。在鉴别方法的研究过程中，鼓励采用对照药材（饮片）、对照提取物、标准图谱等为对照，提高鉴别方法的专属性。为提高薄层色谱鉴别方法的专属性，应根据研究结果完善鉴别斑点个数、颜色、位置等内容的描述。

4．**检查**　应对饮片中的水分、总灰分、酸不溶性灰分、二氧化硫残留量等项目进行研究，必要时列入标准，并制定合理的限度。对于重金属及有害元素、农药残留、真菌毒素等安全性检查项目，应结合药材来源、生产加工过程等研究，必要时列入标准。毒性饮片或现代研究公认有毒性的饮片，标准中应建立毒性成分的限量检查项。饮片直接粉碎入药的，应根据中药制剂工艺情况，在质量标准中增加微生物检查项。动物类、矿物类、发酵类、树脂类等饮片应根据其特点建立有针对性的检查项。

5．浸出物 应结合饮片中的成分、中药制剂提取工艺等因素，选择合适的溶剂建立浸出物检测方法，并考察与药材、中药制剂的相关性，制定合理的限度。

6．含量测定 根据饮片及中药制剂的质量特点，研究建立与安全性、有效性相关联的有效成分、指标成分或大类成分等的含量测定方法，考察与药材、中药制剂的相关性，并规定合理的含量限度。饮片中既是毒性成分又是有效成分的，应建立其含量测定方法，并规定合理的含量限度。

中药制剂质量标准中建立的质控项目与饮片质量相关的，应在饮片标准中建立相应的质控项目，并根据研究结果确定合理的质量要求。

（三）中药制剂质量标准

中药制剂必须在处方固定和原料（净药材、饮片、提取物、有效部位、有效成分）质量、制备工艺稳定的前提下方可拟定质量标准草案，质量标准应确实反映和控制最终产品质量。中药制剂质量标准的内容一般包括药品名称、处方、制法、性状、鉴别、检查、浸出物、指纹/特征图谱、含量测定、功能与主治、用法与用量、注意、规格、贮藏等。有关质量标准的书写格式，可参照《中国药典》（2020年版）一部。以下就中药新药质量标准中部分项目的主要研究内容及一般要求进行简要说明。

1．药品名称 药品名称包括药品正名与汉语拼音名，名称应符合国家药品监督管理部门的有关规定。

2．处方 处方包括组方饮片和提取物等药味的名称与用量，复方制剂的处方药味排序一般应按君、臣、佐、使的顺序排列。固体药味的用量单位为克（g），液体药味的用量单位为克（g）或毫升（ml）。处方中各药味量一般以1 000个制剂单位（片、粒、g、ml等）的制成量折算；除特殊情况外，各药味量的数值一般采用整数位。

处方药味的名称应使用国家药品标准或药品注册标准中的名称，避免使用别名或异名，详细要求参照《中国药典》（2020年版）的有关规范。如含有无国家药品标准且不具有药品注册标准的中药饮片、提取物，应单独建立该药味的质量标准，并附于制剂标准中，提取物质量标准应包括其制备工艺。

3．制法 制法为生产工艺的简要描述，一般包含前处理、提取、纯化、浓缩、干燥和成型等工艺过程及主要工艺参数。制法描述的格式和用语可参照《中国药典》（2020年版）和《国家药品标准工作手册》的格式和用语进行规范，要求用词准确、语言简练、逻辑严谨，避免使用易产生误解或歧义的语句。

4．性状 性状在一定程度上反映药品的质量特性，应按制剂本身或内容物的实际状态描述其外观、形态、臭味、溶解度及物理常数等。通常描述外观颜色的色差范围不宜过宽。复合色的描述应为辅色在前、主色在后，如黄棕色，以棕色为主。性状项的其他内容要求应参照《中国药典》（2020年版）凡例。

5. **鉴别**　常用的鉴别方法有显微鉴别法、化学反应法、色谱法、光谱法和生物学方法等。鉴别检验一般应采用专属性强、灵敏度高、重现性好、快速和操作便捷的方法，鼓励研究建立一次试验同时鉴别多个药味的方法。

制剂中若有直接入药的生药粉，一般应建立显微鉴别方法；制剂中若含有多种直接入药的生药粉，在显微鉴别方法中应分别描述各药味的专属性特征。化学反应鉴别法一般适用于制剂中含有矿物类药味及有类似结构特征的大类化学成分的鉴别。色谱法主要包括薄层色谱法（TLC/HPTLC）、气相色谱法（GC）和高效液相色谱法（HPLC/UPLC）等。TLC 法可采用比移值和显色特征等进行鉴别，对特征斑点的个数、比移值、斑点颜色、紫外吸收 / 荧光特征等与标准物质的一致性予以详细描述；HPLC 法、GC 法可采用保留时间等色谱特征进行鉴别。若处方中含有动物来源的药味，并且在制剂中仅其蛋白质、多肽等生物大分子成分具备识别特征，应研究建立相应的特异性检验检测方法。

6. **检查**

（1）与剂型相关的检查项目：应根据剂型特点及临床用药需要，参照《中国药典》（2020 年版）制剂通则的相应规定，建立反映制剂特性的检查方法。若《中国药典》（2020 年版）通则中与剂型相关的检查项目有 2 种或 2 种以上的方法作为可选项，应根据制剂特点进行合理选择，并说明原因。

（2）与安全性相关的检查项目：处方含易被重金属及有害元素污染的药味，或其生产过程中使用的设备、辅料、分离材料等有可能引入有害元素，应建立相应的重金属及有害元素的限量检查方法，应在充分研究和风险评估的基础上制订合理的限度，并符合《中国药典》（2020 年版）等标准的相关规定。

制剂工艺中若使用有机溶剂（乙醇除外）进行提取加工，在质量标准中应建立有机溶剂残留检查法；若使用大孔吸附树脂进行分离纯化，应根据树脂的类型、树脂的可能降解产物和使用溶剂等情况，研究建立提取物中可能的树脂有机物残留的限量检查方法，如苯乙烯型大孔吸附树脂可能的降解产物主要包括但不限于苯、正己烷、甲苯、二甲苯、苯乙烯、二乙基苯等。上述溶剂残留限度或树脂有机物残留限度应符合《中国药典》（2020 年版）的规定，或参照 ICH 的相关要求制定。

若处方中的药味含有某一种或一类毒性成分而非药效成分，应针对该药味建立有关毒性成分的限量检查方法，其限度可根据相应的毒理学或文献研究资料合理制定。

（3）与药品特性相关的检查项目：应根据药品的特点建立有针对性的检查项目，如提取的天然单一成分口服固体制剂应建立有关物质、溶出度等的检查方法；含难溶性提取物的口服固体制剂，应进行溶出度的检查研究。主要指标成分为多糖类物质的制剂，应研究建立多糖分子量分布等反映大分子物质结构特征的专属性检查方法。

（4）检查限度的确定：质量标准中应详细说明各项检查的检验方法及其限度。一般列入质量标准的检查项目，应从安全性方面及生产实际充分论证该检验方法及其限度的合理性。设定的检查限度尤其是有害物质检查限度应在安全性数据所能支持的水平范围以内。

7. **浸出物**　浸出物检查可用作控制提取物总量一致性的指标。浸出物的检测方法可根据制剂所含主要成分的理化性质选择适宜的溶剂（不限于 1 种），基于不同的溶剂可将浸出物分为水溶性浸出物、醇溶性浸出物、乙酸乙酯浸出物及醚浸出物等。应系统研究考察各种影响因素对浸出物检测的影响，如辅料的影响等。浸出物的检测方法中应注明溶剂的种类及用量、测定方法及温度参数等，并规定合理的浸出物限度范围。

8. **指纹 / 特征图谱**　中药新药制剂（提取的天然单一成分制剂除外）一般应进行指纹 / 特征图谱研究并建立相应的标准。内容一般包括建立分析方法、色谱峰的指认、建立对照图谱、数据分析与评价等过程。

指纹 / 特征图谱一般采用各种色谱法，如 HPLC/UPLC 法、HPTLC 法、GC 法等。应根据所含主要成分的性质研究建立合适的供试品制备方法。若药品中含多种理化性质差异较大的不同类型成分，可考虑针对不同类型成分分别制备供试品，并建立多个指纹 / 特征图谱以分别反映不同类型成分的信息。若 1 种方法不能完整体现供试品所含成分的特征，可采用 2 种或 2 种以上的方法获取不同的指纹 / 特征图谱进行分析。

指纹 / 特征图谱一般以相似度或特征峰相对保留时间、峰面积比值等为检测指标。可根据多批样品的检测结果，采用指纹图谱相似度评价系统计算机软件获取共有峰的模式，建立对照指纹图谱，采用上述软件对供试品指纹图谱与对照指纹图谱进行相似度分析比较，并关注非共有峰的特征。特征图谱需确定各特征峰的相对保留时间及其范围。应在样品检测数据的基础上进行评价，制订指纹 / 特征图谱相似度或相对保留时间、峰面积比值及其范围。

注射剂指纹图谱要求可参考本章第四节内容。

9. **含量测定**

（1）含量测定指标的选择：制剂的处方组成不同，其含量测定指标的选择也不相同。提取的天然单一成分制剂选择该成分进行含量测定。组成基本明确的提取物制剂应建立 1 个或多个主要指标成分的含量测定方法，应研究建立大类成分的含量测定方法。

复方制剂应尽可能研究建立处方中多个药味的含量测定方法，根据其功能主治，应首选与药品安全性、有效性相关联的化学成分，一般优先选择有效 / 活性成分、毒性成分、君药所含的指标成分等为含量测定指标。此外，需考虑含量测定指标与工艺、稳定性的相关性，并尽可能建立多成分或多组分的含量测定方法。若制法中包含多种工艺路线，应针对各种工艺路线研究建立相关有效 / 活性成分或指标成分的含量测定方法；若有提取挥发油的工艺，应进行挥发油总量或相应指标成分的含量测定方法研究，视情况列入标准；若含有明确的热敏感成分，应进行可反映生产过程中物料的受热程度及稳定性的含量测定方法研究，视情况列入标准。

（2）含量测定方法：包括容量（滴定）法、色谱法、光谱法等，其中色谱法包括 GC 法和 HPLC/UPLC 法等，挥发性成分可优先考虑 GC 法或 GC-MS 法，非挥发性成分可优先考虑 HPLC/UPLC 法。矿物类药味的无机成分可采用容量法、原子吸收光谱法（AAS）、电感耦合等离子体 – 原子发射光谱法（ICP-AES）、电感耦合等离子体 – 质谱法（ICP-MS）等方法进行含量测定。含量测定所采用的方法应通过方法学验证。

（3）含量范围：提取的天然单一成分及其制剂一般应规定主成分的含量范围；应根据其含量情况和制剂的要求，规定单位制剂中该成分相当于标示量的百分比范围。

提取物质量标准中应规定所含的大类成分及主要指标成分的含量范围，大类成分及主要指标成分可以是 1 种或数种成分；制剂应根据提取物的含量情况和制剂的要求，规定大类成分和主要指标成分的含量范围。

复方制剂鼓励建立多个含量测定指标，并对各含量测定指标规定含量范围。处方若含有可能既为有效成分又为有毒成分的药味，应对其进行含量测定并规定含量范围。

10. **生物活性测定** 生物活性测定方法一般包括生物效价测定法和生物活性限值测定法。由于现有的常规物理化学方法在控制药品质量方面具有一定的局限性，鼓励探索开展生物活性测定研究，建立生物活性测定方法以作为常规物理化学方法的替代或补充。

采用生物活性测定方法应符合药理学研究的随机、对照、重复的基本原则，建立的方法应具备简单、精确、可行、可控的特点，并有明确的判断标准。试验系统的选择与实验原理和制定指标密切相关，应选择背景资料清楚、影响因素少、检测指标灵敏和性价比高的试验系统。表征药物的生物活性强度的含量（效价）测定方法应按生物活性测定方法的要求进行验证。不同药物的生物活性测定方法的详细要求可参照相关指导原则。

11. **规格** 制剂规格表述应参照《中成药规格表述技术指导原则》的相关要求。

12. **贮藏** 贮藏项目表述的内容系对药品贮藏与保管的基本要求。药品的稳定性不仅与其自身的性质有关，还受到许多外界因素的干扰。应通过对直接接触药材（饮片）、提取物、制剂的包装材料和贮藏条件进行系统考察，根据稳定性影响因素和药品稳定性考察的试验结果确定贮藏条件。

二、化学药质量标准研究

化学药质量标准分为原料药质量标准和制剂质量标准，两者有相同的质量研究内容，如鉴别、检查、含量测定，侧重点却有所不同，如原料药侧重于结构确证、相关物质检查，而制剂则侧重于辅料对药物的影响、性状等。化学药物质量标准的建立通常包括药物质量研究和药物质量标准制定 2 个阶段。药物质量研究的主要内容有性状、鉴别、检查和含量测定等；质量标准制定的项目和限度应在充分的质量研究的基础上，根据不同药物的特性确定，以达到控制产品质量的目的。质量标准中既要设置通用性项目，又要设置针对产品自身特点的项目。质量标准中限度的确定通常基于安全性、有效性的考虑，同时还应注意工业化规模产品与研究样品质量的一致性。项目及限度的确定可参照《中国药典》（2020 年版），也可参考其他国家的药典。

（一）化学药质量研究的主要内容

药物质量研究是质量标准制定的基础，质量研究的内容应尽可能全面，既要考虑一般性要求，又要有专属性。第一，应根据研制药物的特性确定质量研究的内容，原料药一般考虑其结构特征、理化性质，制剂则应考虑不同剂型的特点、临床用法及辅料对制剂安全性和有效性的影响，复方制剂还应考虑不同成分之间的相互作用等。第二，根据制备工艺确定质量研究的内容，原料药通常考虑在制备过程中所用的起始原料及试剂、制备中间体及副反应产物，以及有机溶剂等对终产品质量的影响等；制剂通常考虑所用辅料、不同工艺的影响，以及可能产生的降解产物等。第三，还应参考药物稳定性的研究结果，如应考虑在贮藏过程中质量可能发生的变化和直接接触药品的包装材料对产品质量的影响等。

质量研究的常规项目和方法可参照《中国药典》（2020 年版）四部收载的项目和方法进行，如熔点、旋光度、相对密度、折光率、黏度、碘值、酸值、皂化值、pH、水分、重金属、炽灼残渣、砷盐、氯化物、硫酸盐、微生物限度、异常毒性、重（装）量差异等。同时还应考虑所研究药品的具体情况，如杂质、辅料等是否对试验结果有影响，必要时可对《中国药典》（2020 年版）中的方法的操作步骤等做适当的修订，但修订方法需要有相应的试验或文献依据。

针对研究药品的质量控制方法，如鉴别、检查和含量测定等，应明确方法选择的依据并通过充分的方法学验证其可行性，方法应符合"准确、灵敏、简便、快速"的原则，要有一定的适用性和重现性，同时还应考虑原料药和其制剂质量标准的关联性。原料药和制剂的质量研究的主要内容包括性状、鉴别、检查和含量测定等几个方面。

1. 性状

（1）外观、色泽、臭味、结晶性、引湿性等属于原料药的一般性状，应予以仔细考察，并应注意在贮藏期内是否发生变化；如有变化，应如实描述，如遇光变色、易吸湿、风化、挥发等情况。制剂的外观和颜色应如实客观描述，如片剂应描述压制片或包衣片（包薄膜衣或糖衣），除去包衣后片芯的颜色，以及片子的形状（长条形、椭圆形、三角形等）、刻痕或商标记等；硬胶囊剂应描述内容物的颜色、形状；注射液一般为澄明液体（水溶液），但也有混悬液或黏稠性溶液，需注意对颜色的描述。

（2）溶解度、熔点、旋光度、吸收系数等是原料药的一些重要物理常数，对剂型考虑和质量控制研究有重要意义。溶解度通常考察在水及常用溶剂（与该药物的溶解特性密切相关的，配制制剂、制备溶液或精制操作所需用的溶剂等）中的溶解度；熔点或熔距是鉴别和检查原料药的纯度指标之一，常温下呈固态的原料药应考察其熔点或受热后的熔融、分解、软化等情况，结晶性原料药一般应有明确的熔点，对熔点难以判断或熔融同时分解的品种应同时采用热分析方法进行比较研究；旋光度或比旋度是反映具光学活性化合物的固有特性及其纯度的指标，应采用不同的溶剂考察其旋光性质，并测定旋光度或比旋度；还应研究化合物对紫外 - 可见光的选择性吸收及其在最大吸收波长处的吸收系数。

（3）液体原料药的特性，如相对密度、凝点、馏程、折光率、黏度等可从不同方面反映液体原料药的纯度和质量。在特定条件下，液体原料药的相对密度、凝点、馏程、折光率、黏度等为不变的常数，可以区别不同的药物和检查药物的纯杂程度。碘值、酸值、皂化值、羟值等是脂肪与脂肪油类药物的重要理化性质指标，在此类药物的质量研究中应进行相应研究。

2. 鉴别 化学原料药和制剂的鉴别试验要采用专属性强、灵敏度高、重复性好、操作简便及不受辅料干扰的方法进行鉴别，一般至少采用 2 种以上不同类的方法。制剂与原料药通常尽可能采用相同的方法进行鉴别，但应排除制剂中辅料的干扰。光学异构体和不同晶型药物的鉴别应具有强的专属性，也可采用其他方法如粉末 X 射线衍射鉴别。常用的鉴别方法有化学反应法、色谱法和光谱法等。

（1）化学反应法：主要原理是选择官能团专属的化学反应进行鉴别，包括显色反应、沉淀反应、盐类的离子反应等。对结构相似的系列药物，应注意与可能存在的结构类似物的区别。

（2）色谱法：主要包括气相色谱法（GC）、高效液相色谱法（HPLC）和薄层色谱法（TLC）等。可采用 GC 法、HPLC 法的保留时间及 TLC 法的比移值（R_f）和显色等进行鉴别。

（3）光谱法：常用的光谱法有红外吸收光谱法（IR）和紫外 – 可见吸收光谱法（UV）。红外吸收光谱法是原料药鉴别试验的重要方法，应注意根据产品的性质选择适当的制样方法。紫外 – 可见吸收光谱法应规定在指定溶剂中的最大吸收波长，必要时规定最小吸收波长；或规定几个最大吸收波长处的吸收度比值或特定波长处的吸收度，以提高鉴别的专属性。

3．检查 原料药的检查项目通常应考虑安全性、有效性和纯度 3 个方面的内容，如工艺杂质、降解产物、异构体和残留溶剂等。制剂除应符合相应的制剂通则［参照《中国药典》（2020 年版）四部］外，还应根据剂型特性、工艺及稳定性考察结果，制定其他的检查项目，如溶出度、释放度、含量均匀度、干燥失重或水分等检查。

（1）杂质：一般杂质通常指无机物杂质，包括氯化物、硫酸盐、重金属、砷盐、炽灼残渣等，应根据各项试验的反应灵敏度配制不同浓度系列的对照液，考察多批数据，确定所含杂质的范围。杂质检查的另一项重要内容是有关物质检查，有关物质通常是有机杂质，是指在生产过程中带入的起始原料、中间体、聚合体、副反应产物及贮藏过程中的降解产物等，直接关系到药物的纯度。药物的纯度要求应基于安全性和生产实际情况 2 个方面考虑，允许含一定量无害或低毒的共存物，但对有毒杂质则应严格控制。毒性杂质的确认主要依据安全性试验资料或文献资料，与已知毒性杂质结构相似的杂质亦被认为是毒性杂质。

现代色谱法是杂质检查的首选方法，包括薄层色谱法、气相色谱法和高效液相色谱法。薄层色谱法设备简单、操作简便；气相色谱法可用于检查挥发性杂质，不挥发性物质需采用衍生化试剂制备成挥发性衍生物后进行测定；高效液相色谱法可用于多数药物杂质的检查，具有灵敏度高、专属性好的特点。毛细管电泳法（capillary electrophoresis，CE）的分离性能好、操作时间短，也可采用。具体内容可参阅《化学药物杂质研究的技术指导原则》及《中国药典》（2020 年版）四部指导原则 9102 "药品杂质分析指导原则"进行。新原料药和新制剂中的杂质应按我国新药申报有关要求及 ICH 新原料药中的杂质（Q3A）和新制剂中的杂质（Q3B）指导原则进行研究，必要时对杂质和降解产物进行安全性评价。

（2）残留溶剂：由于某些有机溶剂具有致癌、致突变、有害健康及危害环境等特性，且残留溶剂亦在一定程度上反映精制等后处理工艺的可行性，故应对生产工艺中使用的有机溶剂在药物中的残留量进行研究。具体内容可参阅《化学药物有机溶剂残留量研究的技术指导原则》。

（3）晶型和异构体：许多原料药具有多晶型现象，不同的晶型可能对生物利用度和稳定性产生影响，尤其是难溶性药物，其晶型有可能影响药物的有效性、安全性和稳定性。晶型检查通常采用熔点、红外吸收光谱、粉末 X 射线衍射、热分析等方法。对于具有多晶型现象，且为晶型选型性药物，应确定其有效晶型，并对无效晶型进行控制，具体内容可参阅《中国药典》（2020 年版）四部指导原则 9015 "药品晶型研究及晶型质量控制指导原则"进行。异构体通常指顺反异构体和光学异构体，不同的异构体可能具有不同的生物活性或药代动力学性质，因此须进行异构体的检查。

（4）粒度和含量均匀度：用于制备固体制剂或混悬剂的难溶性原料药，其粒度对生物利用度、溶出度和稳定性有较大影响时，应检查原料药的粒度和粒度分布，并规定其限度。含量均匀度是指小剂量口服固体制剂、粉雾剂或注射用无菌粉末等制剂中每片（个）含量偏离标示量的程度，含量均匀度可能会影响药物的有效性和安全性。对片剂、胶囊剂或注射用无菌粉末应进行含量均匀度检查的品种包括规格小于 10mg（含 10mg）的品种或主药含量小于每片（个）重量 5% 的品种；标示量小于 2mg 或主药含量小于每个重量 2% 的品种；药物的有效浓度与毒副作用浓度比较接近的品种或混匀工艺较困难的品种，每片（个）标示量不大于 25mg 者。

（5）溶出度和释放度：溶出度是指药物从片剂等固体制剂在规定的溶出介质中溶出的速度和程度，是评价药物制剂质量的一个重要指标。在水中难溶的药物、处方和工艺原因造成临床疗效不稳的药物及治疗量与中毒量接近的药物通常需考察其溶出曲线和溶出均一性。

溶出度检查方法常用的有转篮法（100r/min）、桨法（50r/min），溶出量一般为 45 分钟 70% 以上。溶出介质通常采用水、0.1mol/L 盐酸溶液、缓冲液（pH 3 ~ 8），对仍不能完全溶解的难溶性药物可加入适量的表面活性剂，如十二烷基硫酸钠等。

释放度是指药物从缓释制剂、控释制剂、迟释制剂及透皮贴剂等在规定的溶出介质中释放的速度和程度。释放度研究需考察药物释放曲线和释放均一性，并对释药模式（零级、一级、Higuchi 方程等）进行分析。溶出度和释放度的具体检查方法可参考《中国药典》（2020 年版）四部通则和指导原则。

（6）其他：如干燥失重、水分、溶液的澄清度、颜色、酸碱度等，此几项为原料药常规的检查项目，均应检查，特别是制备注射剂用的原料药。常将干燥失重检查和水分测定两者的测定结果进行比较。

另外，还应根据药物品种的具体情况，有针对性地设置检查研究项目。如聚合物药物应检查平均分子量，注射剂等液体制剂应进行 pH 检查，非包衣片和包衣片片芯应进行脆碎度检查，抗生素类药物或供注射用的原料药（无菌粉末直接分装）必要时应该进行异常毒性、细菌内毒素或热原、降压物质、无菌等检查。

4．含量（效价）测定　凡用理化方法测定药物含量的称为"含量测定"，凡以生物学方法或酶化学方法测定药物效价的称为"效价测定"。化学原料药和制剂的含量（效价）测定是评价产品质量的主要指标之一，应选择适当的方法进行含量（效价）测定研究。用生物效价法测定的药物，若改用理化方法测定，需对2种测定方法进行对比。含量（效价）测定方法必须进行方法学验证。

原料药的纯度要求高、限度要求严格，一般首选容量分析法。气相色谱法与高效液相色谱法都具有良好的分离效果，前者一般用于具有一定挥发性的原料药的含量测定，后者多用于多组分抗生素、类固醇激素类和用其他测定方法受杂质干扰的原料药的含量测定。定量方法有外标法和内标法（气相色谱一般采用内标法）。分离柱的填充剂一般首选十八烷基硅烷键合硅胶，流动相首选甲醇－水或乙腈－水系统。

制剂的含量限度一般较宽，可选用的方法较多，主要有色谱法、紫外分光光度法和比色法，一般首选色谱法。对复方制剂或需经过复杂分离除去杂质与辅料干扰的品种，可以采用高效液相色谱法或气相色谱法测定含量；当制剂中主药含量很低或无较强的发色团，以及杂质影响紫外分光光度法测定时，可考虑选择显色较灵敏、专属性和稳定性较好的比色法或荧光分光光度法。

（二）化学药质量标准的制定

在充分的质量研究的基础上，根据已确定的质量标准的项目和限度，参照《中国药典》（2020年版）的规范用语及格式，制定出合理、可行的质量标准。

1．质量标准项目

（1）化学药质量标准项目：一般应包括药品名称（通用名、汉语拼音名、英文名）、化学结构式、分子式、分子量、化学名（原料药）、含量限度、性状、理化性质（原料药）、鉴别、检查（原料药的纯度检查项目、与剂型相关的质量检查项目等）、含量（效价）测定、类别、规格（制剂）、贮藏、制剂（原料药）、有效期等项内容。各项目应有相应的起草说明。

（2）化学原料药的检查项：主要包括酸碱度（主要对盐类及可溶性原料药）、溶液的澄清度与颜色（主要对抗生素类或供注射用原料药）、一般杂质（氯化物、硫酸盐、重金属、炽灼残渣、砷盐等）、有关物质、残留溶剂、干燥失重或水分等。其他项目可根据具体产品的理化性质和质量控制的特点设置，例如多晶型药物，如果试验结果显示不同晶型产品的生物活性不同，则需要考虑在质量标准中对晶型进行控制；手性药物需要考虑对异构体杂质进行控制；消旋体药物若已有单一异构体药物上市，应检查旋光度等。直接分装的无菌粉末需考虑对原料药的无菌、细菌内毒素或热原、异常毒性、升压物质、降压物质等进行控制。

（3）化学制剂口服固体剂型的检查项：主要有溶出度、释放度（缓释、控释及肠溶制剂）等；注射剂的检查项主要有pH、溶液的澄清度与颜色、澄明度、有关物质、重金属（大体积注射液）、干燥失重或水分（注射用粉末或冻干品）、无菌、细菌内毒素或热原等。其他项目可根据具体制剂的生产工艺及其质量控制的特点设置，例如脂质体在生产过程中需要用到限制性（如 ICH 规定的第二类溶剂）的有机溶剂，则需考虑对其进行控制；另还应根据脂质体的特点，设置载药量、包封率、泄漏率等检查项。

2.质量标准限度

（1）质量标准限度的确定：首先应基于对药品安全性和有效性的考虑，并应考虑分析方法的误差。在保证产品安全有效的前提下，可以考虑生产工艺的实际情况，以及兼顾流通和使用过程的影响。研发者必须要注意工业化生产规模产品与进行安全性、有效性研究的样品质量的一致性，也就是说，实际生产产品的质量不能低于进行安全性和有效性试验样品的质量，否则要重新进行安全性和有效性评价。

（2）质量标准中需要确定限度的项目：主要包括主药的含量、与纯度有关的性状项（旋光度或比旋度、熔点等）、纯度检查项（影响产品安全性的项目，如残留溶剂、一般杂质和有关物质等）和有关产品品质的项目（酸碱度、溶液的澄清度与颜色、溶出度、释放度等）等。《中国药典》（2020 年版）对一些常规检查项的限度已经进行了规定，研发者可以参考，如一般杂质（氯化物、硫酸盐、重金属、炽灼残渣、砷盐等）、溶出度、释放度等。对有关产品品质的项目，其限度应尽量体现工艺的稳定性，并考虑测定方法的误差。对有关物质和残留溶剂，则需要有限度确定的试验或文献依据；还应考虑给药途径、给药剂量和临床使用情况等。化学结构不清楚的或尚未完全弄清楚的杂质，因没有合适的理化检测方法，可采用《中国药典》（2020 年版）四部规定的一些方法对其进行控制，如异常毒性、细菌内毒素或热原、升压物质、降压物质检查等。限度应按照药典的规定及临床用药情况确定。

3.质量标准起草说明　质量标准起草说明是对质量标准的注释，标准的各项目和限度均应有相应的起草说明，研发者应详述质量标准中各项目设置及限度确定的依据（注意列出有关的研究数据、实测数据和文献数据）、技术条件、注意事项及部分研究项目不纳入质量标准的理由等，既要有理论解释，又要有实践工作的总结及试验数据。该部分内容也是研发者对质量控制研究和质量标准制定工作的总结，如采用的检测方法的原理、方法学验证、实际测定结果及综合评价等。质量标准起草说明还是今后执行和修订质量标准的重要参考资料。

三、生物制品质量控制研究

生物制品质量控制体系主要包括原辅料质量控制、包材、生产工艺和过程控制及制品检定等。应根据制品的关键质量属性、对制品和工艺理解认识的积累和风险评估的原则，制订相应的质量控制策略。

研发阶段应采用先进的分析手段，从生物学、分子生物学、免疫学、物理化学等角度，对生物制品的理化特性、生物学活性、免疫学特性、纯度和杂质等进行严格的特性分析鉴定，作为建立和制定上市制品质量标准的基础。制品检定应根据制品内在固有质量属性的差异与不同，确定制品的关键质量属性，选择相应的适宜的分析方法开展质量检定。制品检定采用的检测方法应经验证并符合要求，纳入质量标准的检定项目、可接受标准限度应结合来自临床前和 / 或临床研究时多批样品的数据、用于证明生产一致性批次的数据、稳定性等研究数据综合确定。

生物制品中的许多产品是蛋白质或多肽及其修饰物，分子量相对较大，结构复杂，易受生产工艺的影响，现有的理化方法和手段不能完全进行产品的终点控制。因此，生物制品质量控制具有质量控制的过程性和生物活性 / 效价检测的重要性的显著特点。

第一，质量控制的过程性。生物制品的结构特性容易受到各种理化因素的影响，且分离提纯工艺复杂，生产过程中的每一环节或制备条件的改变均可能影响其非临床安全性评价的合理性。因此，生物制品的质量控制需要采用化学、物理和生物学等多种手段，对整个生产过程进行全程、实时的质量控制，包括起始原材料、原材料和辅料、中间产品、终产品及生产过程的质控。

第二，生物活性 / 效价检测的重要性。生物制品质量控制中的生物活性 / 效价为反映生物制品有效性的关键质量属性，与其药效和毒性有一定或较好的相关性，因此药效学研究和安全性研究特别关注生物活性 / 效价的测定。鉴于生物制品结构确认的不完全性，生物活性 / 效价检测成为反映生物制品的天然结构是否遭受破坏、生产各阶段工艺的合理性和评价终产品质量控制的重要内容，也成为药理毒理学、药代动力学等试验方案中剂量确定的依据。

生物制品质控中采用的方法包括理化分析方法和生物学测定方法。生物制品的理化分析方法原则与化学药品基本相同，可参照化学药物质量控制分析方法进行，同时需结合生物制品的特点考虑。生物学测定方法广泛用于各种检测，包括鉴别、生物活性测定和杂质检测等，其中最主要的是生物活性（效价、效力）测定。

（一）生物制品生物学检定

生物学检定是采用生物学方法来检定产品的生物学特性的测定方法。由于一种测定方法仅能反映制品某一方面的特性，且方法的变异性一般较大，为更好地控制产品质量，必要时可同时采用多种方法进行检定。

常用的生物学测定方法：①酶反应试验，是指被测物在体外能促进酶分子的活化或本身具备酶的活性，通过底物的变化检测酶活性。主要用于酶、激活剂、抑制剂等的活性测定，这类方法的变异性较小。②结合试验，是基于产品与某种物质的结合特性而设计的试验，如免疫结合试验。目前主要用于生物制品的鉴别，一般不用于生物制品的活性（或效力）测定，这类方法的变异性也相对较小。③细胞测定试验，是指产品可以诱导细胞产生可测定的应答，如细胞增殖、聚集、分化、死亡、迁移或产生特定的化学物质等。常用于各种生物制品的活性（或效力）测定，但这类方法的变异性较大。④动物实验，是指以整体动物为实验材料检测制品的生物学活性（或效力）的方法，如动物保护力实验。由于动物实验的成本高、周期长和变异大，所以一般仅用于成品检定。

相对于理化分析方法而言，生物学检定具有更大的可变性，一般要使用动物、细胞或生物分子，因此对于生物学检定的判断标准可适当灵活掌握，但是对于定量测定方法应尽可能减少方法的变异性。生物制品具有多样性和复杂性的特点，质控分析方法也各有特色，但应以能够有效控制产品质量为基本标准。

生物学检定主要用于安全性检查（如无菌试验、热原试验、异常毒性试验等）、生物活性（抗体水平测定、保护力试验、活毒疫苗效价及单位测定）检定及鉴别、杂质检查等。

1. 安全性检查

（1）无菌试验：无菌试验系指用微生物培养法检查生物制品是否被微生物污染的方法，包括细菌检查（bacteria test）、真菌检查（fungus test）和支原体检查（mycoplasma test）等。生物制品不得含有杂菌（有专门规定者除外），灭活细菌疫苗、病毒疫苗不得含有活的本细菌、本病毒。在制造过程中应由生产部门按各制造及检定规程规定进行无菌试验。分装后的制品按规定取样做最后检定。细菌减毒活疫苗应做纯菌试验，基本原则同无菌试验，在培养基选择方面采用不适宜疫苗菌生长的培养基，以免抗原菌的迅速繁殖抑制杂菌的生长。无菌试验应符合《中国药典》（2020年版）的相关要求。

（2）异常毒性试验：异常毒性试验是指通过生物学方法检测制品中是否含有目标产物以外的对人有害的有毒物质。死菌苗或类毒素注射动物可引起毒性反应，严重时可使动物呈中毒状死亡，亦可使动物的体重下降。异常毒性试验通常用小鼠和豚鼠2种动物进行试验，腹腔注射，小鼠1ml，豚鼠5ml，观察小鼠或豚鼠的健康状态和体重改变。细菌制剂多采用小鼠，类毒素多采用豚鼠，以动物体重的增长或降低来判定毒性。但必须注意动物的饲养管理，定时喂食，定时称重，否则会影响结果。异常毒性试验应符合《中国药典》（2020年版）的相关要求。

（3）热原试验：内毒素（endotoxin）主要来自革兰氏阴性细菌，其主要成分为脂多糖（lipopolysaccharide，LPS），LPS对人有致热反应，甚至导致死亡，因此生物制品不应被LPS污染。检测LPS可用家兔法或鲎试剂法，鲎试剂法较为敏感，但法定以家兔法为准。家兔试验法系将一定剂量的供试品静脉注入家兔，在规定期间内观察家兔体温升高情况，以判定供试品中所含热原的限度是否符合规定的一种方法。但需注意的是，大多数重组产品具有很高的生物活性，特别是细胞因子类本身就有很强的致热原作用，在家兔热原试验中不时出现很难判定的结果，这时可考虑用内毒素检测（鲎试剂法）代替家兔热原试验。鲎试剂法系用细菌内毒素在与鲎试剂形成凝胶的过程中具有相关的浊度变化和两者反应过程中产生凝集反应的原理，从而定量测定细菌内毒素的方法。热原试验可参照《中国药典》（2020年版）的相关要求进行，也可以用其他方法检测热原物质。

2. 抗体水平测定　抗体（antibody）水平测定可分为体内法或体外相对法，大多数预防类制品均用体内法进行测定。用疫苗免疫动物后，经过一定时期，动物可产生特异性抗体，根据抗体产生的水平来判定制品抗原性的高低。动物免疫后，抗体出现有一定的规律，必须在适当的时候采血测抗体。抗体水平测定根据制品不同采用不同的方法，常用的有以下几种。

（1）凝集试验：细菌疫苗类多用凝集反应测定抗体，方法简单易行，抗原使用恰当时还可分别比较不同株免疫的区别。如吸附百白破混合制剂中测定百日咳抗体多用此法。

（2）补体结合试验：疫苗类多用此法，如斑疹伤寒疫苗规程规定此法为效力试验方法之一。但该法具有敏感性较差、用量大等缺点。

（3）中和试验：中和抗体的多少可以代表免疫力的强弱。疫苗免疫后，机体所产生的中和抗体可反映疫苗质量。抗体和病毒的中和作用可在动物体内检测到，也可在接种的细胞中观察细胞病变或进行蚀斑减少试验。

（4）血凝抑制试验：麻疹、腮腺炎疫苗可用此法。

（5）被动保护力试验：动物注射免疫血清后，隔一定时间再注射毒菌或病毒，观察血清所起的保护作用。

放射免疫测定抗体、酶联免疫测定抗体等新方法已用于实践。随着免疫学新技术的发展，已出现新的抗体水平测定方法，比上述方法更敏感、特异。但应当指出，任何一种测定方法的建立都应与中和试验方法比较其相关性。

3．**免疫力试验**　免疫力试验也称为保护力试验，是将疫苗或类毒素免疫动物后，再用同种的病毒或毒素感染，观察动物免疫后的保护水平。这种方法可直接观察制品的免疫效果，因此也称直接测定法，较测定动物免疫后的抗体水平为好。保护力试验方法可分为2类：一类是动物经一定剂量的抗原免疫后，测定动物可耐受毒菌感染的程度，这种方法常用免疫指数表示；另一类是用不同剂量的抗原免疫动物后，用一定感染量的毒菌攻击动物，观察多少免疫剂量可使动物获得 50% 的生存保护，称为 50% 免疫剂量法。

4．**活疫苗的效价检定**　活疫苗（又称"减毒疫苗"）多以制品中抗原菌（或病毒）的活存数来表示其效力，活毒疫苗则可按规定中的活菌数或滴定其毒力，因为这类制品已证明活菌数的多少或毒力与免疫效果相关。冻干皮内注射卡介苗、冻干麻疹活疫苗等的实验室检测及流行病学效果调查，均可证明其免疫效果与接种的活菌数或病毒量有关。病毒量通常以半数组织培养物感染量（$TCID_{50}$）或噬斑形成单位（PFU）表示。

5．**单位测定**　抗毒素和类毒素的生物学活性比较稳定，其效价以单位表示，不同批制品、不同时间测定的单位具有可比性。

（1）抗毒素单位（效价）测定：抗毒素的效力主要为制品所含的效价，即抗毒素中含有中和毒素的效力，一般以国际单位（IU）表示，可用家兔、小鼠等测定。效价测定用标准抗毒素及试验毒素由中国食品药品检定研究院统一定期分发。

（2）类毒素单位测定：根据内毒素与相应的抗毒素在适当的含量、比例、温度、反应时间等条件下在试管中发生抗原－抗体结合，产生肉眼可见的絮状凝聚反应，根据抗毒素絮状反应标准品可测定供试品的絮状单位（Lf）值。所谓絮状单位，系指毒素与已知单位的血清在试管中最早出现的絮状反应量。将不同量的抗毒素标准与毒素或类毒素混合后置于 45℃水浴中观察结果。

6．**鉴别反应与杂质检查**

（1）鉴别反应：用于确证含有的被测成分符合某种特征，呈正反应，而不含被测成分（阴性对照）、结构相似及其他成分则呈负反应。如用免疫印迹试验进行生物制品的鉴别，制品中的被测组分应引起特异性免疫反应，其他组分则不能引起非特异性免疫反应。

（2）杂质检查：如采用酶联免疫吸附测定法（ELISA 法）检测重组产品的残余宿主蛋白含量，可采用与表达体系相同的宿主细胞的蛋白作为免疫原制备抗体，若采用与产品相似的工艺进行处理后再免疫动物，则所获得抗体的特异性更好。乙型脑炎灭活疫苗残余牛血清含量测定目前常用的方法为反向间接血凝反应法（RPHA 法）或 ELISA 法，用人 O 型红细胞或绵羊红细胞，经醛化处理将抗牛血清的免疫球蛋白致敏加适宜保护剂或抗牛血清直接包板，检测疫苗中的残余牛血清含量。

（二）生物制品理化检定

生物制品的组成成分复杂多样，对菌毒疫苗、诊断试剂等混合组分多用生物学检定方法控制，对重组产品、单一成分的血液制品等除进行相应的生物学检定外，还需进行有关理化分析检定。生物制品的理化分析原则、方法与化学药品基本相同，可参照《中国药典》（2020 年版）四部中的通用技术要求（制剂通则和检查方法）进行，但同时还需结合生物制品的特点考虑。下面仅对生物制品理化检定中具有生物制品特点的部分进行讨论。

1. 蛋白质成分检定 很多生物制品的有效成分是蛋白质，性质不一，结构各异，因此可根据蛋白质的特点用不同的方法进行分离检定。常用的检定方法：①用不同 pH 的溶液沉淀蛋白质；②以热变性去除不耐热的蛋白质；③用不同的盐浓度沉淀蛋白质；④用有机溶剂沉淀蛋白质；⑤用分配层析法（纸层析或薄层层析）、电泳（聚丙烯酰胺凝胶电泳、SDS- 聚丙烯酰胺凝胶电泳等）和离子交换层析（应用阳离子或阴离子的离子交换剂）分离蛋白质；⑥用氧化铝、硅胶、硅酸镁、磷酸钙等吸附蛋白后，以不同的溶液加以洗脱分离；⑦与蛋白质的特异性配体（如抗体、受体拮抗剂、酶的底物等）结合，通过改变溶液的 pH、离子浓度等方法分离。

对分离纯化的蛋白质进行测定，常用的方法有半微量凯氏定氮法、微量法劳里（Lowry）法、福林（Folin）酚法、紫外分光光度法、考马斯蓝 G-250 法等。电泳法（醋酸纤维素薄膜电泳、免疫电泳、蛋白印迹法）可同时完成蛋白质的分离和测定。

2. 分子量测定 生物制品中许多是大分子成分如蛋白质、多糖等，其分子量的测定并非易事。常用的方法有细菌荚膜多糖色谱法，该法是利用凝胶（琼脂糖 4B 凝胶或琼脂糖 CL-4B 凝胶）微孔的分子大小测定分子量的分布，称为分子筛法。细菌荚膜多糖抗原分子大小测定的色谱柱为测定多糖专用凝胶柱，可按所检测供试品的分子量大小选择特定的凝胶柱。

SDS- 聚丙烯酰胺凝胶电泳法（SDS-PAGE 法）的原理是蛋白质与阴离子型表面活性剂十二烷基硫酸钠（SDS）结合成的复合物在电场中发生迁移，迁移速率取决于复合物的大小并与蛋白质的分子量成比例，以测定分子量。此法用非还原电泳凝胶经扫描进行纯度分析，还原电泳凝胶蛋白质经扫描作为分子量标准曲线（calibration curve），计算样品的分子量。

超速离心分析法常用速率区带离心或等密度离心方法测定分子量。前者是以沉降速率与颗粒直径的相关性测定分子大小，后者是从密度差异来测定。

3. 含量测定 生物制品中如细菌疫苗、病毒疫苗、纯化抗原、血液制品、细胞因子等已知有效成分或可控制的内在质量的指标成分有比较成熟的方法，能反映制品的内在质量，应测定含量。含量测定的方法有滴定法、重量分析法、分光光度法、气相色谱法、高效液相色谱法等。

（1）滴定法：灭活疫苗或纯化疫苗中含有不同的防腐剂，如细菌疫苗汞防腐剂含量测定的原理为将硫柳汞经强酸消化变成无机汞离子，再以双硫腙溶液滴定。

（2）分光光度法：①比色法，是通过测定被测物质在特定波长处或一定波长范围内的吸收度，对该物质进行定性和定量的分析方法。②紫外分光光度法，只适用于研究芳香化合物或具有共轭结构的不饱和脂肪族化合物及某些无机物。

（3）色谱法：是分析化学领域中发展最快、应用最广的分析方法之一，主要有气相色谱法（GC）和高效液相色谱法（HPLC）。在生物制品分析中，气相色谱法可对成分复杂的制品（如人血白蛋白等）进行挥发性杂质检查、痕量分析，如制品中残留的溶剂（乙醇）、辛酸钠含量等。

另外，毛细管电泳（CE）、阳离子或阴离子色谱、等电聚焦、分子筛层析、SDS-PAGE法等分析技术也可用于生物制品的含量测定。

含量测定主要用于评价纯化制品中含有有效成分的量和杂质的最低限量，制定相应的标准。通常可测定有效抗原在疫苗中的绝对值或测定主要杂质的量推算有效抗原在疫苗中的相对值。

4. 水分、pH测定　冻干是保证生物制品在有效期内稳定性强的重要工艺。水分检测主要针对冻干制品，控制制品的水分不超过规定的标准，目前国际上公认的标准为水分含量不超过3.0%。水分测定所采用的方法有干燥失重测定法（通则0831）和水分测定法（通则0832）。在生物技术产品的制剂中固体成分的含量低，以通则0832第一法（费休氏法）最常用。pH可根据pH值测定法（通则0631）使用pH计（酸度计）测定，一般为7.2 ± 0.5。

（三）制造及检定规程的主要内容

依照《中国药典》（2020年版）三部的格式和内容、生物制品制造及检定规程，根据制品和剂型不同，一般包含：①品名（中文通用名称、汉语拼音、英文名称）；②定义、组成及用途；③基本要求；④制造；⑤检定（原液、半成品、成品）；⑥稀释剂（冻干制剂）；⑦保存、运输及有效期；⑧使用说明。其中，⑤检定（原液、半成品、成品）项中的性状、鉴别、检查、效价或含量测定为质量控制及标准研究的核心内容。

同时需注意的是生物制品"制造及检定规程"的非通用性。《中国药典》（2020年版）中收载的产品制造及检定规程仅是该类产品制造及检定规程的框架，而不是某类产品通用的制造及检定规程。因为即使是相同的产品，如乙型肝炎病毒表面抗原诊断试剂盒（酶联免疫法），由于不同生产企业生产的产品在主要原材料的来源、质量标准，特别是主要工艺过程等方面都不尽相同，其制造及检定规程的具体内容不可能完全相同。每个企业、每个产品的制造及检定规程都是特定的。

1. 定义、组成及用途　说明试验原理、方法，说明主要组成成分的生物学来源及其他特性，说明使用目的等。如抗眼镜蛇毒血清的定义、组成及用途："本品系由眼镜蛇毒或脱毒眼镜蛇毒免疫马所得的血浆，经胃酶消化后纯化制成的液体抗眼镜蛇毒球蛋白制剂，用于治疗被眼镜蛇咬伤者。"

2. 基本要求 生产和检定用设施、原料及辅料、水、器具、动物等应符合《中国药典》（2020 年版）凡例的有关要求，具体内容可参考本书第二章第四节"生物制品工艺研究"。

其中，生产用起始原料的质量控制是关键内容：生产用菌毒种（细胞）须经国家药品监督管理部门批准方可用于制备生产；应采用菌毒种子批系统 / 细胞库，主种子批（细胞）和工作种子批菌毒种（细胞）的各种特性应与原始种子批（细胞）一致，用于生产的菌毒种 / 细胞（包括原代细胞、传代细胞、二倍体细胞等）应有完整的历史记录，包括来源和特性，并进行各项必需的生物学特性鉴定。

生产血液制品的原料血浆应符合《中国药典》（2020 年版）三部"血液制品生产用人血浆"的要求，只有经系列化验和检验合格后，该原料血浆才能投入血液制品的制造。

制剂中使用的辅料和生产中所用的原材料，其质量控制应符合"生物制品生产用原材料及辅料质量控制"的相关要求。应尽可能选择无病毒安全性风险或低风险的原材料和辅料用于生物制品生产，如选择采用重组技术生产的生物材料替代动物源性生物材料，或采用化学材料替代生物材料。禁止使用来自牛海绵状脑病疫区的牛源性原材料。

3. 制造 制造（manufacturing）包括生物制品生产过程中的全部操作步骤。生物制品质量控制的过程性特点要求必须遵守严格的制造程序，包括抗原、抗体、标准品（校准品）、质控物、企业参考品等的制造程序。对于重要的工艺，不仅需要确切的工艺过程，而且还需要明确的质量控制方法。

细菌疫苗和病毒疫苗（包括灭活疫苗、减毒活疫苗、亚单位疫苗、基因工程重组蛋白疫苗、结合疫苗、联合疫苗等）应通过观察细菌 / 细胞生长速度、pH、多糖产量和抗原活性收率来了解并保证不同批或不同培养罐中细菌 / 细胞生长的均一性、一致性，并建立相关生产操作质量规范。在培养过程中及杀菌前应取样进行纯菌试验，若发现染有杂菌应废弃。通过鉴别试验，须确证疫苗生产用菌种和毒种制备出的是单一纯菌培养物和单一病毒悬液。

重组产品、单一成分的血液制品等往往有复杂的分离纯化工艺步骤，在制定分离纯化的工艺条件和技术参数时，须充分考虑操作条件对生物活性的影响，如温度、溶媒等，并制定相应的详细制造程序和质控指标。

4. 检定 检定是生物制品制造及检定规程的核心内容，包括原液、半成品和成品检定。

（1）原液检定：是生物制品质量控制和生产工艺研究中的重要环节，应根据具体生物制品的特性，制定其原液检定项目和方法。细菌原液检查包括染色镜检、效价或活性测定、浓度测定、无菌检查、免疫力试验等；病毒原液检查包括病毒滴定、无菌检查、支原体检查等；血液制品原液通常应进行蛋白质含量、纯度、pH 及残余乙醇含量检测等；马免疫血清制品原液应取样进行无菌检查、热原检查和抗体效价测定；重组产品通常得到纯度要求很高的蛋白质，其原液一般应进行生物学活性、蛋白含量、比活性、纯度（电泳纯度、高效液相色谱纯度）、分子量、外源性 DNA 残留量、宿主菌蛋白残留量、细菌内毒素含量（鲎试剂法）、等电点、紫外光谱、肽图等项目检定。

（2）半成品检定：通常包括细菌内毒素检测、无菌试验等。需立即分装时可在除菌后留样做无菌试验。

（3）成品检定：须根据《中国药典》（2020 年版）三部的不同制品要求制定质量标准并进行全面检定。通常检定项目包括鉴别试验、物理检定、化学检定、效价 / 效力检定、安全性检定（如无菌试验、热原试验、异常毒性试验等）等。

（4）标准物质：用于生物制品效价或含量测定或鉴别、检查其特性的标准物质，其制备与标定应符合《中国药典》（2020 年版）三部"生物制品国家标准物质制备和标定"的要求。标准物质可分为国际标准品 / 参考品、国家标准品 / 参考品、企业工作标准品 / 参考品。企业工作标准品 / 参考品必须经国家标准品 / 参考品标化后方能使用，且应可溯源。尚未建立国际标准品 / 参考品或国家标准品 / 参考品的，应采用经批准的内控参比品。

5. 稀释剂（冻干制品） 稀释剂通常为灭菌注射用水、氯化钠注射液或无菌、无热原的磷酸盐缓冲生理氯化钠溶液（phosphate buffered saline，PBS）。稀释剂应符合《中国药典》（2020 年版）二部的相关规定，生产应符合批准的要求。

6. 保存、运输及有效期 至少通过连续 3 批来源于不同批原液制备的，并已分装的成品在拟定储藏温度下进行的稳定性试验考察并明确保存、运输条件和有效期。按《中国药典》（2020 年版）的要求标示保存条件如温度、干湿、明暗等，用月表示该产品自生产之日起的使用有效期限。

7. 使用说明 应符合《中国药典》（2020 年版）三部"生物制品分包装及贮运管理"的规定和批准的内容。生物制品包装涉及的说明书及标签管理应符合国家药品监督管理部门的相关规定：①包装标签和说明书的体例、规范和编写印制应符合《药品管理法》及国家药品监督管理部门的有关规定。②说明书应与国家药品监督管理部门批准的内容一致。③包装标签的文字表述应以说明书为依据，不得超出说明书内容，不得加入无关的文字和图案。④应在说明书中载明必要的风险提示，以警示临床使用，如本品为皮内注射，严禁皮下注射或肌内注射（如皮内注射用卡介苗）；人血液制品应注明病毒安全性风险提示，供临床使用时权衡利弊。⑤生产过程使用抗生素、甲醛、裂解剂等原材料时，应在说明书中注明对所用原材料过敏者不得使用的相关警示语。

（四）生物制品批签发制度和国家标准物质

1. 生物制品批签发（lot release for biological product） 生物制品批签发是指国家药监局对获得上市许可的疫苗类制品、血液制品、用于血源筛查的体外诊断试剂及国家药监局规定的其他生物制品，在每批产品上市销售前或者进口时，指定药品检验机构进行资料审核、现场核实、样品检验的监督管理行为。未通过批签发的产品，不得上市销售或者进口。

生物制品与一般药品不同，由于其起始材料都是来源于具有生物活性的物质，原材料、制备工艺和质量控制方法均有易污染、易变异等特点，为确保生物制品生产过程的规范及生产出来的制品安全性、稳定性和效力等质量指标的一致性，必须对生物制品生产和质量检验的全过程实施规范、强化的监督管理。

世界上绝大多数国家均以法律、法规形式规定生物制品国家批签发制度。我国于2001年12月开始试行生物制品国家批签发制度，2004年7月正式实施，并于2021年3月起实施修订后的《生物制品批签发管理办法》（局令第33号），不断强化生物制品批签发管理工作。

2. 生物制品国家标准物质 生物制品国家标准物质是生物制品质量检定必不可少的质量标准。生物制品国家标准物质是指用于生物制品效价、活性或含量测定的或其特定鉴别、检查的生物标准品或生物参考品。生物制品国家标准物质分为2类：①国家生物标准品，系指用国际生物标准品标定的，或我国自行研制的（尚无国际生物标准品者）用于定量测定某一制品含量、效价或活性的标准物质，其含量以质量单位（g、mg、μg）表示，生物学活性或效价以国际单位（IU）、特定活性单位（AU）或单位（U）表示；②国家生物参考品，系指用国际生物参考品标定的，或我国自行研制的（尚无国际生物标准品者）用于微生物（或其产物）的定性鉴定或疾病诊断的生物试剂、生物材料或特异性抗血清，或指用于定量检测某些制品的生物效价的参考物质，如用于麻疹活疫苗滴度或类毒素絮状单位测定的参考品，其效价以特定活性单位（AU）或单位（U）表示，不以国际单位（IU）表示。

生物制品国家标准物质的规划、计划、研究、制备、标定、分发和管理工作由中国食品药品检定研究院（简称"中检院"）组织开展。《中国药典》（2020年版）三部"生物制品国家标准物质目录"收载国家标准物质91种，其中标准品60种、参考品31种。中检院于2021年3月公布的国家药品标准物质电子目录中提供生物制品国家标准物质250多种，该电子目录一般每月更新1次。生物制品国家标准物质可直接向国家药品检定机构申请，须由专人保管和发放。生物制品国家标准物质的制备、标定、审批、使用、发放和保管应符合《中国药典》（2020年版）三部"生物制品国家标准物质制备和标定"的相关要求。

第三节 新药质量控制分析方法验证

保证药品安全、有效、质量可控是药品研发和评价应遵循的基本原则，其中，对药品进行质量控制是保证药品安全有效的基础和前提。为达到控制质量的目的，需要多角度、多层面来控制药品质量，也就是说要对药物进行多个项目测试，来全面考察药品质量。分析方法是为完成各检测项目而设定和建立的测试方法，内容一般包括分析方法原理、仪器及仪器参数、试剂、系统适用性试验、供试品溶液制备、对照品溶液制备、测定、计算及测试结果的报告等。分析方法可采用化学分析方法和仪器分析方法。

一般来说，每一测试项目可选用不同的分析方法，为使测试结果准确、可靠，根据检测项目的要求，预先设置一定的验证内容，并通过设计合理的试验来验证所采用的分析方法的科学性、准确性和可行性，以充分表明分析方法符合测试项目的目的和要求，这就是通常所说的方法学验证。原则上每个检测项目采用的分析方法均需要进行方法学验证。方法学验证在分析方法建立过程中具有重要作用，并成为质量研究和质量控制的组成部分。只有经过验证的分析方法才能用于控制药品质量，因此方法学验证是制定质量标准的基础，是药物研究过程中的重要内容。

药物的质量控制项目很多，试验方法各异，常规的项目和方法可参照《中国药典》（2020年版）四部通用技术要求的方法进行，如熔点、旋光度、相对密度、折光率、黏度、碘值、酸值、皂化值、pH、水分、重金属、炽灼残渣、砷盐、氯化物、硫酸盐、微生物限度、异常毒性等，这些方法通常不需要方法学验证。针对研究药品特性的质量分析项目，如鉴别、检查、含量测定及生物活性测定等项目则需要详细的验证。

一、需验证的检测项目

通常应针对研究项目的目的选择有效的质量研究试验方法。方法的选择要有依据，包括文献的、理论的及试验的依据。针对所研究药品的试验方法，如鉴别、杂质检查（限度试验、定量试验）、残留溶剂检查、制剂的溶出度或释放度检查及含量测定等，均应进行详细的方法学验证。

（一）鉴别项

鉴别项的目的在于判定被分析物是目标物质，而非其他，用于鉴别的分析方法要求具有较强的专属性。区分药品类别的鉴别方法有一般鉴别试验方法和专属鉴别试验方法。

中药药材的鉴别方法包括经验鉴别、显微鉴别、理化鉴别及色谱或光谱鉴别等，色谱鉴别应设对照。化学原料药的鉴别试验常用的方法有化学反应法、色谱法和光谱法等，化学反应鉴别试验应明确反应原理，特别在研究结构相似的系列药物时，应注意与可能存在的结构相似的化合物的区别，并要进行实验验证，光学异构体药物的鉴别应具有专属性。对一些特殊品种，如果用以上3类方法尚不能鉴别时，可采用其他方法，如用粉末X射线衍射鉴别矿物药和不同晶型等。生物制品原料或原液的鉴别除进行理化鉴别外，还应考虑生物学方法，如免疫印迹试验等。

制剂的鉴别试验通常尽可能采用与药材、化学原料药、生物制品原料或原液相同的方法，但需注意：①由于多数制剂中均加有辅料，应排除制剂中辅料的干扰；②有些制剂的辅料用量大，主药含量甚微，必须采用灵敏度高、专属性强、操作较简便的方法进行鉴别，如色谱法等；③可采用多种方法进行鉴别，增强专属性，如同时采用理化鉴别和色谱鉴别。

（二）检查项

检查项是对药品安全性、有效性、均一性和纯度四个方面的状态进行质控，常规的检查项目为有关物质、溶出度、崩解时限、脆碎度、最低装量等，检查项分析方法是在研究产品质量的基础上选择《中国药典》（2020年版）或者指导原则方法进行优化。其中，杂质、溶出度检查方法的开发是重难点。

1. 杂质检查 杂质检查主要用于控制主成分以外的物质，如有机杂质、无机杂质和残留溶剂等。杂质检查可分为限度试验和定量试验 2 种情况。用于限度试验的分析方法验证侧重于专属性和检测限，如重金属、砷盐、农药残留、毒性物质检查等；用于定量试验的分析方法验证强调专属性、准确度和定量限，如有关物质检查等。可参照《中国药典》（2020 年版）四部指导原则 9102 "药品杂质分析指导原则"进行。

（1）色谱法：现代色谱法是杂质检查的首选方法，研发者可根据杂质的性质选用专属性好、灵敏度高的薄层色谱法（TLC）、高效液相色谱法（HPLC）和气相色谱法（GC）等。高效液相色谱法可用于多数药物杂质的检查，具有灵敏度高、专属性好的特点。如单用色谱法检查杂质尚不能满足要求时，还可采用 HPLC- 二极管阵列检测器（DAD）、HPLC- 质谱（MS）或 GC-MS 等方法对被测定的杂质进行定性和定量分析。电泳法的分离性能好、操作时间短，也是杂质检查常用的方法。

（2）定位：在采用现代色谱技术对杂质进行分离分析的情况下，对特定杂质中的已知杂质和毒性杂质应使用杂质对照品进行定位；如无法获得杂质对照品时，可用相对保留值进行定位。杂质含量可按照色谱法等测定。对于对映异构体杂质的检测多采用手性色谱法或其他立体选择性方法，应用最为广泛的是手性高效液相色谱法。对于对映异构体杂质检查方法的验证，立体选择性是实验考察的重点。当对映异构体杂质的出峰顺序在前、母体药品在后时，则有利于两者的分离和提高检测灵敏度。由于手性色谱法不能直接反映手性药品的光学活性，需要与旋光度或比旋度测定相互补充，以有效控制手性药品的质量。对消旋体药物的质量标准，必要时亦可以设置旋光度检查项目。由于采用色谱法进行杂质限度检查，受色谱参数设置值的影响较大，有关操作注意事项应在起草说明中写明，必要时可在质量标准中予以规定。

（3）方法开发：杂质检查分析方法的建立应考虑普遍适用性，所用的仪器和实验材料应容易获得。对于特殊实验材料，应在质量标准中写明。在杂质分析的研究阶段，将可能存在的杂质、强制降解产物分别或加入主成分中，配制供试溶液进行色谱分析，优化色谱条件，确定适用性要求，保证方法专属、灵敏。杂质研究中，应进行杂质的分离纯化制备或合成制备，以供进行安全性和质量研究用。对确实无法获得的杂质，研制部门在药品质量研究资料和药品质量标准起草说明中应写明理由。

2. 溶出度和释放度检查

（1）溶出度：溶出度包括原料的固有溶出度及制剂的溶出度，其中制剂的溶出度为质量标准制定中的关键项目。制剂的溶出度检查可按《中国药典》（2020 年版）和国家药品监督管理部门颁布的《普通口服固体制剂溶出曲线测定与比较指导原则》的规定进行，通常以篮法和桨法为主。一般桨法选择 50 ~ 75r/min，篮法选择 50 ~ 100r/min。在溶出试验方法建立的过程中，转速的选择一般由低到高，若转速超出上述规定应提供充分说明。溶出介质一般选用水性介质，包括水、稀盐酸（0.001 ~ 0.1mol/L）或 pH 3 ~ 8 的醋酸盐或磷酸盐缓冲液等。当采用 pH 7.5 以上的溶出介质进行试验时，应提供充分的依据。到截止时间，药物在所有溶出介质中的平均溶出量均达不到 85% 时，可加适量的表面活性剂

（如十二烷基硫酸钠等），必要时可考虑加入酶等添加物，一般不考虑有机溶剂。对于溶解度受 pH 影响大的药物，可在多种 pH 的溶出介质中进行考察。溶出介质的体积推荐选择500ml、900ml 或 1 000ml。

（2）释放度：缓释、控释和迟释制剂的药物释放度研究可参照《中国药典》（2020 年版）四部通则 0931 "溶出度与释放度测定法" 及通则 9013 "缓释、控释和迟释制剂指导原则" 的相关规定。装置的选择应考虑具体的剂型及可能的释药机制；除另有规定外，可采用溶出度测定仪进行；如采用其他特殊仪器装置，需提供充分的依据。释放度检查所用的溶出介质原则上与溶出度相同，但缓控释制剂通常应考察其在不同 pH 介质中的释放情况；释放介质的体积一般应符合漏槽条件。释药全过程的时间不应低于给药的间隔时间，且累积释放百分率要求达到 90% 以上。

（3）方法开发：制剂溶出度分析方法需要有鉴别能力、区分性、耐用性及重复性，研究内容分为溶出试验条件开发及溶出液含量检测方法开发两部分。溶出试验条件开发需要在文献的基础上，开发对制剂处方工艺关键参数有区分力的溶出试验条件；溶出液的含量测定对准确性的要求较高，故所采用的分析方法要求具有一定的专属性、准确度和线性关系，可以参考含量检测项的分析方法进行优化。

（三）含量测定项

含量为药品（原料及制剂）中所含特定成分的绝对质量占药品总质量的分数，采用理化方法对药品中特定成分的绝对质量进行测定称为含量测定。含量测定属于定量测定项目，对测量结果的准确性要求较高，故对采用的分析方法要求具有较高的专属性、准确度和线性关系，需进行严格的方法学验证。

化学原料药的纯度要求高，限度要求严格。如果杂质可严格控制，含量测定可注重方法的准确性。用生物效价法测定的原料药，若改用理化方法测定，需对 2 种测定方法进行对比。药材含量测定需经系列前处理并要求对照；对生物技术药物等已知有效成分或可控制的内在质量的指标成分能反映制品的内在质量的，应进行测定含量，并严格地进行方法学验证。

分光光度法的专属性和准确性都较低，一般不用于纯度要求高的单体成分（如化学原料药、中药有效成分）的含量测定。气相色谱法和高效液相色谱法均具有良好的分离效果，前者一般用于具有一定挥发性成分的含量测定，后者广泛用于中药活性或指标成分、化学原料药、生物制品可控的活性或指标成分及用其他测定方法存在杂质干扰的成分的含量测定。含量定量方法有外标法和内标法（气相色谱一般采用内标法）。外标法所用的对照品应有确定的纯度，在适当的保存条件下稳定。内标物质应选易得的，不对测定产生干扰的，且保留时间和响应与被测物接近的化学物质。所用的填充剂一般首选十八烷基硅烷键合硅胶；如经试用上述填充剂不合适，可选用其他填充剂。流动相首选甲醇 – 水或乙腈 – 水系统。

制剂含量测定要求采用的方法具有专属性和准确性。制剂的含量限度一般较宽，故可选用的方法较多，主要有：①色谱法。主要采用高效液相色谱法和气相色谱法。复方制剂或需经过复杂分离除去杂质与辅料干扰的品种，或在鉴别、检查项中未能专属控制质量的品种，可以采用高效液相色谱法或气相色谱法测定含量。②紫外分光光度法。该法测定宜采用对照品法，以减少不同仪器间的误差。若用百分吸收系数（$E_{1cm}^{1\%}$）计算，其值宜在100以上；同时还应充分考虑辅料、共存物质和降解产物等对测定结果的干扰。测定中应尽量避免使用有毒的及价格昂贵的有机溶剂，宜用水、各种缓冲液、稀酸、稀碱溶液作溶剂。③比色法或荧光分光光度法。当制剂中主药含量很低或无较强的发色团，以及杂质影响紫外分光光度法测定时，可考虑选择显色较灵敏、专属性和稳定性较好的比色法或荧光分光光度法。制剂的含量测定一般首选色谱法。

（四）生物活性测定项

生物制品的疗效与生物活性（bioactivity）密切相关，往往与含量并无线性关系。生物制品的检测对生物活性（效价）的测定更为关注。凡以生物学方法或酶化学方法对药品中的特定成分以标准品为对照、采用量反应平行线测定法等进行的生物活性（效力）测定称为效价测定，往往应有专属性、准确性、精密度、线性、范围等方面的要求。如采用细胞测定方法检测生物活性，应首先说明被测物质与特定的细胞应答之间的相关性，如两者的相关性较好，则一般认为该方法的特异性较好。为表明细胞测定方法的特异性，可进行相关试验验证，如加入抗体或特异性抑制剂的封闭试验等。如果成品中加入可能影响活性测定的辅料，应进行相关验证以排除此种影响。

生物制品的生物学活性为相对活性，一般与同时进行测定的标准品／参考品进行比较而得，所以应对单位（U）有一个适当的定义或以适用的标准品／参考品作为对照经计算而得。对于生物制品的生物活性测定而言，精密度、线性和范围是非常重要的验证参数。

二、分析方法的验证

分析方法验证（analytical method validation）的目的是证明建立的方法适合于相应的检测要求。在建立药品质量标准、变更药品生产工艺或制剂组分、修订原分析方法时，需对分析方法进行验证。

根据质控分析方法的来源，可将方法分为两大类，即标准方法和非标准方法。原则上，对于各类方法均需进行验证，但依方法来源的不同对于验证的要求有所不同。方法学验证的内容应根据检测项目的要求，结合所采用分析方法的特点确定。同一分析方法用于不同的检测项目会有不同的验证要求。例如采用高效液相色谱法用于制剂的鉴别和杂质定量试验应进行不同要求的方法学验证，前者重点要求验证专属性，而后者重点要求验证专属性、准确度和定量限。

在针对所研究药品的试验方法中，鉴别项应重点考察方法的专属性；检查项应重点考察方法的专属性、灵敏度和准确性。杂质检查和含量测定通常要采用2种或2种以上的方法进行对比研究，比较方法的优劣，择优应用。

1. **标准方法** 标准方法又称"正式方法""法定方法"，一般是指已有国家标准的质控方法，WHO推荐的质控方法也可作为重要参考。此类方法在被确定为标准方法前已经过较全面的验证，采用时通常不再需要进行验证，研发者应说明方法的来源，并附具体方法。研制单位在首次采用此类方法前，也应对该方法进行适当的验证，如进行专属性和精密度的验证，以便证明在实际的使用条件下该方法也是适用的。

2. **非标准方法** 非标准方法是相对于标准方法而言的，包括标准方法的替代方法、来自参考文献的方法、自己研究建立的方法及其他试验方法。替代方法是指由研发者提出并可取代标准方法的试验方法，决定采用替代方法时应慎重，并需提供表明替代方法等同于或优于标准方法的依据，包括 2 种方法的比较性资料；文献方法是指在专业期刊或著作上发表并介绍的方法，应说明参考文献的出处，附原文及译文；自建方法是指对于某些产品，尤其是创新产品，通常缺少可参考的文献，需要自己建立一种新的分析方法。

非标准方法均需要进行全面验证，对于自建方法的开发要有依据，包括文献的、理论的及试验的依据。分析方法所涉及的检测项目如鉴别试验、杂质测定（限度或定量分析）、含量测定（包括特性参数和含量/效价测定，其中特性参数如药物溶出度、释放度等）等必须进行全面而严格的方法学验证。验证指标包括方法的专属性、准确度、精密度（包括重复性、中间精密度和重现性）、检测限、定量限、线性、范围和耐用性等。在分析方法验证中，须用标准物质进行试验。由于分析方法具有各自的特点，并随分析对象而变化，需要视具体情况拟定验证的指标。表 2-3-2 中列出的分析项目和相应的验证指标可供参考。

表 2-3-2　检验项目和验证指标

验证指标	检验项目			
	鉴别试验	杂质测定		含量测定（特性参数、含量或效价测定）
		定量	限度	
专属性[①]	＋	＋	＋	＋
准确度	－	＋	－	＋
精密度				
重复性	－	＋	－	＋
中间精密度	－	＋[②]	－	＋[①]
检测限	－	－[③]	＋	－
定量限	－	＋	－	－
线性	－	＋	－	＋
范围	－	＋	－	＋
耐用性	＋	＋	＋	＋

注：＋：需验证该指标，－：不需验证该指标。[①]如一种方法不够专属，可用其他分析方法予以补充；[②]已经有重复性验证，不需要验证中间精密度；[③]视具体情况予以验证。

（一）专属性

专属性系指在其他成分（如杂质、降解产物、辅料等）可能存在的情况下，采用的分析方法能正确测定出被测物的能力。鉴别反应、杂质检查和含量测定方法均应考察其专属性。如方法的专属性不强，应采用1种或多种不同原理的方法予以补充。

1. 鉴别反应 应能区分可能共存的物质或结构相似的化合物。不含被测成分的供试品，以及结构相似或组分中的有关化合物应均呈阴性反应。中药鉴别常以阴性干扰试验来验证方法的专属性。如采用免疫印迹试验进行生物制品的鉴别，应首先对所使用抗体的特异性进行分析；若供试品中还存在其他组分，则应进一步验证被检测物中的其他物质能否引起非特异性免疫反应。

2. 含量测定和杂质检查 采用的色谱法和其他分离方法应附代表性图谱，以说明方法的专属性，并应标明诸成分在图中的位置，色谱法中的分离度应符合要求。

在杂质对照品可获得的情况下，对于含量测定，试样中可加入杂质或辅料，考察测定结果是否受干扰，并可与未加杂质或辅料的试样比较测定结果。对于杂质检查，也可向试样中加入一定量的杂质，考察杂质之间能否得到分离。

在杂质或降解产物不能获得的情况下，可将含有杂质或降解产物的试样进行测定，与另一个经验证的方法或《中国药典》（2020年版）的方法比较结果。也可用强光照射、高温、高湿、酸碱水解或氧化的方法进行强制破坏，以研究可能的降解产物和降解途径对含量测定和杂质测定的影响。含量测定方法应比对2种方法的结果，杂质检查应比对检出的杂质个数，必要时可采用光电二极管阵列检测和质谱检测进行峰纯度检查。

3. 生物活性测定 如采用细胞测定方法检测生物活性，应首先说明被测物质与特定的细胞应答之间的相关性，如两者的相关性较好，则一般认为该方法的特异性较好。为表明细胞测定方法的特异性，可进行相关试验进行验证，如加入抗体或特异性抑制剂的封闭试验等。如果成品中加入可能影响活性测定的辅料，应进行相关验证以排除此种影响。

如采用ELISA法检测重组产品的残余宿主蛋白含量，可采用与表达体系相同的宿主细胞的蛋白作为免疫原制备抗体，若采用与产品相似的工艺进行处理后再免疫动物，则所获得抗体的特异性更好。另外，产品中存在的大量目的蛋白可能影响残余宿主蛋白的测定，应进行相关验证以排除此种影响。

（二）准确度

准确度系指用所建立方法的测定结果与真实值或参比值接近的程度，一般用回收率（%）表示。准确度应在规定的线性范围内试验。准确度也可由所测定的精密度、线性和专属性推算出来。

在规定的范围内，取同一浓度（相当于100%的浓度水平）的供试品，用至少6份样品的测定结果进行评价；或设计至少3种不同的浓度，每种浓度分别制备至少3份供试品溶液进行测定，对至少9份样品的测定结果进行评价，且浓度的设定应考虑样品的浓度范围。2种方法的选定应考虑分析的目的和样品的浓度范围。

1. 化学药含量测定方法的准确度 原料药可用已知纯度的对照品或供试品进行测定，

或用所测定的结果与已知准确度的另一个方法测定的结果进行比较，制剂可在处方量的空白辅料中加入已知量的被测物对照品进行测定。如不能得到制剂辅料的全部组分，可向待测制剂中加入已知量的被测物进行测定，或用所建立方法的测定结果与已知准确度的另一个方法的测定结果进行比较。

2. 化学药杂质定量测定的准确度　可向原料药或制剂中加入已知量的杂质对照品测定。如不能得到杂质对照品，可用所建立的方法与另一成熟的方法［如《中国药典》（2020年版）的标准方法或经过验证的方法］的测定结果进行比较。

3. 中药化学成分测定方法的准确度　可用已知纯度的对照品进行加样回收率测定，即向已知被测成分含量的供试品中再精密加入一定量的已知纯度的被测成分对照品，依法测定。用实测值与供试品中的含量之差除以加入的对照品量计算回收率。在加样回收试验中须注意对照品的加入量与供试品中的被测成分含量之和必须在标准曲线的线性范围之内；加入的对照品的量要适当，过小则会引起较大的相对误差，过大则会干扰成分相对减少，真实性差。

4. 生物制品活性测定方法的准确度　生物制品的生物活性为相对活性，必须同时测定供试品与标准品或参考品的剂量-反应曲线，而且2条曲线必须具有平行性，这才能说明测定方法的准确性。

（三）精密度

精密度系指在规定的测定条件下，同一份均匀供试品经多次取样测定所得结果之间的接近程度。精密度一般用偏差、标准偏差或相对标准偏差表示。含量测定和杂质的定量测定应考察方法的精密度。

在相同条件下，由同一个分析人员测定所得结果的精密度称为重复性；在同一实验室内的条件改变，如不同时间、不同分析人员、不同设备等测定结果之间的精密度称为中间精密度；不同实验室测定结果之间的精密度称为重现性。

1. 重复性　在规定的范围内，取同一浓度（分析方法拟定的样品测定浓度，相当于100%的浓度水平）的供试品，对至少6份样品的测定结果进行评价；或设计至少3种不同的浓度，每种浓度分别制备至少3份供试品溶液进行测定，对至少9份样品的测定结果进行评价。采用对至少9份测定结果进行评价时，浓度的设定应考虑样品的浓度范围。

2. 中间精密度　考察随机变动因素，如不同日期、不同分析人员、不同仪器对精密度的影响，应进行中间精密度试验。

3. 重现性　国家药品质量标准采用的分析方法应进行重现性试验，如通过不同实验室协同检验获得重现性结果。协同检验的目的、过程和重现性结果均应记载在起草说明中。应注意重现性试验所用样品质量的一致性及贮存运输中的环境对该一致性的影响，以免影响重现性试验结果。

4. 生物学测定方法的精密度　与理化测定方法相比，生物学测定方法的变异性均较大，对精密度的要求可根据产品的性质、用途及测定方法的特点有所区别。生物活性（效价）测定是生物制品质控中的主要指标，不同的测定方法其精密度可有较大不同，一般情况下酶法和结合试验小于20%、细胞试验小于30%、动物实验小于50%，对于一些尚不成熟的试验方法或某些特殊方法（如噬斑试验）其方法的变异性可能会更大些。

（四）检测限

检测限系指试样中的被测物能被检测出的最低量。检测限仅作为限度试验指标和定性鉴别的依据，没有定量意义。常用的方法如下：

1. **直观法** 用已知浓度的被测物试验出能被可靠地检测出的最低浓度或量。

2. **信噪比法** 用于能显示基线噪声的分析方法，即将已知低浓度试样测出的信号与空白样品测出的信号进行比较，计算出能被可靠地检测出的被测物的最低浓度或量。一般以信噪比为3∶1时的相应浓度或注入仪器的量确定检测限。

3. **基于响应值的标准偏差和标准曲线斜率法** 按照公式 $LOD = 3.3\delta/S$ 计算。式中，LOD 为检测限；δ 为响应值的偏差；S 为标准曲线的斜率。δ 可以通过下列方法测得：①测定空白值的标准偏差；②标准曲线的剩余标准偏差或是截距的标准偏差。

（五）定量限

定量限系指试样中的被测物能被定量测定的最低量，其测定结果应符合准确度和精密度要求。微量或痕量药物分析、定量测定药物杂质和降解产物时应确定方法的定量限。常用的方法如下：

1. **直观法** 用已知浓度的被测物试验出能被可靠地定量测定的最低浓度或量。

2. **信噪比法** 用于能显示基线噪声的分析方法，即将已知低浓度试样测出的信号与空白样品测出的信号进行比较，计算出能被可靠地定量的被测物的最低浓度或量。一般以信噪比为10∶1时的相应浓度或注入仪器的量确定定量限。

3. **基于响应值的标准偏差和标准曲线斜率法** 按照公式 $LOD = 10\delta/S$ 计算。

（六）线性

线性系指在设计的范围内，试验结果与试样中的被测物浓度直接呈线性关系的程度。应在设计的范围内测定线性关系，可用同一对照品贮备液经精密稀释，或分别精密称取对照品，制备一系列对照品溶液的方法进行测定，至少制备5个不同的浓度水平。以测得的响应信号作为被测物浓度的函数作图，观察是否呈线性，再用最小二乘法进行线性回归。必要时，响应信号可经数学转换，再进行线性回归计算，或者可采用描述浓度 – 响应关系的非线性模型。

对于某些生物学测定方法，经转换后仍不能呈线性，或呈线性关系的范围较小，这时可采用曲线拟合方法，通过测定全范围曲线，在标准品或参考品的矫正下，依半数有效量（50% effective dose，ED_{50}）或半数抑制浓度（50% inhibitory concentration，IC_{50}）计算活性单位，分析指标（信号）以供试品中的被分析物浓度（含量）的适当函数表示，提供拟合曲线方程及各个参数，并提供相关系数。

（七）范围

范围系指分析方法能达到精密度、准确度和线性要求时的高、低限浓度或量的区间。范围应根据分析方法的具体应用及其线性、准确度、精密度结果和要求确定。原料药和制剂含量测定的范围一般为测定浓度的80%~120%；制剂含量均匀度检查的范围一般为测定浓度的70%~130%，特殊剂型如气雾剂和喷雾剂的范围可适当放宽；溶出度或释放度中的溶出量测定的范围一般为限度的±30%，如规定了限度范围，则应为下限的−20%至上限的+20%；杂质测定的范围应根据初步实际测定数据，拟定为规定限度的±20%。如果一个试验同时进行含量测定和纯度检查，且仅使用100%的对照品，线性范围应覆盖杂质的报告水平至规定含量的120%。

在中药分析中，范围应根据分析方法的具体应用和线性、准确度、精密度结果及要求确定。有毒的、具特殊功效或药理作用的成分其验证范围应大于被限定含量的区间。溶出度或释放度中的溶出量测定的范围一般为限度的±30%。

对于生物制品的生物活性测定而言，精密度、线性和范围是非常重要的验证参数，为减少验证工作的繁杂性，可将范围研究与精密度、线性研究合并进行。验证时所设定的范围应至少包括检定标准中规定的范围，如标准中规定成品的生物活性应为标示量的80%~120%，则验证的范围可设定为标示量的70%~130%。

（八）耐用性

耐用性系指在测定条件有小的变动时，测定结果不受影响的承受程度。耐用性可为所建立的方法用于常规检验提供依据，开始研究分析方法时就应加以考虑。如果测试条件要求苛刻，则应在方法中写明，并注明可以接受变动的范围，可以先采用均匀设计确定主要影响因素，再通过单因素分析等确定变动范围。典型的变动因素有被测溶液的稳定性、样品的提取次数和时间等。液相色谱法中典型的变动因素有流动相的组成和pH、不同品牌或不同批号的色谱柱、柱温、流速等。气相色谱法的变动因素有不同品牌或批号的色谱柱、不同类型的担体、载气流速、柱温、进样口和检测器温度等。经试验，测定条件小的变动应能满足系统适用性试验要求，以确保方法的可靠性。

生物学测定结果对分析条件往往比较敏感，如温度、湿度、培养时间、试剂的pH等。耐用性研究的结果将建立一系列系统适用性参数，以确保在每次实际测定中该方法都是有效的。

三、对方法学验证的评价

总体上，方法学验证应围绕验证目的和一般原则来进行，方法学验证内容的选择和试验设计方案应系统、合理，验证过程应规范严谨。并非每个检测项目的分析方法都需进行所有内容的验证，但同时也要注意验证内容应充分，足以证明采用的分析方法的合理性。如杂质限度试验一般需要验证专属性和检测限，而对于精密度、线性、定量限等涉及定量测定的项目，则一般不需要进行验证。

方法学验证内容之间相互关联，是一个整体。因此不论从研发角度还是评价角度，方法学验证均注重整体性和系统性。例如对于鉴别项目所需要的专属性，一般一种分析方法不太可能完全鉴别被分析物，此时采用2种或2种以上的分析方法可加强鉴别项目的整体专属性。在方法学验证内容之间也存在较多的关联性，可以相互补充，如原料药含量测定采用容量分析法时，由于方法本身的原因，专属性略差，但假如在杂质检测时采用专属性较强的色谱法，则一般认为整个检测方法也具有较强的专属性。

总之，由于实际情况复杂，在方法学验证过程中，应根据方法的来源、测试原理、方法的技术特点进行验证，再根据具体的验证结果，对质控分析方法的专属性、准确性和可靠性进行综合分析评价。

第四节 中药注射剂指纹图谱

中药注射剂不同于普通口服或外用制剂，其质量控制有其特殊性。中医药理论是在长期的人用经验的基础上总结出来的，其用药基础是口服或外用给药途径，而中药注射剂则完全不同于中药这些传统的给药途径，因此传统用药经验对中药注射剂处方组成的配伍及配比的指导作用有限。大多数情况下，对于中药经口服或外用途径给药的生物利用度及药代动力学特点的认识还不清晰。口服或外用给药与注射给药实际进入体内发挥作用的物质基础有很大的差异，进入体内的总量及各组分进入体内的比例也不相同。故注射剂的开发总体宜慎重，需要通过研究充分说明其安全性及有效性，并保证其质量的可控性。中药注射剂是20世纪30年代开始出现的不同于传统给药途径的新剂型。目前，部分中药注射剂在中医急重症的治疗中起到一定的积极作用，有的品种被国家中医药管理局推荐为首批中医急症必备中成药。但是，在临床应用中，中药注射剂的不良反应较多，已引起多方关注。

鉴于对中药注射剂安全性和质量控制复杂性的考虑，国家食品药品监督管理局于2007年12月发布了《中药、天然药物注射剂基本技术要求》，对原料、辅料、制备工艺、质量研究、质量标准等均有详细、明确、全面的要求，如规定"注射剂中所含成分应基本清楚。应对注射剂总固体中所含成分进行系统的化学研究。有效成分制成的注射剂，其单一成分的含量应不少于90%；多成分制成的注射剂，总固体中结构明确成分的含量应不少于60%"。正是基于中药注射剂的特殊性、复杂性，为更好地控制产品质量，保证其安全性和有效性，对中药注射剂提出指纹图谱的要求。《中药、天然药物注射剂基本技术要求》规定："原料（药材、饮片、提取物、有效部位等）、中间体、制剂均应分别研究建立指纹图谱。还应进行原料、中间体、制剂指纹图谱的相关性研究。指纹图谱的研究应全面反映注射剂所含成分的信息，必要时应建立多张指纹图谱。经质量研究明确结构的成分，应当在指纹图谱中得到体现，一般不低于已明确成分的90%，对于不能体现的成分应有充分合理的理由。指纹图谱的评价可采用相对峰面积、相对保留时间、非共有峰面积或者相似度等指标进行评价。同时，也可根据产品特点增加特征峰比例等指标及指纹特征描述，并规定非共有峰数及相对峰面积。指纹图谱的评价还可选用对照提取物对照的方法。"

一、原料指纹图谱研究的技术要求

依据新的中药原料药的概念，中药注射剂的原料包括药材、饮片、提取物和有效部位等。原料的指纹图谱系指原料（药材、饮片、提取物、有效部位等）经适当处理后，采用一定的分析手段，得到的能够标示该原料特性的共有峰的图谱。如药材需经过特殊炮制（如醋制、酒制、炒炭等），则应制定药材和炮制品指纹图谱的检测标准。

原料指纹图谱的主要研究内容包括名称及来源、供试品和参照物的制备、测定方法、指纹图谱及技术参数。有关项目的技术要求如下：

1. **名称、汉语拼音、来源**　原料（药材、饮片、提取物、有效部位等）应按中药命名原则制定名称；原料来源包括原动、植物的科名、中文名、拉丁学名、药用部位、产地、采收季节、产地加工、炮制方法等，矿物药包括矿物的类、族、矿石名或岩石名、主要成分、产地、产地加工、炮制方法等。动、植物药材均应固定品种、药用部位、产地、采收期、产地加工和炮制方法，矿物药应固定产地和炮制、加工方法。供试品的取样参照《中国药典》（2020年版）中规定的中药材的取样方法，以保证供试品的代表性和均一性。

2. **供试品、参照物的制备**　应根据原料（药材、饮片、提取物、有效部位等）中所含化学成分的理化性质和检测方法的需要，选择适宜的方法进行制备。制备方法必须确保该原料的主要化学成分在指纹图谱中的体现。对于仅提取其中某类或数类成分的原料，除按化学成分的性质提取各类成分制定指纹图谱外，还需要按注射剂的制备工艺制备供试品制定指纹图谱，用以分析原料与注射剂指纹谱的相关性。制定指纹图谱必须设立参照物，应根据供试品中所含成分的性质，选择适宜的对照品作为参照物；如果没有适宜的对照品，可选择适宜的内标物作为参照物。参照物的制备应根据检测方法的需要，选择适宜的方法进行。

3. **测定方法**　包括方法选择、仪器、试剂、测定条件等。应根据原料所含化学成分的理化性质，选择适宜的测定方法。优先考虑色谱法，对于成分复杂的原料，必要时可以考虑采用多种测定方法，建立多张指纹图谱。以色谱法制定指纹图谱，所采用的色谱柱、薄层板、试剂、测定条件等必须固定；以光谱法制定指纹图谱，相应的测定条件也必须固定。

4. **指纹图谱及技术参数**　应根据10批次以上供试品的检测结果所给出的相关参数制定指纹图谱。采用高效液相色谱法和气相色谱法制定指纹图谱，其指纹图谱的记录时间一般为1小时；采用薄层扫描法制定指纹图谱，必须提供从原点至溶剂前沿的图谱；采用光谱法制定指纹图谱，必须按各种光谱的相应规定提供全谱。对于化学成分类型复杂的品种，必要时可建立多张指纹图谱。指纹图谱的技术参数如下：

（1）共有指纹峰的标定：采用色谱法制定指纹图谱，必须根据参照物的保留时间，计算指纹峰的相对保留时间。根据10批次以上供试品的检测结果，标定原料的共有指纹峰。色谱法采用相对保留时间标定指纹峰，光谱法采用波长或波数标定指纹峰。

（2）共有指纹峰面积的比值：以对照品作为参照物的指纹图谱，以参照物的峰面积作为1，计算各共有指纹峰面积与参照物峰面积的比值；以内标物作为参照物的指纹图谱，则以共有指纹峰中其中一个峰（要求峰面积相对较大、较稳定的共有峰）的峰面积作为1，计算其他各共有指纹峰面积的比值。各共有指纹峰的面积比值必须相对固定。原料的供试品图谱中各共有峰面积的比值与指纹图谱各共有峰面积的比值比较，单峰面积占总峰面积大于或等于 20% 的共有峰，其差值不得大于 ±20%；单峰面积占总峰面积大于或等于 10%，而小于 20% 的共有峰，其差值不得大于 ±25%；单峰面积占总峰面积小于 10% 的共有峰，峰面积比值不作要求，但必须标定相对保留时间。未达基线分离的共有峰，应计算该组峰的总峰面积作为峰面积，同时标定该组各峰的相对保留时间。

（3）非共有峰面积：原料供试品的图谱与指纹图谱比较，非共有峰总面积不得大于总峰面积的 10%。

二、制剂及其中间体指纹图谱研究的技术要求

中药注射剂指纹图谱系指中药注射剂经适当处理后，采用一定的分析手段，得到的能够标示该注射剂特性的共有峰的图谱。注射剂及其中间体的指纹图谱研究的主要内容包括供试品和参照物的制备、检测方法、指纹图谱及技术参数。有关项目的技术要求如下：

（一）供试品、参照物的制备

应根据注射剂及其中间体中所含化学成分的理化性质和检测方法的需要，选择适宜的方法进行制备。制备方法必须确保该制剂和中间体的主要化学成分在指纹图谱中的再现。

制定指纹图谱必须设立参照物。应根据供试品中所含化学成分的性质，选择适宜的对照品作为参照物；如果没有适宜的对照品，可选择适宜的内标物作为参照物。参照物的制备应根据检测方法的需要，选择适宜的方法。

（二）测定方法

测定方法研究包括方法选择、仪器、试剂、测定条件等。应根据中药注射剂和中间体所含化学成分的理化性质，选择适宜的检测方法。优先考虑色谱法，对于成分复杂的制剂和中间体，特别是复方中药注射剂，必要时可以考虑采用多种检测方法，建立多张指纹图谱。制定指纹图谱所采用的色谱柱、薄层板、试剂、测定条件等必须固定；采用光谱法制订指纹图谱，相应的测定条件也必须固定。

（三）指纹图谱及技术参数

1. 指纹图谱　根据供试品的图谱所给出的相关参数制定指纹图谱，采用阿拉伯数字标示共有峰，用"S"标示参照物的峰。采用高效液相色谱法和气相色谱法制定指纹图谱应提供 2 小时的记录图，以考察 1 小时以后的色谱峰情况。提供建立指纹图谱的有关数据，包括各共有峰的相对保留时间、各共有峰面积的比值。采用光谱法建立的指纹图谱也必须提供相应的数据。

2. 共有指纹峰的标定　应根据 10 批次以上供试品的检测结果，标定中药注射剂和中间体的共有指纹峰。说明标定共有指纹峰的理由，并附各批供试品的图谱。

3. 共有指纹峰面积的比值　应根据 10 批次以上供试品图谱中共有指纹峰面积的比值计算平均比值，列出各批供试品的检测数据。

4. 非共有峰面积　计算 10 批次以上供试品图谱中非共有峰面积及占总峰面积的百分比，列出各批供试品的检测数据。

5. 原料、中间体和注射剂指纹图谱之间的相关性　应根据原料、中间体和注射剂的

指纹图谱，标定各指纹图谱之间的相关性。必要时可采用加入某一原料或中间体的供试品或制备某一原料或中间体阴性供试品的方法标定各指纹图谱之间的相关性。提供相关性研究的指纹图谱。

6. **中试产品的指纹图谱** 申报临床的中药注射剂必须提供 3 批以上中试产品的指纹图谱，申报生产的中药注射剂必须提供 10 批以上中试产品的指纹图谱。

（四）指纹图谱标准（草案）提纲

中药注射剂指纹图谱标准（草案）内容应包括以下内容：

1. 供试品的制备。
2. 溶液或内标物溶液的制备。
3. 测定方法（包括仪器、试剂、测定条件和测定方法）。
4. 指纹图谱及各项技术参数。
5. 起草说明。
6. 原料或中间体的指纹图谱检测标准及起草说明。

参考文献

［1］国家药典委员会. 中华人民共和国药典：2020 年版. 北京：中国医药科技出版社，2020.

［2］杭太俊. 药物分析. 8 版. 北京：人民卫生出版社，2016.

［3］国家药品监督管理局药品审评中心. 关于 3 个中药药学研究技术指导原则上网征求意见的通知. （2019–06–28）［2021–09–30］. https://www.cde.org.cn/main/news/viewInfoCommon/9b0d6ea154b4b66 11b87bb3591416810.

［4］国家食品药品监督管理局. 关于发布化学药物稳定性研究等 16 个技术指导原则的通知. 国食药监注〔2005〕106 号.（2005–03–18）［2021–09–30］. https://www.nmpa.gov.cn/xxgk/fgwj/gzwj/gzwjyp/20050318010101201.html.

［5］国家食品药品监督管理局. 关于印发预防用疫苗临床前研究技术指导原则等 6 个技术指导原则的通知. 国食药监注〔2005〕493 号.（2005–10–14）［2021–09–30］. https://www.nmpa.gov.cn/xxgk/fgwj/gzwj/gzwjyp/20051014010101369.html.

［6］国家市场监督管理总局. 生物制品批签发管理办法：局令第 39 号.（2020–12–11）［2021–09–30］. https://www.nmpa.gov.cn/xxgk/fgwj/bmgzh/20201221174641125.html.

［7］周国安，唐巧英. 生物制品生产规范与质量控制. 北京：化学工业出版社，2004.

［8］国家药品监督管理局.《中药注射剂指纹图谱研究的技术要求（暂行）》.（2000–08–15）［2021–09–30］. https://www.cde.org.cn/main/policy/view/5d5435affb6f4351176c62a94d26b0e8.

［9］国家食品药品监督管理局. 关于印发中药、天然药物注射剂基本技术要求的通知：国食药监注〔2007〕743 号.（2007–12–06）［2021–09–30］. https://www.nmpa.gov.cn/xxgk/fgwj/gzwj/gzwjyp/20071206120001186.html.

［10］国家市场监督管理总局. 药品注册管理办法：局令第 27 号.（2020–03–30）［2021–09–30］. https://www.nmpa.gov.cn/xxgk/fgwj/bmgzh/20200330180501220.html.

第四章 新药的稳定性研究

药物的稳定性（stability）是指药材、中药原料、原料药及制剂保持其物理、化学和生物学性质的能力。稳定性研究的目的是考察药材、中药原料、原料药或制剂的性质在温度、湿度、光线等条件的影响下随时间变化的规律，为药品的生产、包装、贮存、运输条件和有效期的确定提供科学依据，以保障临床用药安全有效。

稳定性研究是药品质量控制研究的主要内容之一，与药品质量研究和质量标准的建立紧密相关。稳定性研究具有阶段性特点，贯穿药品研究与开发的全过程。新药在申请临床试验时需报送初步稳定性试验资料及文献资料，在申请生产时需报送稳定性试验资料及文献资料，上市后还应继续进行稳定性研究，标准转正时，据此确定有效期。稳定性试验的研究与评价可参考《中国药典》（2020 年版）四部 9001 "原料药物与制剂稳定性试验指导原则" 和 9402 "生物制品稳定性试验指导原则"。

初步稳定性试验应以临床试验用包装条件于室温下进行考察，除当月考察 1 次外，要求每月考察 1 次，不得少于 3 个月；也可于 37~40℃和相对湿度（helative humidity，RH）75% 保存，每月考察 1 次，连续 3 个月，如稳定，可以进入临床研究。稳定性试验应将药品在模拟市售包装条件下置室温中，继初步稳定性考核后，即放置 3 个月再考察 1 次，然后每半年 1 次，按各种剂型的不同考察时间进行考察。若用新的包装材料，应注意观察直接与药物接触的包装材料对药品稳定性的影响，同时考察包装条件。

对于申报临床研究的新药，应提供符合临床研究要求的稳定性研究资料，一般情况下，应提供至少 6 个月的长期试验考察资料和 3 个月的加速试验资料。化学药和中药有效成分及其制剂还需提供影响因素试验资料。

对于申请生产的新药，应提供全部已完成的长期试验数据，一般情况下，应包括加速试验 6 个月和长期试验 18 个月以上的研究数据，以确定申报注册药品的实际有效期。

第一节 稳定性研究内容

根据研究目的和条件的不同，稳定性试验通常包括影响因素试验、加速试验和长期试验等。影响因素试验是考察各种极端因素（如高温、光照、反复冻融、振动、氧化、酸碱等相关条件）对产品的影响，目的是探讨药物的固有稳定性、了解影响其稳定性的因素及可能的降解途径与降解产物，为制剂生产工艺、包装、贮存条件和建立降解产物分析方法提供科学依据。加速试验是通过提高的温湿度探讨药物的稳定性，为制剂设计、包装、运输、贮存提供依据。长期试验是在设定的贮存条件范围内进行，其目的是为制定有效期提供依据。对临用现配的制剂，或是多剂量包装开启后有一定的使用期限的制剂，还应根据其具体的临床使用情况，进行配伍稳定性试验或开启后使用的稳定性试验。

稳定性试验设计应围绕相应的试验目的进行。例如影响因素试验的光照试验是要考察原料药或制剂对光的敏感性，通常应采用去除包装的样品进行试验；如试验结果显示其过度降解，首先要排除是否为光源照射引起的周围环境温度升高造成的降解，故可增加避光的平行样品作为对照，以消除光线照射之外的其他因素对试验结果的影响。另外，还应采用有内包装（必要时，甚至是内包装加外包装）的样品进行试验，考察包装对光照的保护作用。

一、基本要求

1. **样品批次** 影响因素试验用 1 批原料药物或 1 批制剂进行；如果试验结果不明确，则应加试 2 个批次的样品。生物制品应直接使用 3 个批次。加速试验与长期试验要求用 3 批供试品进行。

2. **样品规模** 原料药供试品应是一定规模生产的，供试品量相当于制剂稳定性试验所要求的批量，原料药的合成工艺路线、方法、步骤应与大生产一致。药物制剂供试品应是放大试验的产品，其处方和工艺应与大生产一致。每批放大试验的规模至少是中试规模。大体积包装的制剂如静脉输液等每批放大规模的数量通常应为各项试验所需总量的 10 倍。特殊品种、特殊剂型所需的数量根据情况另定。若放大试验比规模生产的数量要小，申报者应承诺在获得批准后，从放大试验转入规模生产时，对最初通过生产验证的 3 批规模生产的产品仍需进行加速试验与长期稳定性试验。

3. **样品包装** 加速试验与长期稳定性试验所用供试品的包装应与拟上市产品一致。对包装在有通透性容器内的药物制剂应当考虑药物的湿敏感性或可能的溶剂损失。

4. **分析方法** 研究药物稳定性，要采用专属性强、准确、精密、灵敏的药物分析方法与有关物质（含降解产物及其他变化所生成的产物）的检查方法，并对方法进行验证，以保证药物稳定性试验结果的可靠性。在稳定性试验中，应重视降解产物的检查。

5. **制剂质量的"显著变化"** ①含量与初始值相差 5%，或采用生物或免疫法测定时效价不符合规定；②降解产物超过标准限度要求；③外观、物理常数、功能试验（如颜色、相分离、再分散性、黏结、硬度、每揿剂量）等不符合标准要求；④ pH 不符合规定；⑤制剂的溶出度不符合标准规定。

稳定性试验应根据产品自身的特性对试验条件进行摸索和优化。试验条件应该充分考虑到产品的贮存、运输及使用过程中可能遇到的条件，根据对各种影响因素的初步试验，重点考察产品敏感的条件，制订影响因素、加速和长期稳定性试验方案。

二、影响因素试验

影响因素试验一般包括高温、高湿、光照试验。一般将原料药供试品置适宜的开口容器（如称量瓶或培养皿）中，分散放置，厚度不超过 3mm（疏松原料药可略厚）。药物制剂如片剂、胶囊剂、注射剂（注射用无菌粉末如为西林瓶装，则不能打开瓶盖，以保持严封的完整性）应除去外包装，并根据试验目的和产品特性考虑是否除去内包装，置适宜的开口容器中。

1．**高温试验** 供试品开口置适宜的恒温设备中，设置温度一般高于加速试验温度 10℃ 以上（如 50℃、60℃等），考察时间点应基于原料药或制剂本身的稳定性及影响因素试验条件下稳定性的变化趋势设置。通常可设定为第 0 天、第 5 天、第 10 天和第 30 天等取样，按稳定性重点考察项目进行检测。若供试品的质量有明显变化，则适当降低温度进行试验。对于生物制品，设置温度应达到可以观察到样品失活、变性或发生降解并超出质量标准限度。

2．**高湿试验** 供试品置恒湿密闭容器中，于 25℃、相对湿度 90%±5% 的条件下放置 10 天，在第 5 天和第 10 天取样检测。检测项目应包括吸湿增重项。若吸湿增重 5% 以上，则应在 25℃、相对湿度 75%±5% 的条件下同法进行试验；若吸湿增重 5% 以下，且其他考察项目符合要求，则不再进行此项试验。液体制剂可不进行此项试验。

恒湿条件可采用恒温恒湿箱或通过在密闭容器下部放置饱和盐溶液来实现。根据不同的湿度要求，选择 NaCl 饱和溶液（15.5～60℃，相对湿度 75%±1%）或 KNO_3 饱和溶液（25℃，相对湿度 92.5%）。

3．**强光照射试验** 供试品开口放在光照箱或其他适宜的光照装置内，可选择输出相似于 D65/ID65 发射标准的光源，或同时暴露于冷白荧光灯和近紫外线灯下，在照度为 4 500lx±500lx 的条件下，且光源总照度应不低于 $1.2×10^6 lx·h$、近紫外线灯能量不低于 $200W·h/m^2$，于适宜时间取样，按稳定性重点考察项目进行检测，特别要注意供试品的外观变化。

4．**其他因素** 以上高温、高湿和光照试验为药物影响因素稳定性研究的一般要求。根据药品的性质必要时可以设计其他试验，如考察 pH、氧、低温、冻融等因素对药品稳定性的影响，并研究分解产物的分析方法。创新性药物应对分解产物的性质进行必要的分析。对于需要溶解或者稀释后使用的药品，如注射用无菌粉末、溶液片剂等，还应考察临床使用条件下的药物稳定性。

三、加速试验

加速试验及必要时进行的中间条件试验主要用于评估短期偏离标签上的贮藏条件对原料药质量的影响（如在运输途中可能发生的情况），并为长期试验条件的设置及制剂的处方工艺设计提供依据和支持性信息。

加速试验通常采用 3 个批次的样品进行，放置在商业化生产产品相同或相似的包装容器中，试验条件为 40℃±2℃、相对湿度 75%±5%，考察时间为 6 个月。在至少包括初始和末次的 3 个时间点（如第 0 个月、第 3 个月、第 6 个月）取样，按稳定性重点考察项目检测。根据研发经验，预计加速试验结果可能会接近显著变化的限度，则应在试验设计中考虑增加检测时间点，如第 1.5 个月，或第 1 个月、第 2 个月。

如在 25℃±2℃、相对湿度 60%±5% 的条件下进行长期试验，当加速试验 6 个月中任何时间点的质量发生显著变化，则应进行中间条件试验。中间条件为 30℃±2℃、相对湿度 65%±5%，建议的考察时间为 12 个月，应包括所有的稳定性重点考察项目，检测至少包括初始和末次的 4 个时间点（如第 0 个月、第 6 个月、第 9 个月、第 12 个月）。

对温度特别敏感的药物，预计只能在冰箱中（5℃±3℃）保存，加速试验条件为25℃±2℃、相对湿度60%±5%，时间为6个月。

对拟冷冻贮藏的药物，应对一批样品在5℃±3℃或25℃±2℃的条件下放置适当的时间进行试验，以了解短期偏离标签贮藏条件（如运输或搬运时）对药物的影响。

乳剂、混悬剂、软膏剂、乳膏剂、糊剂、凝胶剂、眼膏剂、栓剂、气雾剂、泡腾片及泡腾颗粒宜直接采用30℃±2℃、相对湿度65%±5%进行试验，其他要求与上述相同。

对于包装在半透性容器中的药物制剂，例如低密度聚乙烯制备的输液袋、塑料安瓿、眼用制剂容器等，则应在温度40℃±2℃、相对湿度25%±5%（可用$CH_3COOK \cdot 1.5H_2O$饱和溶液）进行试验。

四、长期试验

长期试验是在接近药品的实际贮存条件下或上市药品规定的贮存条件下进行的稳定性试验，目的是考察药品在运输、保存、使用过程中的稳定性，能直接反映药品稳定性特征，是确定有效期和贮存条件的最终依据。

长期试验的放置条件通常为25℃±2℃、相对湿度60%±5%或30℃±2℃、相对湿度65%±5%，放置12个月，这是从我国南方与北方气候的差异考虑的，至于上述2种条件选择哪种由研究者确定。每3个月取样1次，分别于第0个月、第3个月、第6个月、第9个月、第12个月取样按稳定性重点考察项目进行检测。12个月以后，仍需继续考察的，根据产品特性，分别于第18个月、第24个月、第36个月等取样进行检测。将结果与0个月比较，以确定药物的有效期。

对温度特别敏感的药物，长期试验可在温度5℃±3℃的条件下放置12个月，按上述时间要求进行检测。12个月以后，仍需按规定继续考察，制定在低温贮存条件下的有效期。对拟冷冻贮藏的药物，长期试验可在温度−20℃±5℃的条件下至少放置12个月进行考察。对于包装在半透性容器中的药物制剂，则应在25℃±2℃、相对湿度40%±5%或30℃±2℃、相对湿度35%±5%的条件下进行试验，至于上述2种条件选择哪种由研究者确定。

对于所有制剂，应充分考虑运输路线、交通工具、距离、时间、条件（温度、湿度、振动情况等）、产品包装（外包装、内包装等）、产品放置和温度监控情况（监控器的数量、位置等）等对产品质量的影响。

此外，有些药物制剂还应考察临用时配制和使用过程中的稳定性。例如应对配制或稀释后使用、在特殊环境（如高原低压、海洋高盐雾等环境）使用的制剂开展相应的稳定性研究，同时还应对药物的配伍稳定性进行研究，为说明书/标签上的配制、贮藏条件和配制或稀释后的使用期限提供依据。

五、上市后的稳定性研究

药品在注册阶段进行的稳定性研究，一般并不是实际生产产品的稳定性，具有一定的局限性。采用实际条件下生产的产品进行的稳定性考察结果是确认上市药品稳定性的最终依据。

在药品获准生产上市后,应采用实际生产规模的药品继续进行长期试验。根据继续进行的稳定性研究结果,对包装、贮存条件和有效期进行进一步的确认。

药品在获得上市批准后,可能会因各种原因而申请对制备工艺、处方组成、规格、包装材料等进行变更。对于变更产品,若变更有可能影响产品的稳定性,应进行稳定性试验,并与变更前规模生产样品稳定性的历史数据进行比较。若可证明变更前后的稳定性试验具有可比性,可将稳定性试验数据进行桥接。

六、稳定性重点考察项目

稳定性试验的考察项目应能反映产品质量的变化情况,即在放置过程中易发生变化的可能影响其质量、安全性和/或有效性的指标,并应涵盖物理、化学、生物学和微生物学特性。另外,还应根据高湿或高温/低湿等试验条件,增加吸湿增重或失水等项目。

化学药原料药的考察项目通常包括性状(外观、旋光度或比旋度等)、酸碱度、溶液的澄清度与颜色、杂质(工艺杂质、降解产物等)、对映异构体、晶型、粒度、干燥失重/水分、含量等。另外,还应根据品种的具体情况,有针对性地设置考察项目,如聚合物的黏度、分子量及分子量分布等,无菌原料药的细菌内毒素/热原、无菌、可见异物等。

制剂的考察项目通常包括性状(外观)、杂质(降解产物等)、水分和含量等。另外,还应根据剂型的特点设置能够反映其质量特性的指标,如固体口服制剂的溶出度,缓控释制剂、肠溶制剂、透皮贴剂的释放度,吸入制剂的雾滴(粒)分布,脂质体的包封率及泄漏率等。

制剂与包装材料或容器相容性研究的迁移试验和吸附试验通常是通过在加速试验和/或长期稳定性试验(注意药品应与包装材料充分接触)增加相应的潜在目标浸出物、功能性辅料的含量等检测指标,获得药品中含有的浸出物及包装材料对药物成分的吸附数据。所以,高风险制剂(吸入制剂、注射剂、滴眼剂等)的稳定性试验应考虑与包装材料或容器的相容性试验,且一并设计。相容性研究的具体内容与试验方法,可参照药品与包装材料或容器相容性研究技术指导原则。

原料药及主要剂型稳定性重点考察项目见表2-4-1,表2-4-1中未列入的考察项目及剂型可根据剂型及品种的特点制定。对于缓控释制剂、肠溶制剂等应考察释放度等,微粒制剂应考察粒径、包封率或泄漏率等。

表2-4-1 原料药及制剂稳定性重点考察项目参考表

剂型	稳定性重点考察项目
原料药	性状、熔点、含量、有关物质、吸湿性及根据药品性质选定的考察项目
片剂	性状、含量、有关物质、崩解时限或溶出度或释放度
胶囊剂	性状、含量、有关物质、崩解时限或溶出度或释放度、水分,软胶囊要检查内容物有无沉淀
注射剂	性状、含量、pH、可见异物、不溶性微粒、有关物质,应考察无菌

续表

剂型	稳定性重点考察项目
栓剂	性状、含量、融变时限、有关物质
软膏剂	性状、均匀性、含量、粒度、有关物质
乳膏剂	性状、均匀性、含量、粒度、有关物质、分层现象
糊剂	性状、均匀性、含量、粒度、有关物质
凝胶剂	性状、均匀性、含量、有关物质、粒度，乳胶剂应检查分层现象
眼用制剂	如为溶液，应考察性状、可见异物、含量、pH、有关物质；如为混悬液，还应考察粒度、再分散性；洗眼剂还应考察无菌；眼丸剂应考察粒度与无菌
丸剂	性状、含量、有关物质、溶散时限
糖浆剂	性状、含量、澄清度、相对密度、有关物质、pH
口服溶液剂	性状、含量、澄清度、有关物质
口服乳剂	性状、含量、分层现象、有关物质
口服混悬剂	性状、含量、沉降体积比、有关物质、再分散性
散剂	性状、含量、粒度、有关物质、外观均匀度
气雾剂（非定量）	不同放置方位（正、倒、水平）有关物质、揿射速率、揿出总量、泄漏率
气雾剂（定量）	不同放置方位（正、倒、水平）有关物质、递送剂量均一性、泄漏率
喷雾剂	不同放置方位（正、倒、水平）有关物质、每喷主药含量、递送剂量均一性（混悬型和乳液型定量鼻用喷雾剂）
吸入气雾剂	不同放置方位（正、倒、水平）有关物质、微细粒子剂量、递送剂量均一性、泄漏率
吸入喷雾剂	不同放置方位（正、倒、水平）有关物质、微细粒子剂量、递送剂量均一性、pH、应考察无菌
吸入粉雾剂	有关物质、微细粒子剂量、递送剂量均一性、水分
吸入液体制剂	有关物质、微细粒子剂量、递送速率及递送总量、pH、含量、应考察无菌
颗粒剂	性状、含量、粒度、有关物质、溶化性或溶出度或释放度
贴剂（透皮贴剂）	性状、含量、有关物质、释放度、黏附力
冲洗剂、洗剂、灌肠剂	性状、含量、有关物质、分层现象（乳状型）、分散性（混悬型），冲洗剂应考察无菌
搽剂、涂剂、涂膜剂	性状、含量、有关物质、分层现象（乳状型）、分散性（混悬型），涂膜剂还应考察成膜性
耳用制剂	性状、含量、有关物质，耳用散剂、喷雾剂与半固体制剂分别按相关剂型要求检查
鼻用制剂	性状、pH、含量、有关物质，鼻用散剂、喷雾剂与半固体制剂分别按相关剂型要求检查

注：有关物质（含降解产物及其他变化所生成的产物）应说明其生成产物的数目及量的变化，如有可能应说明有关物质中何者为原料中的中间体、何者为降解产物，稳定性试验重点考察降解产物。

中药一般以质量标准及《中国药典》（2020 年版）制剂通则中与稳定性相关的指标为考察项目，必要时，应超出质量标准的范围选择稳定性考察指标。有效成分及其制剂应考察有关物质的变化，有效部位及其制剂应关注其同类成分中各成分的变化，复方制剂应注意考察项目的选择，注意试验中信息量的采集和分析。为了确定药物的稳定性，对同批次不同取样时间点及不同批次样品所含成分的一致性进行比较研究是有意义的。

生物制品稳定性评价指标较为复杂，应根据不同品种的成分特性开展稳定性试验工作，针对多个研究项目对产品进行全面的分析与检定。检测项目应包括产品敏感且有可能反映产品质量、安全性和 / 或有效性的考察项目，如生物活性 / 效价、纯度和含量等。在产品纯度允许、有效成分明确的情况下，应尽量使用适当的理化、免疫化学方法对生物制品的活性成分进行定量检测。降解产物的分析也是稳定性试验的重要组成部分。根据产品剂型的特点，应考虑设定相关的考察项目，如注射用无菌粉末应考察其水分含量的变化情况、液体剂型应采用适宜的方法考察其装量变化情况等。

第二节 稳定性研究的结果评价

通过对影响因素试验、加速试验、长期试验获得的药品稳定性信息进行系统的分析，确定药品的贮存条件、包装材料 / 容器和有效期。

一、贮存条件的确定

贮存条件的选定应综合影响因素试验、加速试验和长期试验的结果，同时结合药品在流通过程中可能遇到的情况进行综合分析。确定的贮存条件应按照规范术语描述，应避免使用如"环境条件"或"室温"这类不确切的表述。

根据稳定性研究结果，需在产品说明书 / 标签中注明产品的贮存条件。不能冷冻的产品需另行说明；若产品要求避光、防湿或避免冻融等，建议在各类容器包装的标签中和说明书中注明；对于多剂量规格的产品，应标明开启后的最长使用期限和放置条件；对于冻干制品，应明确冻干制品溶解后的稳定性，其中应包括溶解后的贮存条件和最长贮存期。

二、包装材料 / 容器的确定

一般先根据影响因素试验结果，初步确定包装材料和容器，结合加速试验和长期试验的稳定性研究结果，进一步验证采用的包装材料和容器的合理性。

关于包装材料 / 容器的选择，《药品管理法》第四十六条规定"直接接触药品的包装材料和容器，应当符合药用要求，符合保障人体健康、安全的标准。对不合格的直接接触药品的包装材料和容器，由药品监督管理部门责令停止使用"。此前国家药品监督管理部门先后公布了《直接接触药品的包装材料和容器管理办法》和《直接接触药品的包装材料和容器标准汇编》，明确了实施注册管理的药包材产品种类，加强了对药包材生产流通环节的抽查，规范了药包材的质量标准与检验方法及药品包装的详细规定。

三、有效期的确定

药品的有效期应综合加速试验和长期试验的结果，进行适当的统计分析得到。根据稳定性研究结果，应在容器的标签上注明得出的有效期（复检期）计算的失效日期（复检日期）。

一般情况下，以长期试验的结果为依据，取长期试验中与第 0 个月数据相比无明显改变的最长时间点为有效期。由于实测数据的分散性，一般应按 95% 的置信限进行统计分析，得出合理的有效期。如 3 批统计分析结果的差异较小，则取其平均值为有期限；若差异较大，则取其最短的为有效期。对于数据表明很稳定的药品，不进行统计分析。

注册申报时，新制剂的长期试验应包括至少 3 个注册批次、12 个月的试验数据，并应同时承诺继续考察足够的时间以涵盖其有效期。仿制制剂的长期试验应包括至少 3 个注册批次、6 个月的试验数据，并应同时承诺继续考察足够的时间以涵盖其有效期。

参考文献

［1］国家药典委员会. 中华人民共和国药典：2020 年版. 北京：中国医药科技出版社，2020.

［2］国家食品药品监督管理局. 关于印发中药、天然药物稳定性研究技术指导原则的通知：国食药监注〔2006〕678 号.（2006–12–30）［2021–09–30］. https://www.nmpa.gov.cn/xxgk/fgwj/gzwj/gzwjyp/20061230010101209.html.

［3］国家食品药品监督管理总局. 关于发布普通口服固体制剂溶出度试验技术指导原则和化学药物（原料药和制剂）稳定性研究技术指导原则的通告：2015 年第 03 号.（2015–02–05）［2021–09–30］. https://www.nmpa.gov.cn/yaopin/ypggtg/ypqtgg/20150205120001100.html.

［4］国家食品药品监督管理局. 对十二届全国人大五次会议第 9044 号建议的答复：关于加强对药品外包装要求和规范管理的建议.（2017–07–28）［2021–09–30］. https://www.nmpa.gov.cn/zwgk/jyta/rdjy/20170728092101635.html.

［5］韦薇. 生物制品稳定性研究相关问题的考虑. 中国新药杂志，2013，22（4）：390–392.

［6］国家市场监督管理总局. 药品注册管理办法：局令第 27 号.（2020–03–30）［2021–09–30］. https://www.nmpa.gov.cn/xxgk/fgwj/bmgzh/20200330180501220.html.

第三篇　药理毒理学研究思路与方法

新药药理毒理学研究是新药临床前研究的主要内容之一，包括新药临床前有效性和安全性评价两方面的内容。新药安全性、有效性评价最直接的应是人体临床试验研究，但在不了解新药安全性、有效性的情况下盲目进行人体临床研究有可能对试用者造成严重危害，甚至发生意外死亡。因此，将动物实验作为人体临床研究的替代，在新药用于人体之前先进行药理学及毒理学研究，为人体临床研究提供可靠的依据，确保受试患者不致延误病情及产生不良后果。尽管人体与动物有差异，但大量研究工作表明，药物在人体和动物，尤其是哺乳动物上所表现的作用和毒性在大多数情况下与临床研究结果是一致的。当然，动物实验也不能完全代替人体观察，因为人与动物间存在种属差异、临床疾病与动物模型的差异，以及社会因素和精神因素的差异等都有可能影响实验结果，甚至是得出相反的结果。因此，临床前动物的药理毒理学研究与人体的临床研究是新药安全性、有效性评价不可分割的2个重要组成部分，前者是后者的基础，后者是前者的继续与最后判定，两者相辅相成，综合判断，才能对新药的安全性、有效性作出科学、准确、全面的评价。

新药毒理学研究过程中，必须遵守《药物非临床研究质量管理规范》（Good Laboratory Practice，GLP）。新药毒理学研究的范围广泛，依据研究申报的新药的不同类别有不同的要求，具体内容包括单次给药毒性试验、重复给药毒性试验、遗传毒性试验、致癌试验、生殖毒性试验、特殊安全性试验、依赖性试验、免疫原性试验、毒代动力学试验及与评价药物安全性有关的其他试验，鼓励探索性研究。

新药的安全性、有效性与药物在生物体内的动态变化规律密切相关。非临床药代动力学研究就是通过动物体内、体外和人体外的研究方法，揭示和阐明药物在体内的吸收、分布、代谢和排泄的过程和特点，获得药物的基本药代动力学参数，提供药物对靶器官效应（药效或毒性）的依据，为设计和优化临床研究给药方案提供有关参考信息。

药理毒理学研究所用的受试物应采用能充分代表临床试验拟用样品和／或上市样品质量和安全性的样品，一般应为中试或中试以上规模的样品，否则应有充分的理由。应注明受试物的名称、来源、批号、含量（或规格）、保存条件、有效期及配制方法等，并提供质量检验报告。由于中药的特殊性，建议现用现配；如果受给药容量或给药方法的限制，可采用原料药进行实验。实验中所用的溶媒和／或辅料应标明名称、标准、批号、有效期、规格及生产单位等，并符合实验要求。在药物研发过程中，若受试物的工艺发生可能影响其安全性的变化，应进行相应的安全性研究。化学药物实验过程中应进行受试物样品分析，并提供样品分析报告；成分基本清楚的中药、天然药物也应进行受试物样品分析。

第五章 新药药理学研究

新药的基本要求是安全、有效、可控和稳定，其中有效性是药物治病救人的首要条件，否则就不称其为药物，因此它是研究与评价新药的基础。新药有效性评价主要包括临床前部分即药理学研究和临床部分即临床研究。新药药理学研究通常包括主要药效学、次要药效学、安全药理学及药效学相互作用试验等内容。

新药药理学研究的设计、方法、观察指标等与所研究新药的适应证、药物性质、给药途径等密切相关。动物模型是药理学研究中的核心和灵魂，往往一个成功的动物模型将极大促进相关新药的研究开发。目前，已积累了大量病证药物的药理学研究内容和方法，也有许多国内外的专著和文献参考，如徐叔云等主编的《药理实验方法学》、陈奇主编的《中药药理研究方法学》等，1993 年卫生部发布的《中药新药研究指南》包括 48 个常见病证的中药主要药效学研究提要。因此，本章不再讨论具体病证药物的药理学研究内容和方法。

第一节 新药药效学研究技术要点

药效学研究是新药开发过程中的重要内容，贯穿新药开发的整个过程。非临床药效学研究主要是考察药物与其靶点之间的相互作用及由此而产生的药理学效应。药效学研究可以预测新化合物对临床拟用适应证的有效性，阐明药物的作用特点，为设计优化临床试验方案、揭示药物的毒性机制并制订风险控制计划提供理论依据，进一步预测药物的临床价值及开发前景。据统计，药物有效性是 Ⅱ 期、Ⅲ 期临床试验失败的最主要的原因。

药效学研究内容包括验证药物在不同系统／模型中的有效性，表征药物作用的量效、时效关系，探索药物的给药方案及阐明药物的作用机制。在非临床开发阶段，主要药效学研究结果为药物进入临床提供有效性支持，对预测首次临床试验起始剂量及优化临床试验方案至关重要，并为毒理学研究的相关动物选择、剂量设计及检测指标设置提供依据；次要药效学研究有利于了解药物的作用特点，预测非预期的人体不良效应，为临床制订风险管控计划提供参考。在临床开发阶段，对药理学放大引起不良反应及非预期不良反应的作用机制进一步研究，为了解药物的作用特点和毒性机制、指导临床用药提供参考。药物上市后进一步的药效学研究可为新适应证或联合用药开发、药物工艺变更及药物的迭代开发提供数据支持。新药药效学研究的技术要点包括以下几个方面。

一、试验设计

在进行药效学研究工作之前，首先应该在查阅和熟悉文献的基础上，依据国家药监局发布的各种新药研究技术法规、指导原则、指南等，结合新药的处方、剂型、给药途径，特别是功能主治、临床经验及有关科研和文献资料，制订试验设计或方案，拟定开展药效学试验的范围和方法、观察指标，确定阳性对照药，选择动物模型和采用的动物，设立分组和剂量，确定给药途径、所需的仪器设备及其他材料，安排试验进度、参加人员及分工等。

结合新药的作用靶点、适应证特点选择试验方法。试验方法一般为国内外公认的方法，新方法、新模型应进行充分验证。遵循随机、对照、重复、具体问题具体分析的原则进行科学、合理的试验设计，以排除非处理因素对试验结果的干扰，获得可靠的试验数据，为毒理学研究及临床试验方案设计提供参考。

中药成分复杂、药理作用广泛，在试验设计时应根据新药的主治病证，选择能够反映其疗效本质的主要药效进行重点研究，间接证实其药效的辅助试验可酌情选做，分清主次。如主治风湿痹证（类风湿关节炎）的新药，应以免疫性关节肿痛、细胞免疫和镇痛作用为主要试验。1993 年卫生部《中药新药研究指南》发布了 48 种常见病（证）的中药药效学研究提要，可作为参考。

二、试验方法

药理学试验方法主要分为体内试验和体外试验两大类，两者互相补充，可以从不同角度、不同深度研究新药的药效。具体药理学试验方法国内外均有许多大型工具书或相关方法学书籍可作参考，如国内徐叔云等主编的《药理实验方法学》、陈奇主编的《中药药理研究方法学》等。

1. 体外试验（*in vitro* test） 又称离体试验，包括离体器官、组织、细胞、酶、受体、细胞内信息及基因等试验，可以按要求严格控制试验条件，具有重复性好、用药量少、节省动物等优点，且可排除体内神经 - 体液等各种复杂因素的干扰，可进行直接观察，获得准确的结果，所得的结果较易分析，特别适用于作用机制的研究。但存在一定的缺点和局限性，药物杂质和理化性质均能影响试验结果，如药物的溶解性、粒度、pH、无机离子等。此外，体外试验失去机体完整统一的内环境和神经 - 体液调节，与临床状态相距较远，有些药物须经体内代谢成为活性成分后才有药理作用。因此，体外试验与体内试验结果不一致的现象时有发生。

2. 体内试验（*in vivo* test） 又称在体试验，是用整体动物进行药理学试验，根据试验需要可以选用正常动物或病理模型动物。体内试验比较接近临床状态，适于综合性研究，所得的结果较为可信，可以直接反映临床疗效。但体内试验的费用较高，周期较长，可变因素多，药物用量大。新药的药理作用一般须通过体内试验加以证明，体外试验一般仅起辅助作用。随着机制研究的深入和技术手段的进步，对纯度较高、作用机制较清楚的化学药也可用体外试验进行主要药效学试验。

3. 血清药理学试验 血清药理学试验是体外试验的一种，首先给动物服药，然后取其血清作为药物源进行药理学观察，这样，对中药粗制剂和复杂成分，经过消化道及吸收、分布、代谢、排泄等体内过程，再取含药血清进行药理学试验，比较接近药物体内环境中产生药理作用的真实过程，适用于药效评价及其作用机制的研究。血清药理学试验虽然可以克服体外试验中存在的某些缺点，但尚未完全成熟，还存在一定的问题，如血清的来源、含药浓度、采血时间、血清处理等，均需要进一步完善和确定。

三、动物模型

研究和评价新药的防治作用需要建立动物模型，在疾病相关动物模型中开展的药效学试验是支持临床拟用适应证和给药方案的重要依据。20 世纪以来，新药研究发展较快的原因之一是成功地建立了很多疾病动物模型，从而开辟了实验治疗学的广阔领域。

1. **两大类动物模型**　药理动物模型有自发性动物模型和实验性动物模型两大类。前者包括突变系的遗传疾病和近交系的肿瘤模型，如高血压大鼠、高血糖小鼠、肥胖症小鼠、无胸腺裸鼠、青光眼兔等，其最大的优点是疾病的发生与发展类似于人类，但这些模型来源困难，不大可能大量使用。近代医学常用的是实验性动物模型，即通过物理、化学和生物等致病因素，人工诱发动物某些组织器官或全身的损伤，在功能、代谢或形态学上出现与人类相应疾病类似的病变，这类模型具有可以在短期内大量复制及适应研究目的等特点，但其与自然发生的疾病模型毕竟存在一定的差异。

2. **动物模型的相关性**　动物模型的选择主要考虑与临床的相关性，应能反映临床疾病的病理和生理过程，包括对受试物的敏感程度、发病机制、损伤程度等与临床表现的相似性。理想的动物模型应与人类疾病的临床表现相似或接近。动物模型的成功与否，关键是看能否反映防治对象的本质。只要能反映疾病或证的本质，模型的设计越简单越好。药效学研究一般选用经典、公认的动物模型。由于种属差异、病理生理机制及进程不同，单一动物模型用于预测人体有效性往往具有局限性，用多种模型进行药效学研究可从多个方面提示有效性，提高药物研发的成功率。由于种属差异，临床中的有些疾病或症状不能在动物模型上复制或相关性不高，可考虑采用转基因动物或人源化动物模型。某些生物制品的生物活性通常具有种属和 / 或组织特异性，药理学研究应选用相关动物种属或建立转基因动物，或采用替代分子或同源蛋白质进行相关有效性评价。

3. **动物模型的局限性**　动物模型虽然在药物研究中具有十分重要的作用，但由于种属差异、造模方法及机体反应性的不同，特别涉及社会因素和环境因素等，很难与人类疾病及证候的临床表现完全相同；而中医病（证）动物模型尚处于探索阶段，与理想要求相差较远；动物药理模型的有效性评价最终还需经临床验证，很多动物模型尚有待改进、完善和积累经验，更多的则有待于创新建立。

四、观测指标

观测指标应与临床有较好的相关性，反映药物作用特点。如作用于免疫系统的抗风湿药，体内药效学试验需检测与药效相关的因子、免疫指标、关节的变化、病理等指标。同时，药效观测指标应具有特异性、敏感性、重现性、客观性及可量化。

1. **特异性（specificity）**　就是所选的指标针对性强、专属性好，能够反映变化本质。例如观察药物的降压或升压作用，血压是特异性关键指标；但对急性肾炎来说，尽管血压升高也是急性肾炎的常见症状，但并非特异性关键指标，药物所致的血压变化情况也不能代表药物对急性肾炎的疗效，而应选择肾功能检查、尿液检查或肾形态学检查等作为关键指标。

2. **敏感性（sensibility）** 就是所选的指标要敏感，能准确反映病情、证候的变化及药物的防治作用。敏感性差或迟钝的指标会遗漏某些阳性变化，造成假阴性。有的指标的离散度大、标准差大，导致统计学无显著性意义。

3. **重现性（reproducibility）** 就是指标要稳定、重现性好，结果才可靠。如发现重复性差，应及时排除种种干扰因素，纠正对检测指标的影响，重新实验。否则重复性差的结果不可信，不能作为新药疗效评价的依据。

4. **客观性（objectivity）** 是针对主观检测而言，指标客观准确。例如肉眼观察药物对动物自发活动的影响可带有很大的主观性；如果用光电计数仪计算动物活动的次数，或用记录仪记录小鼠在一定时间内活动或行走的轨迹，那就是客观的量化指标。

5. **可量化（quantifiable）** 为了判断和比较药物的作用，便于统计学处理，检测指标应有量的概念。但有些指标本身并不都是有数量的，如死与不死、惊厥与不惊厥，这类指标只能通过累计现象出现的频率达到数量化（如阳性反应的百分率），也可采用计分法，按阳性反应的程度人为地区分为若干级。形态学（如组织、病理）指标亦难于定量，常需采用定量组织学方法，如根据病理改变的范围和程度等，人为地进行定量或半定量。

各种指标均有其优缺点，例如生理、生化指标可以定性定量及动态观察，但有时定位欠佳，可受多种因素干扰，稳定性较差；而形态学指标可定性、定位，但难于定量及动态观察。如果 1 项指标难于满足要求，可综合选用生理、生化、形态学等多个方面的指标，使实验结果更为全面和准确。

五、实验动物

应根据各种实验的具体要求，合理选择实验动物，对其种属、品系、性别、年龄、体重、健康状态、饲养条件及动物来源、合格证号均应按实验要求严格选择，并详细记录；同时考虑受试动物是否易得、经济及饲养和管理等情况。

在可能的条件下，应尽量选用与人体的结构、功能、代谢、疾病特点相近似的实验动物。灵长类（猴、猩猩等）是最近似于人类的理想动物，但价贵、难得，又需特殊的饲养条件；大、小鼠因其易繁殖和饲养、价廉、消耗药量少等优点，在药理学试验中最常用；狗具有发达的血液循环和神经系统，以及与人相似的消化过程，在毒理学方面的反应与人比较接近，常选用于药理学和毒理学研究；猪在解剖和生理上与人相似，近年来选用猪作实验动物的日见增多，尤其是做烧伤实验研究，小猪是较理想的动物；家兔对体温变化十分灵敏，常用于观察药物的解热作用及检查热原；豚鼠易于致敏，适用于药物过敏试验；猫、狗和大鼠的血压稳定，适宜用于观察药物对血压的影响的研究。

通常选用 2~3 种不同种属的动物进行药效学试验。动物模型与临床有区别，人与动物既有共性又有差异，如在不同种属的动物身上均得出与临床疗效相似的结果，可信度就大。一般选用成年、健康、符合等级要求的动物，并附有供应单位的合格证书。目前我国的药理学研究大多采用普通动物和清洁动物。

六、对照试验

随机、对照和重复是科学试验的基本原则。新药药效学研究一般应设立对照组，根据试验方案的具体要求设立正常对照组（空白对照、阴性对照、辅料对照）、阳性对照组和模型对照组。对照组可验证试验系统的可靠性，排除非药物因素的干扰。

1. **正常对照组**　又称"空白对照组"或"阴性对照组"，即用正常动物对照观察，其目的是检测试验方法的可靠性、防止假阳性，以及评价造模是否成功。正常对照组与给药组进行相同的处理。如果受试物中含有特殊辅料，如含有活性（如乙醇）的溶媒、有促透皮吸收作用的基质等，则除设空白对照组外，尚应设辅料对照组，以了解辅料对药效学试验的影响等。

2. **阳性对照组**　可选用《中国药典》（2020年版）收载的，或正式批准生产的、公认的药物，如抗炎试验常选用糖皮质激素类制剂，镇痛试验则选用阿司匹林、吗啡等。中药应选用与受试新药的主治、功效、给药途径基本一致的。每个试验可选用1~2个阳性对照药，每种阳性药可选用1~2个不同的剂量。阳性对照药设置的目的，一是比较新药的作用特点、作用强度、起效快慢；二是验证所用方法和指标的可靠性、准确性，防止假阴性。为此阳性药必须得出阳性结果，否则有理由怀疑所选方法和指标的可信度。

3. **模型对照组**　除不用被研究的药物外，其他处理与给药组相同，目的是进行药物有效性的测定。如前所述，为证实药物的作用常需建立动物疾病模型，在相应的动物模型身上观察到药物作用，才能真正反映临床疗效。

七、给药方案

给药方案是药效学研究中十分重要的环节，需仔细斟酌考虑，剂量设置的科学合理对药物有效性评价有重要影响。给药方案通常包括给药剂量、给药途径、给药容量、给药方式和给药时间等。

（一）给药剂量

剂量设计应能反映药物的量效关系。体外试验应能反映药物的浓度-效应关系［如半数抑制浓度（IC_{50}）、半数有效剂量（ED_{50}）等］和有效剂量范围［如最低抑菌浓度（minimum inhibitory concentration，MIC）等］。体内试验应研究药物的有效剂量范围和量效/时效关系，最低起效剂量对于计算临床起始剂量及预测药物的安全范围有重要价值。

根据技术要求，各类新药的主要药效学试验至少应设3个剂量组，每组一般不得少于10只，大鼠、豚鼠、家兔等动物每组一般不得少于8只，犬与猴等大动物可设2个剂量组，每组不少于6只，以避免个体差异和实验误差，以便进行统计学处理。

合理的剂量设计在药效设计中占有重要地位。在材料合格，模型和方法可靠的前提下，试验结果好坏在很大程度上取决于剂量设计是否合理。剂量估算可参考表3-5-1。

表 3-5-1　不同动物剂量（mg/kg）的折算系数和简化倍数

动物种类	小鼠	大鼠	豚鼠	家兔	猫	猴	犬	人
折算系数（K）	1	0.71	0.62	0.37	0.30	0.31	0.21	0.11
简化倍数	9	7	6	4	3	3	2	1

根据表 3-5-1，不同种类动物的等效剂量分别相当于人临床剂量的 2～9 倍，推算出的等效剂量误差允许范围为 0.5～1 倍，如小鼠的有效量为 1.0mg/kg，则大鼠为 0.7mg/kg，可在 0.35～1.4mg/kg 范围内。药效学预试验常以等效剂量为标准进行预估。正式试验时常以等效剂量作为中剂量，以大、中和小剂量差为 2～3 的等比级数为宜。也可根据单次给药毒性试验结果，凡能测出半数致死量（median lethal dose，LD_{50}）的，可用其 1/20～1/10 作为有效剂量的预估。一般情况下，药效学试验的高剂量应低于重复给药毒性试验的中剂量或低剂量，特殊情况下（如抗肿瘤药），药效学试验的剂量可适当提高，但不应超过重复给药毒性试验的高剂量。

（二）给药途径

不同的给药途径对药物的作用、作用强度和时间，及药物的体内过程等都有很大的影响，因此药理学研究应尽可能与临床给药途径一致。如临床口服药物可采用灌胃、胃管、十二指肠等给药途径。有时动物药理学试验采用临床相同的给药途径确有困难，可根据具体情况采用其他给药途径进行试验。但凡采用不同于临床给药途径进行试验时，应说明原因和选用给药途径的理由，并分析试验结果，排除可能存在的干扰因素及假象，充分估计不同给药途径可能产生的影响，正确判断试验结果。有疑问的结果仅供参考，不能作为新药有效性评价的主要根据。为准确评价新药的有效性，各种试验最好采用 2 种给药途径，一种与临床给药途径相同，另一种以注射途径给药（静脉注射、腹腔注射或皮下注射）。对中药制剂，不适于注射给药者，可免作第二种给药途径的试验。

（三）给药容量

给药容量应根据试验的用药剂量而定，但应该适宜，如果容量过小，容易产生误差；容量过大，则动物难于耐受乃至死亡，亦会给药效观察带来困难。如小鼠灌胃过多，会产生匍匐少动，与药物的镇静作用相混淆。一般最大给药容量参考如下。小鼠：灌胃，一次一般不超过 0.3ml/10g 体重；皮下注射（s.c.）、肌内注射（i.m.）及静脉注射（i.v.），一般不超过 0.5ml/只；腹腔注射（i.p.），一般不超过 1ml/只。大鼠：灌胃，一次一般不超过 1.5ml/100g 体重，最大不宜超过 5ml/只；皮下注射和肌内注射，不超过 1ml/只；静脉注射，不超过 2ml/只；腹腔注射，一般不超过 3ml/只。兔和猫的最大用量：灌胃 20ml/次，皮下注射、肌内注射 2ml/次，腹腔注射 5ml/次，静脉注射 10ml/次。

不同组间剂量高低的区分：灌胃一般采用等体积不等浓度的方法，用于配制或稀释的液体要求无生理活性，如蒸馏水、生理盐水、注射用水等；不溶性物质则加用助悬剂或增溶剂等。滴鼻剂、滴眼剂、注射剂等剂型需考虑等渗等因素，一般给药采用原制剂，即等浓度不等体积。

（四）给药方式

有预防性给药、治疗性给药或防治结合的给药方式等。预防性给药先给药几天或几次，使药物在体内达到有效浓度，再观察药物的保护作用。治疗性给药先制造动物模型，然后给药观察药物的治疗作用。治疗性给药符合临床实际，更为合理，药效学试验应尽量采用治疗性给药，特别是关键试验。2 种给药方式尽量以治疗性给药为主，部分试验可根据具体情况采用预防性给药。有些试验如抗感染体内保护性试验，常采用预防与治疗相结合的给药方式，即先给药几天（次），接种感染原后再给药几天（次）。

（五）给药时间

给药时间主要参考临床用药疗程，某些急症用药，如镇痛药、退热药、治疗感冒的药物的疗程短，一般不超过 3 天，或给药 1 次。某些慢性疾病用药，如补益药，治慢性肾脏病、肝病等的药物一般给药时间不超过 2 个月。因中药作用缓慢、温和，常在造模同时开始用药。如用 D- 半乳糖皮下注射制备模拟衰老的大鼠或小鼠模型，造模和给药常在 42～50 天。无临床人用历史的新药，给药时间的确定主要通过预试验观察，或在试验分组时每组多设动物，在过程中进行抽查，以确定给药时间。此外，结合给药次数、给药间隔等确定合理的给药时间，充分显示药效，利于对新药的有效性作出科学的评价。

八、实验记录

实验记录的内容通常应包括下列各项：

1. **实验名称**　每项实验应首先注明课题名称和实验名称。

2. **实验设计或方案**　文献资料是实验设计的基础，所以在开始设计前应查阅足够的文献资料，根据自己实验室的条件选择合适的实验方案和方法。在申报资料中也应附文献的全文。

3. **实验时间**　一般情况，实验按时间顺序记录实验日期和时间；对于同时开始多项实验的，也可预留记录纸，记录在同一记录本上。另外，药效学试验尽可能在重复给药毒性试验前进行，为重复给药毒性试验的剂量确定提供参考。

4. **实验材料**　包括受试样品、对照样品及其他实验材料的来源及批号；实验动物的种属、来源及合格证；菌种、瘤株、细胞株及其来源；实验仪器设备名称、型号；主要试剂的生产厂家、规格和生产批号；自制试剂的配制方法、时间和保存条件等。实验材料如有变化，应在相应的实验记录中加以说明。

5. **实验环境**　根据实验的具体要求，记录实验当天的天气情况和实验微小气候，如温度、湿度、光照及通风等。

6. **实验方法**　常规实验方法应在首次实验记录时注明方法来源，并简述主要步骤。改进、创新的实验方法应详细记录实验步骤和操作细节。

7. **实验过程**　详细记录操作过程、观察到的现象、异常现象的处理和影响因素的分析等。尽可能在原始材料中保留一些能证明实验过程的资料，如化验单、照片、病理切片等；尽可能采用客观性指标记录实验过程。

8. **实验人员** 应在实验记录本的每页记录所有参加实验研究的人员。

9. **实验结果** 在描写实验结果时，首先将模型组与对照组进行比较，确定实验方法是否成立，如果模型组与对照组无显著性差异，可以认为造模方法不成立，实验结果也就不可靠；其次要将阳性组与模型组对比，如果两者之间无显著性差异，也可以认为实验方法或过程存在问题，实验结果也不可靠。所以只有当模型组与对照组、阳性组与模型组均有显著性差异时，才能相信数据的可靠性，实验方法、实验过程及实验操作的正确性。在此基础上，将给药组与模型组对比，得出样品与对照组比较有显著性差异或无显著性差异的结果。

九、结果分析

实验结束要认真整理实验结果，仔细核对实验数据，应提供详细、具体的实验数据，对实验获得数据进行总结和分析，对未纳入分析的数据进行说明，对具有统计学差异的数据，结合药物的量效关系、历史背景数据及基础数据等，评价其生物学意义及与临床的相关性。

按新药申报要求规范化整理总结资料，以更好地呈现数据，便于审评与研发人员之间的信息交流。为规范人用药品注册申报资料的格式，ICH 颁布了 M4 系列通用技术文件。我国作为 ICH 成员，申请人在申请化学药品、疫苗和治疗用生物制品新药时，需按照现行版《M4：人用药物注册申请通用技术文档（CTD）》的格式编号及项目顺序整理并提交申报资料。

新药药效学研究资料无论定量或定性实验结果，均要求列表叙述，用统计所得的具体实验数据列表说明，如认为数据列表不足以表达清楚，可以附图进一步说明。常用的统计方法有：

1. **定量资料** 又称"量反应资料"，这种反应可用数量差异表示，如血压、尿量、体温、血液生化测定值等。组间比较多采用 t 检验方法统计分析。

2. **定性资料** 又称"质反应资料"，机体对药物的反应只有"有"或"无"2 种，如死或不死、惊厥出现或不出现等，试验结果常用百分率表示。统计分析可采用卡方检验。

3. **分级资料** 也称为"有序的计量资料"，例如药效持续时间、病理程度按等级划分的资料，临床疗效按等级分组的资料（痊愈、显效、好转、无效等）。这些资料不宜用上述方法进行统计分析，常采用秩和比法及 Ridit 法等非参数统计分析方法。

4. **数据表** 内容通常包含实验分组、给药剂量、每组动物数、指标数据和统计结果显著性标示等。试验数据应准确无误、真实可靠，结果的分析判断应客观，切忌夸大、虚报，或无限推论及用主观愿望代替客观事实；对阴性、矛盾结果，仅有作用趋势或量效关系不明确等情况，应认真分析，提出合理解释；注意排除对实验影响的各种因素，如实验设计不合理，研究方向不明确，模型、方法和观察指标选择不当，以及动物的选择、实验环境、饲养条件、昼夜节律、药物的质量、剂型、剂量、给药途径和方式、技术操作和仪器测试误差等。讨论应简明扼要，着重讨论与新药有效性评价有关的问题，如受试药的疗效、作用范围和强度、起效快慢和持续时间及与同类药或原剂型相比有何优缺点；对试验有关问题的解释和分析等。

总之，试验结果的分析不是试验结果的简单罗列，而是根据多次试验的结果归纳出共性结论。如中药制剂，有时多次试验的结果表明样品组与对照组比较无显著性差异，但不能断然下该样品无效的结论；有时多次试验的结果表明该样品都有同一方向的趋势，也可以提示该样品有这方面作用，因为多数中药制剂药效缓和且起效慢。

第二节 新药安全药理学研究要点

安全药理学（safety pharmacology）主要是研究药物在治疗范围内或治疗范围以上的剂量时，潜在的不期望出现的对生理功能的不良影响，即观察药物对中枢神经系统、心血管系统和呼吸系统的影响，根据需要可进一步追加对前述系统的深入研究，即追加的安全药理学研究（follow-up safety pharmacology study）；或补充对其他器官系统的研究，即补充的安全药理学研究（supplemental safety pharmacology study）。

安全药理学研究的目的包括以下几个方面：确定药物可能关系到人安全性的非期望药理作用；评价药物在毒理学和/或临床研究中所观察到的药物不良反应和/或病理生理作用；研究所观察到的和/或推测的药物不良反应机制。安全药理学研究需根据详细的试验记录，选用合适的统计方法，对数据进行定性和定量分析，应结合药效学、毒理学、药代动力学及其他研究资料进行综合评价，为临床研究设计提出建议。

一、试验设计的基本要求

1. 生物材料 生物材料有以下几种：整体动物，离体器官及组织，体外培养的细胞、细胞片段、细胞器、受体、离子通道和酶等。整体动物常用小鼠、大鼠、豚鼠、家兔、犬、非人灵长类动物等。动物选择应与试验方法相匹配，同时还应注意品系、性别及年龄等因素。生物材料选择应注意敏感性、重现性和可行性，以及与人的相关性等因素。体内研究建议尽量采用清醒动物。如果使用麻醉动物，应注意麻醉药物的选择和麻醉深度的控制。实验动物应符合国家对相应等级动物的质量规定要求，并具有实验动物质量合格证明。

2. 样本量 试验组的组数及每组动物数的设定应以能够科学合理地解释所获得的试验结果，恰当地反映有生物学意义的作用，并符合统计学要求为原则。小动物每组一般不少于10只，大动物每组一般不少于6只。动物一般雌、雄各半。

3. 剂量 体内安全药理学试验要对所观察到的不良反应的剂量–反应关系进行研究，如果可能也应对时间–效应关系进行研究。一般情况下，安全药理学试验应设计3个剂量，产生不良反应的剂量应与动物产生主要药效学的剂量或人拟用的有效剂量进行比较。不同种属的动物对药效学反应的敏感性存在种属差异，因此安全药理学试验的剂量应包括或超过主要药效学的有效剂量或治疗范围。如果安全药理学研究中缺乏不良反应的结果，试验的最高剂量应设定为相似给药途径和给药时间的其他毒理学试验中产生毒性反应的剂量。体外研究应确定受试物的浓度 – 效应关系。若无明显效应时，应对浓度选择的范围进行说明。

4. 对照 一般可选用溶媒和 / 或辅料进行阴性对照；如为了说明受试物的特性与已知药物的异同，也可选用阳性对照药。

5. 给药途径 整体动物实验首先应考虑与临床拟用途径一致，可以考虑充分暴露的给药途径。对于在动物实验中难以实施的特殊的临床给药途径，可根据受试物的特点选择，并说明理由。

6. 给药次数 一般采用单次给药，但是若主要药效学研究表明该受试物在给药一段时间后才能起效，或者重复给药的非临床研究和 / 或临床研究结果出现令人关注的安全性问题时，应根据具体情况合理设计给药次数。

7. 观察时间 结合受试物的药效学和药代动力学特性、受试动物、临床研究方案等因素选择观察时间点和观察时间。

二、主要研究内容

心血管系统、呼吸系统和中枢神经系统是维持生命的重要系统，新药临床前安全药理学研究必须完成对这些系统的一般观察，即核心组合试验。当其他非临床试验及临床试验中观察到或推测对人和动物可能产生某些不良反应时，应进一步追加对前面重要系统的深入研究或补充对其他器官系统的研究，即追加和 / 或补充的安全药理学试验。

（一）核心组合试验

安全药理学的核心组合试验的目的是研究受试物对重要生命功能的影响。中枢神经系统、心血管系统、呼吸系统通常作为重要器官系统考虑，也就是核心组合试验要研究的内容。根据科学合理的原则，在某些情况下，可增加或减少部分试验内容，但应说明理由。

1. 中枢神经系统 定性和定量评价给药后动物的运动功能、行为改变、协调功能、感觉 / 运动反射和体温的变化等，以确定药物对中枢神经系统的影响。可进行动物的功能组合试验。

2. 心血管系统 测定给药前后血压（包括收缩压、舒张压和平均压等）、心电图（包括 Q-T 间期、P-R 间期、QRS 波等）和心率等的变化。建议采用清醒动物进行心血管系统指标的测定（如遥测技术等）。如药物从适应证、药理作用或化学结构上属于易于引起人类 Q-T 间期延长的化合物，例如抗精神病药、抗组胺药、抗心律失常药和氟喹诺酮类药物等，应进行深入的试验研究，观察药物对 Q-T 间期的影响。

3. 呼吸系统 测定给药前后动物的各种呼吸功能指标的变化，如呼吸频率、潮气量、呼吸深度等。

（二）追加和 / 或补充的安全药理学试验

当核心组合试验、临床试验、流行病学、体内外试验及文献报道提示药物存在潜在的与人体安全性有关的不良反应时，应进行追加和 / 或补充的安全药理学试验，以进一步阐明产生这些不良反应的可能原因。追加的安全药理学试验是除核心组合试验外，反映受试物对中枢神经系统、心血管系统和呼吸系统的深入研究，根据已有的信息，具体分析选择追加的试验内容。补充的安全药理学试验是出于对安全性的关注，对在核心组合试验或重复给药毒性试验中未观察的泌尿/肾脏系统、自主神经系统、胃肠系统等相关功能进行的研究。

1．追加的安全药理学试验

（1）中枢神经系统：对行为、学习记忆、神经生化、视觉、听觉和/或电生理等指标的检测。

（2）心血管系统：对心输出量、心肌收缩作用、血管阻力等指标的检测。

（3）呼吸系统：对气道阻力、肺动脉压力、血气分析等指标的检测。

2．补充的安全药理学试验

（1）泌尿/肾脏系统：观察药物对肾功能的影响，如对尿量、比重、渗透压、pH、电解质平衡、蛋白质、细胞和血生化（如尿素、肌酐、蛋白质）等指标的检测。

（2）自主神经系统：观察药物对自主神经系统的影响，如与自主神经系统有关受体的结合，体内或体外对激动剂或拮抗剂的功能反应，对自主神经的直接刺激作用和对心血管反应、压力反射和心率等指标的检测。

（3）胃肠系统：观察药物对胃肠系统的影响，如对胃液分泌量和pH、胃肠损伤、胆汁分泌、胃排空时间、体内转运时间、体外回肠收缩等指标的测定。

3．其他研究　在其他相关研究中，尚未研究药物对骨骼肌、免疫、内分泌功能等的影响及潜在的药物依赖性等作用，但怀疑有影响的可能性时，则应考虑药物对这些方面的作用，并作出相应的评价。

参考文献

［1］徐叔云，卞如濂，陈修．药理实验方法学．3版．北京：人民卫生出版社，2002.

［2］王北婴，李仪奎．中药新药研制开发技术与方法．上海：上海科学技术出版社，2001.

［3］陈奇．中药药理研究方法学．3版．北京：人民卫生出版社，2011.

［4］尹华静，戴学栋，尹茂山，等．新药非临床药效学评价关注点．中国临床药理学杂志，2019，35（20）：2645-2648.

［5］国家食品药品监督管理总局．关于发布药物安全药理学研究技术指导原则等8项技术指导原则的通告：2014年第4号．（2014-05-13）［2021-09-30］．https://www.nmpa.gov.cn/xxgk/ggtg/qtggtg/20140513120001448.html.

第六章 新药毒理学研究

《药品注册管理办法》第十条规定"申请人在申请药品上市注册前，应当完成药学、药理毒理学和药物临床试验等相关研究工作。药物非临床安全性评价研究应当在经过药物非临床研究质量管理规范认证的机构开展，并遵守药物非临床研究质量管理规范"。

新药毒理学研究属于药物非临床安全性研究内容，试验设计应符合一般动物实验的基本原则，即随机、对照、重复、具体问题具体分析，在研究过程中必须遵守《药物非临床研究质量管理规范》（Good Laboratory Practice，GLP），同时应根据受试物的特点，充分考虑和结合药学、药效学及拟临床应用情况等综合评价，体现整体性、综合性的原则。

新药毒理学研究范围广泛，依据研究申报的新药的不同类别有不同的要求，但根本的目的是为新药的安全性评价提供真实可信、全面完整和准确可靠的科学依据，保证人们用药安全。研究内容包括单次给药毒性试验、重复给药毒性试验、遗传毒性试验、致癌毒性试验、生殖毒性试验、特殊安全性（刺激性、过敏性、溶血性）试验和非临床依赖性试验等。

第一节 新药单次给药毒性研究

急性毒性（acute toxicity）是指药物在单次或 24 小时内多次给予后一定时间内所产生的毒性反应。狭义的单次给药毒性研究（single dose toxicity study）是考察单次给予受试物后所产生的急性毒性反应，而广义的单次给药毒性研究可采用单次或 24 小时内多次给药的方式获得药物急性毒性信息。单次给药毒性试验对初步阐明药物的毒性作用和了解其毒性靶器官具有重要意义。单次给药毒性试验所获得的信息对重复给药毒性试验的剂量设计和某些药物临床试验起始剂量的选择具有重要的参考价值，并能提供一些与人类药物过量所致的急性中毒相关的信息。

拟用于人体的化学药、生物制品通常都需要进行单次给药毒性试验。对于中药，虽多数作用相对温和，但现代中药制剂与传统中药相比，物质基础和给药方式可能有明显改变，而有些改变带来的结果又是未知的，特别是当某些成分的含量明显提高后，如有效成分和有效部位制剂，其药理作用明显增强的同时，毒性反应也可能明显增大。因此，中药的单次给药毒性试验研究也十分必要。

一、单次给药毒性研究的基本内容

1. **实验动物** 单次给药毒性试验一般应选用 1 种啮齿动物加 1 种非啮齿动物，雌、雄各半。若未采用非啮齿动物或采用单一性别动物进行试验，应阐明其合理性。通常采用健康成年动物进行试验。如果受试物拟用于儿童，可考虑采用幼年动物。应根据动物种属和研究目的确定所需的动物数，动物数应符合试验方法及结果分析评价的需要。试验中的每批动物初始给药时的体重差异不宜过大，啮齿动物初始给药时的体重不应超过或低于平均体重的20%。动物组除设受试物的不同剂量组外，还应设空白或阴性对照组。实验动物应符合国家对相应等级动物的质量规定要求，并具有实验动物质量合格证明。

2. **给药途径**　给药途径不同，受试物的吸收速度、吸收率和暴露量会有所不同。通常情况下给药途径应至少包括临床拟用途径。如不采用临床拟用途径，应说明理由。

3. **试验方法与给药剂量**　单次给药毒性试验的重点在于观察动物出现的毒性反应。单次给药毒性试验的试验方法较多，常用的试验方法有近似致死量法、最大给药量法、最大耐受剂量法、固定剂量法、上下法（序贯法）、累积剂量法（金字塔法）、半数致死量法等。应根据受试物的特点选择合适的方法，根据不同的试验方法选择合适的剂量。

原则上，给药剂量应包括从无可见不良作用水平（no observed adverse effect level，NOAEL）到出现严重有害效应的水平（serious adverse effect level，SAEL），或达到最大给药量（maximal feasible dose，MFD）。由于大多数中药的单次给药毒性可能相对较低，中药常常采用最大给药量（或最大耐受剂量法）进行单次给药毒性研究。不同动物和给药途径下的最大给药容量可参考相关文献及根据实际情况来确定。根据所选择的试验方法，必要时应设置空白和/或溶媒（辅料）对照组。考虑到胃内容物会影响受试物的给药容量，而啮齿动物禁食时间的长短会影响受试物的肠道内吸收和药物代谢酶活性，从而影响毒性的暴露。因此，动物经口给药前一般应进行一段时间的禁食，不禁水。

4. **观察时间与指标**　给药后，一般连续观察至少14天，观察的间隔和频率应适当，以便能观察到毒性反应的出现时间及恢复时间、动物死亡时间等。如果毒性反应出现较慢或恢复较慢，应适当延长观察时间。

观察指标包括临床症状（如动物外观、行为、饮食、对刺激的反应、分泌物、排泄物等）、死亡情况（死亡时间、濒死前反应等）、体重变化（给药前、观察期结束时各称重1次，观察期间可多次称重，动物死亡或濒死时应称重）等。记录所有死亡情况，出现的症状及症状的起始时间、严重程度、持续时间，体重变化等。所有实验动物应进行大体解剖。试验过程中因濒死而安乐死的动物、死亡动物应及时进行大体解剖，其他动物在观察期结束后安乐死并进行大体解剖。当组织器官出现体积、颜色、质地等改变时，应进行组织病理学检查。

在一些情况下，为获得更为全面的单次给药毒性信息，可设计多个剂量组，观察更多的指标，如血液学指标、血液生化学指标、组织病理学检查等，以更好地确定毒性靶器官或剂量－反应关系。

二、数据分析及评价

根据单次给药毒性试验结果，一般应提供如下数据分析：

1. 根据所观察到的各种反应出现的时间、持续时间及严重程度等，分析各种反应在不同剂量时的发生率、严重程度。对观察结果进行归纳分析，判断每种反应的剂量－反应关系及时间－反应关系。

2．判断出现的各种反应可能涉及的组织、器官或系统等。

3．根据大体解剖中肉眼可见的病变和组织病理学检查结果，初步判断可能的毒性靶器官。应出具完整的组织病理学检查报告，检查报告应详细描述，尤其是有异常变化的组织。对于有异常变化者，应附有相应的组织病理学照片。

4．说明所使用的计算方法和统计学方法，必要时提供所选用方法合理性的依据。

5．根据各种反应在不同剂量下出现的时间、发生率、剂量－反应关系、不同种属的动物及实验室的历史背景数据、病理学检查结果及同类药物的特点，判断所出现的反应与药物的相关性。判断受试物引起的毒性反应性质、严重程度、可恢复性及安全范围；根据毒性可能涉及的部位，综合大体解剖和组织病理学检查结果，初步判断毒性靶器官。

单次给药毒性试验结果可作为后续毒理学试验剂量选择的参考，也可提示一些后续毒性试验需要重点观察的指标。

第二节　新药重复给药毒性研究

重复给药毒性试验（repeated dose toxicity test）是描述动物重复接受受试物后的毒性特征，它是非临床安全性评价的重要内容。重复给药毒性试验具有以下作用：①预测受试物可能引起的临床不良反应，包括不良反应的性质、程度、量效和时效关系及可逆性等；②判断受试物重复给药的毒性靶器官或靶组织；③如果可能，确定无可见不良作用水平（NOAEL）；④推测第一次临床试验（first in human，FIH）的起始剂量，为后续临床试验提供安全剂量范围；⑤为临床不良反应监测及防治提供参考。

原则上，为保证临床用药安全，所有申报的新药均应该进行重复给药毒性试验。中药相对化学药而言多数具有低毒、无毒的特点。但低毒、无毒是相对的，特别是现代中药中有效成分、有效部位制剂日益增多，注射剂的不良反应被广泛报道，中药的非临床安全性评价已引起人们的高度重视。

在进行新药重复给药毒性研究的同时，对某些其他安全性试验项目，如安全药理学研究中的心血管系统等指标的观察、注射给药局部刺激性的观察、免疫毒理学研究、有依赖倾向受试物的依赖性观察、毒代动力学研究等均可结合重复给药毒性试验同时进行。在所进行的试验中，尽量获取更多的信息。

一、重复给药毒性研究的基本内容

（一）实验动物

重复给药毒性试验通常采用 2 种实验动物，一种为啮齿动物，另一种为非啮齿动物。理想的动物应具有以下特点：①对受试物的代谢情况与人体相近；②对受试物敏感；③已有大量历史对照数据，来源、品系、遗传背景清楚。在重复给药毒性试验前应采用合适的试验方法对实验动物的种属或品系进行选择。通常，啮齿动物首选大鼠、非啮齿动物首选Beagle 犬，特殊情况下可选用其他种属或品系的动物进行重复给药毒性试验，必要时选用疾病模型动物进行试验。

一般选择正常、健康、性成熟动物，同性别体重差异应在平均体重的 20% 之内。应根据试验期限和临床拟用人群确定动物的年龄，一般大鼠为 6～9 周龄、Beagle 犬为 6～12 月龄、猴为 3～5 岁。选用的动物年龄应尽量接近，应注明开始给药时的动物年龄。每个剂量组的动物数，啮齿动物一般不少于 15 只 / 性别（主试验组 10 只，恢复组 5 只），非啮齿动物一般不少于 5 只 / 性别（主试验组 3 只，恢复组 2 只）。

实验动物应符合国家对相应等级动物的质量规定要求，具有实验动物质量合格证明。

（二）给药方案

1. 给药剂量 重复给药毒性试验原则上至少应设低、中和高 3 个剂量组，以及 1 个溶媒（或辅料）对照组，必要时设立空白和 / 或阳性对照组。高剂量原则上使动物产生明显的毒性反应，低剂量原则上相当或高于动物药效剂量或临床使用剂量的等效剂量，中剂量应结合毒性作用机制和特点在高剂量和低剂量之间设立，以考察毒性的剂量 – 反应关系。剂量设计应考虑之前进行的各项试验所评价的终点、受试物的理化性质和生物利用度等；局部给药应保证充分的接触时间。高剂量应出现明显毒性反应，或达到最大给药量（MFD），或系统暴露量达到临床系统暴露量的 50 倍 [基于药 – 时曲线下面积（AUC）]。如需要在试验中途改变给药剂量，应说明剂量调整理由，完整记录剂量调整过程。

2. 给药途径 原则上应与临床拟用途径一致，如不一致则应说明理由。

3. 给药频率 原则上重复给药毒性试验应每天给药，特殊类型的受试物就其毒性特点和临床给药方案等原因，可根据具体药物的特点设计给药频率。

4. 试验期限 建议分阶段进行重复给药毒性试验以支持不同期限的临床试验。试验期限的选定可以根据拟定的临床疗程、适应证、用药人群等进行设计。试验期限应与拟开展的临床试验期限和上市要求相匹配；较短试验期限的毒性试验所获得的信息可以为较长试验期限的毒性试验设计提供给药剂量、给药频率、观察指标等方面的参考；同时，临床试验中获得的信息有助于设计较长试验期限的动物毒性试验方案，降低药物开发的风险。以不同试验期限的重复给药毒性试验支持不同用药期限的临床试验及上市评价时，重复给药毒性试验内容都应完整、规范，结果分析评价强调客观性、注重科学性。拟试验的临床适应证如有若干项，应按最长疗程的临床适应证来确定重复给药毒性试验的试验期限。一般药物的重复给药毒性试验期限可参考表 3-6-1。

表 3-6-1 重复给药毒性试验的最短期限

支持药物临床试验		
最长临床试验期限	啮齿动物	非啮齿动物
＜2 周	2 周	2 周
2 周～6 个月	同临床试验的期限	同临床试验的期限
＞6 个月	6 个月	9 个月[1][2]

续表

支持药物上市申请

临床拟用期限	啮齿动物	非啮齿动物
＜2 周	1 个月	1 个月
2 周 ~ ＜1 个月	3 个月	3 个月
1 ~ 3 个月	6 个月	6 个月
＞3 个月	6 个月	9 个月[①②]

注：[①]非啮齿动物不超过 6 个月期限的试验可接受情况包括当免疫原性或耐受性问题使更长期限的试验难以进行时；重复、短期用药（即便临床试验期限在 6 个月以上）的疾病，如偏头痛、勃起功能障碍、单纯疱疹等的反复间歇给药；拟用于危及生命的疾病（如进展性疾病、辅助使用的肿瘤化疗药）时。[②]如果儿童为主要拟用药人群，而已有毒理学或药理学研究结果提示可能发生发育毒性，应考虑在幼年动物中进行重复给药毒性试验。该试验应采用合适年龄和种系的动物，试验观察指标应针对发育方面的毒性，试验期限犬为 12 个月、大鼠为 6 个月。12 个月的犬试验期限应涵盖其发育的全过程。这些幼年动物的长期试验可用于替代标准的重复给药毒性试验和单独的幼年动物实验。

（三）检测检查

1. 检测指标 重复给药毒性试验的检测指标详见表 3-6-2。此外，还应结合受试物的特点及其他试验中已观察到的改变或背景信息（如关于处方组成成分毒性的文献报道等），在不影响正常毒性观察和检测的前提下增加合理的指标。实验动物相关指标的历史背景数据在重复给药毒性试验中具有重要的参考意义。

表 3-6-2 重复给药毒性试验的检测指标

项目类别	指标
临床观察	外观、体征、行为活动、腺体分泌、呼吸、粪便性状、给药局部反应、死亡情况等
摄食量、体重、眼科检查	
体温和心电图检测（非啮齿动物）	
血液学检测	红细胞计数、血红蛋白、血细胞比容、平均血细胞比容、平均红细胞血红蛋白、平均红细胞血红蛋白浓度、网织红细胞计数、白细胞计数及其分类、血小板计数、凝血酶原时间、活化部分凝血活酶时间等
血液生化学检测	谷草转氨酶、谷丙转氨酶、碱性磷酸酶、肌酸磷酸激酶、尿素氮（尿素）、肌酐、总蛋白、白蛋白、血糖、总胆红素、总胆固醇、甘油三酯、γ-谷氨酰转肽酶、钾离子浓度、氯离子浓度、钠离子浓度
尿液观察和分析	尿液外观、比重、pH、尿糖、尿蛋白、尿胆红素、尿胆原、酮体、潜血、白细胞

续表

项目类别	指标
组织病理学检查的脏器组织	
需称重并计算脏器系数的器官	脑、心、肝、肾、肾上腺、胸腺、脾、睾丸、附睾、卵巢、子宫、甲状腺（含甲状旁腺）[①]
需进行组织病理学检查的组织或器官	肾上腺、主动脉、骨（股骨）、骨髓（胸骨）、脑（至少3个水平）、盲肠、结肠、子宫和子宫颈、十二指肠、附睾、食管、眼、胆囊（如果有）、副泪腺（如果有）、心脏、回肠、空肠、肾、肝、肺（附主支气管）、淋巴结（一个与给药途径相关，另一个在较远距离）、乳腺、鼻甲[②]、卵巢和输卵管、胰腺、垂体、前列腺、直肠、唾液腺、坐骨神经、精囊（如果有）、骨骼肌、皮肤、脊髓（3个部位：颈椎、中段胸椎、腰椎）、脾、胃、睾丸、胸腺（或胸腺区域）、甲状腺（含甲状旁腺）、气管、膀胱、阴道、所有大体观察到异常的组织、组织肿块和给药部位

注：[①]仅在非啮齿动物称重；[②]针对吸入给药的给药制剂。

2．**全面检测**　在结束动物安乐死时进行一次全面检测；当试验期限较长时，应根据受试物的特点及相关信息选择合适的时间点进行阶段性检测；试验期间对濒死或死亡动物应及时采集标本进行检测，分析濒死或死亡的原因；恢复期结束时进行一次全面检测。

3．**适应性饲养**　给药前应对动物进行适应性饲养，啮齿动物应不少于5天，非啮齿动物应不少于2周。在适应性饲养时，对实验动物进行外观体征、行为活动、摄食情况和体重检查，非啮齿动物至少应进行2次体温、血液学、血液生化学和至少1次心电图检测。

4．**给药期间**　根据试验期限的长短和受试物的特点确定检测时间和检测次数。原则上应尽早发现毒性反应，并反映出观察指标或参数变化与试验期限的关系。

5．**大体解剖**　给药结束对主试验组动物进行系统的大体解剖，称重主要脏器并计算脏器系数；进行组织病理学检查并出具完整的病理学检查报告，如发现有异常变化，应附有相应的组织病理学照片。非啮齿动物对照组和各给药组主要脏器组织均应进行组织病理学检查；啮齿动物对照组、高剂量组、尸检异常动物应进行详细检查，如高剂量组动物的某一组织发生病理改变，需要对其他剂量组动物的相同组织进行组织病理学检查；通常需要制备骨髓涂片，以便当受试物可能对动物的造血系统有影响时进行骨髓检查。

6．**恢复期**　给药结束后，继续观察恢复期动物，以了解毒性反应的可逆性和可能出现的迟发性毒性；应根据受试物的代谢动力学特点、靶器官毒性反应和恢复情况确定恢复期的长短，一般情况下应不少于4周。

（四）**伴随毒代动力学**

毒代动力学试验通常伴随毒性试验进行，常称为伴随毒代动力学试验。重复给药毒性试验应伴随进行药物毒代动力学试验，具体内容见第七章第二节。

二、数据分析及评价

重复给药毒性试验的最终目的在于预测人体可能出现的毒性反应。只有通过对试验结果的科学分析和全面评价才能够清楚描述动物的毒性反应，并推断其与人体的相关性。重复给药毒性试验结果的分析和评价是重复给药毒性试验的必要组成部分。

（一）试验结果的分析

分析重复给药毒性试验结果，判断动物是否发生毒性反应及毒性靶器官，描述毒性反应的性质和程度（包括毒性反应的起始时间、程度、变化规律和消除时间），如果有动物死亡应分析死亡原因，确定安全范围，并探讨可能的毒性作用机制。

1. 正确理解试验数据的意义　在对重复给药毒性试验结果进行分析时，应正确理解均值数据和个体数据的意义。啮齿动物重复给药毒性试验中组均值的意义通常大于个体动物数据的意义，实验室历史背景数据和文献数据可以为结果的分析提供参考；非啮齿动物单个动物的试验数据往往具有重要的毒理学意义，是实验动物数量较少、个体差异较大的原因。此外，非啮齿动物实验结果必须与给药前数据、对照组数据和实验室历史背景数据进行多重比较，要考虑到文献数据参考价值的局限性。在分析重复给药毒性试验结果时应综合考虑数据的统计学意义和生物学意义，正确利用统计学假设检验有助于确定试验结果的生物学意义，要考虑具有统计学意义并不一定代表具有生物学意义；在判断生物学意义时要考虑参数变化的剂量 - 反应关系、其他关联参数的改变、与历史背景数据的比较等因素；分析试验结果时，须对出现的异常数据应判断是否由受试物毒性引起并给予科学解释。

2. 正确判断毒性反应给药组和对照组之间检测结果的差异　可能来源于受试物有关的毒性、动物对药物的适应性改变或正常的生理波动，也可能源于试验操作失误和动物应激反应。在分析试验结果时，应关注参数变化的剂量 - 反应关系、组内动物的参数变化幅度和性别差异，同时综合考虑多项毒理学指标的检测结果，分析其中的关联和受试物作用机制，以正确判断药物的毒性反应。单个参数的变化往往并不足以判断化合物是否引起毒性反应，可能需要进一步进行相关的试验。此外，毒代动力学试验可以为毒性反应和毒性靶器官的判断提供重要的参考依据。

（二）动物毒性反应对于临床试验的意义

将重复给药毒性试验结果外推至人体时，不可避免地会涉及受试物在动物体内和人体内毒性反应之间的差异。首先，不同物种、同物种不同种属或个体之间对于某一受试物的毒性反应可能存在差异；其次，由于在重复给药毒性试验中通常采用较高的给药剂量，受试物可能在动物体内呈非线性动力学代谢过程，从而导致与人体无关的毒性反应；另外，重复给药毒性试验难以预测一些在人体中发生率较低的毒性反应或仅在小部分人群中出现的特异质反应；同时有些毒性反应目前在动物中难以观察，如头痛、头昏、头晕、皮肤瘙痒、视物模糊等。鉴于以上原因，动物重复给药毒性试验的结果不一定完全再现于人体临床试验。但如果没有试验或文献依据证明受试物对动物的毒性反应与人体无关，在进行药物评价时必须首先假设人最为敏感，重复给药毒性试验中动物的毒性反应将会在临床试验中出现。进行深入的作用机制研究将有助于判断动物和人体毒性反应的相关性。

（三）综合评价

重复给药毒性试验是药物非临床安全性研究的有机组成部分，是药物非临床毒理学研究中综合性最强、获得信息最多和对临床指导意义最大的一项毒理学试验。对其结果进行评价时，应结合受试物的药学特点，药效学、药代动力学和其他毒理学试验结果，以及已取得的临床试验结果进行综合评价。对于重复给药毒性试验结果的评价最终应落实到受试物的临床不良反应、临床毒性靶器官或靶组织、安全范围、临床需重点检测的指标，以及必要的临床监护或解救措施。

第三节　新药遗传毒性研究

遗传毒性研究（genotoxicity study）是药物非临床安全性评价的重要内容，与其他研究尤其是致癌性、生殖毒性等研究有密切的联系，是药物进入临床试验及上市的重要环节。遗传毒性试验是指用于检测通过不同机制直接或间接诱导遗传学损伤的受试物的体外试验和体内试验，这些试验能检测出 DNA 损伤及其损伤的固定。以基因突变、较大范围染色体损伤或重组形式出现的 DNA 损伤的固定，通常被认为是可遗传效应的基础，并且是恶性肿瘤多阶段发展过程的重要因素，对致癌试验的结果分析有重要作用。

遗传毒性试验方法有多种，根据试验检测的遗传终点，可将检测方法分为三大类，即基因突变检测、染色体畸变检测、DNA 损伤检测；根据试验系统，可分为体内试验和体外试验。由于没有任何单一试验方法能检测出所有与肿瘤发生相关的遗传毒性机制，通常采用体外和体内试验组合的方法，即"标准试验组合"，以全面评估受试物的遗传毒性风险。这些试验相互补充，对结果进行判断时应综合考虑。

通常情况下，对新的化学药物、中药中新的有效成分及其制剂、中药中新的中药材及其制剂，在人体试验开始前，应完成标准组合的遗传毒性试验。若出现可疑或阳性试验结果，应进一步进行其他相关试验。如重复给药毒性试验中发现有异常增生、处方中含有高度怀疑的遗传毒性的药味或成分等，应根据具体情况提供相应的遗传毒性研究资料，并根据具体情况来确定所需要进行的遗传毒性试验的内容及进行的时间。

一、标准试验组合

（一）基本内容

标准试验组合应反映不同的遗传终点，包括体内试验和体外试验，应包含以下内容。

1. **埃姆斯试验（Ames 试验）**　又称"细菌回复突变试验"。该试验已证明能检出相关的遗传学改变及大部分啮齿动物和人类的遗传毒性致癌剂。

2. **哺乳动物细胞体外和/或体内试验**　哺乳动物细胞体外试验中，体外中期相染色体畸变试验、体外微核试验、L5178Y 小鼠淋巴瘤 TK 基因正向突变试验（简称"小鼠淋巴瘤细胞试验"，MLA）已经过充分验证并广泛应用，且同样适合于检测染色体损伤。

若实验室对这些方法已进行了充分验证，当用于标准试验组合中时，这几个试验可互相替换。

体内试验具有考虑到如吸收、分布、代谢、排泄等因素的优势，并且可检出体外试验无法检出的某些遗传毒性物质，因此标准试验组合应至少包含 1 项体内试验。可采用啮齿动物造血细胞染色体损伤试验（包括骨髓或外周血红细胞微核试验、骨髓中期相细胞染色体畸变试验）或其他合适的体内试验。

（二）2 种推荐的标准试验组合

1. 组合一 ①1 项埃姆斯试验；②1 项检测染色体损伤的体外细胞遗传学试验（体外中期相染色体畸变试验或体外微核试验），或 1 项体外小鼠淋巴瘤细胞试验；③1 项体内遗传毒性试验，通常为啮齿动物造血细胞染色体损伤试验，用于检测微核或中期相细胞染色体畸变。

2. 组合二 ①1 项埃姆斯试验；②采用 2 种不同组织进行的体内遗传毒性试验，通常为 1 项啮齿动物造血细胞微核试验和第二项体内试验。

以上 2 种试验组合同等适合，可根据受试物特点自主选择。完成上述任何一种标准试验组合，若试验结果为阴性，通常可提示受试物不具有遗传毒性。对于标准试验组合结果为阳性的受试物，根据其治疗用途，可能需要进一步的试验。在某些情况下，标准试验组合中的 1 项或多项试验对于受试物不适合或因技术原因无法实施时，可采用其他经过验证的试验作为替代试验，但应提供充分的科学合理性及依据。

标准试验组合中常用的几种试验具体方法可参照《药物遗传毒性研究技术指导原则》的附录部分，此处不再一一介绍，试验时应根据具体情况具体分析，合理设计。

（三）标准试验组合的调整

标准试验组合在一些特殊情况下不适合，需要根据情况进行调整。

1. 当受试物对细菌有高毒性时（如某些抗生素），仍应进行埃姆斯试验，因为较低的、毒性较小的受试物浓度可能出现致突变性。同时，还应进行 1 项体外哺乳动物细胞试验，即采用标准试验组合一。

2. 标准试验组合通常可检出具有遗传毒性作用警示结构的受试物，因为大部分"警示结构"被定义为与细菌诱变性有关。但是，对于具有某些特殊警示结构的化合物，需要对标准组合方案进行调整。附加试验的选择或方案的调整取决于这些具有警示结构受试物的化学性质、已知活性和代谢信息。

3. 某些特殊的受试物，如一些放射影像剂、抗酸铝合剂、一些吸入用药、一些皮肤或其他局部用药，毒代动力学或药代动力学研究提示其不被全身吸收，因此在体内遗传毒性试验中无法到达靶组织。对于这些受试物，体内试验（尤其是骨髓、血液、肝脏）难以提供有用的信息。在改变给药途径也不能提供足够的靶组织暴露，且对暴露量最高的组织无合适的遗传毒性试验的情况下，仅根据体外试验进行评价可能是合适的。某些情况下，尽管这些试验尚未广泛应用，采用接触部位评价遗传毒性作用可能也是合理的。

二、体内外试验的基本要求

遗传毒性的体内外试验方法较多，试验时需具体情况具体分析。无论体外、体内试验，方法学均应经过充分验证。各实验室应建立历史背景对照数据库（包括阴性和阳性对照数据库）。

（一）体外试验的基本要求

1. 埃姆斯试验中采用的菌株 埃姆斯试验至少应采用 5 种菌株，包括用于检测组氨酸靶基因中的鸟嘌呤 – 胞嘧啶（G-C）位点碱基置换或移码突变的 4 种组氨酸营养缺陷型鼠伤寒沙门菌（TA98；TA100；TA1535；TA1537/TA97/TA97a），以及用于检测组氨酸或色氨酸基因中的腺嘌呤 – 胸腺嘧啶（A-T）位点碱基置换与检测交联剂的鼠伤寒沙门菌 TA102 或大肠埃希菌 WP2uvrA 或大肠埃希菌 WP2uvrA（pKM101）。

2. 体外试验中最高浓度的确定 体外试验中受试物的最高浓度主要取决于受试物对细菌/细胞的毒性和溶解度。

（1）最高浓度：对不受溶解度或细胞毒性限制的受试物，埃姆斯试验应达到的最高浓度为 5mg/皿（液体受试物为 5μl/皿），哺乳动物细胞试验为 1mmol/L 或 0.5mg/ml（选用较低者）。

（2）要求达到的细胞毒性水平：在遗传毒性体外试验中，某些遗传毒性致癌剂只有在检测浓度高达可产生一定程度的细胞毒性时才可检出，但毒性过高又会影响对相应的遗传终点进行恰当的评价。当哺乳动物细胞的存活率很低时，一些遗传毒性以外的作用机制如细胞毒性（如与细胞凋亡、溶酶体释放核酸内切酶等有关的结果）会导致遗传毒性假阳性结果，这种情况常发生于受试物浓度达到毒性阈浓度时。

鉴于以上情况，在体外细菌和哺乳动物细胞试验中，目前可接受以下细胞毒性水平（浓度不应超过最高浓度）：①埃姆斯试验中，进行评价的浓度应能显示明显的毒性，如回复突变菌落数目减少、背景菌苔减少或消失；②哺乳动物细胞体外遗传学试验中，最高浓度产生的细胞毒性应约为 50%；③对于小鼠淋巴瘤细胞试验，最高浓度产生的细胞毒性应为 80%～90%。

（3）难溶受试物的检测：用细菌和哺乳动物细胞遗传毒性试验检测某些受试物时，在不溶解的浓度范围内也能检测出剂量相关性遗传毒性。建议采用以下策略检测相对不溶的受试物。如①对于埃姆斯试验，如果沉淀不干扰计数，应对产生沉淀的浓度进行计数，且最高浓度不超过 5mg/皿或 5μl/皿。当未观察到细菌毒性时，应以产生沉淀的最低浓度作为计数的最高浓度；当观察到剂量相关的细菌毒性或诱变性时，应按上述细胞毒性的要求来确定最高浓度。②对于哺乳动物细胞试验，若沉淀不干扰计数，最高浓度应是培养液中产生最少可见沉淀的最低浓度。应通过肉眼观察或镜检等方法来观察记录沉淀在培养过程中持续存在或培养过程中出现（至处理结束时）。

3. 体外试验的重现性 体外试验应关注重现性。当采用新方法或试验出现非预期结果时，有必要进行重复试验。但是，当采用标准的、已广泛应用的常规体外试验方法时，若这些试验经过了充分验证且进行了有效的内部质量控制，得到明确的阳性或阴性结果，通常不需要重复试验。但是，若得到可疑结果，则需要进一步试验。

（二）体内试验的基本要求

1. **检测染色体损伤的体内试验**　采用骨髓细胞分析染色体畸变或检测含微核的嗜多染红细胞的体内试验方法均可用于检测染色体断裂剂。由于细胞分裂后期的 1 个或多个染色体相对滞后也能形成微核，微核检测方法也能检测一些非整倍体诱导剂。大鼠和小鼠均适用于骨髓微核试验。微核也可通过小鼠外周血中的未成熟红细胞（如嗜多染红细胞）或大鼠血液新生网织红细胞测定。同样，也可使用已证明对检测断裂剂/非整倍体诱导剂具有足够的灵敏度、来源于其他种属动物的骨髓或外周血的未成熟红细胞。除人工镜检方法外，若方法学经过充分验证，也可采用自动化分析系统（如图像分析系统和流式细胞术）对微核进行检测。

啮齿动物给药后，取外周血淋巴细胞进行体外培养，也可用于分析染色体畸变。

2. **其他体内遗传毒性试验**　第二项体内试验可作为第二种标准试验组合的一部分，并可用作追加试验以在评价体外或体内试验结果时提高证据权重。体内组织和试验的选择应根据多种因素来确定，例如受试物可能的作用机制、体内代谢特征或者被认为是相关的暴露组织等信息。由于肝脏的暴露和代谢能力，肝脏是代表性的首选组织。第二种体内试验经常以评价 DNA 损伤为终点指标作为替代终点。目前，已有大量应用经验的试验包括 DNA 链断裂试验如单细胞凝胶电泳试验（彗星试验）和碱洗脱试验、转基因小鼠体内突变试验、DNA 共价结合试验。

3. **体内试验的给药途径**　一般情况下，给药途径应与临床拟用途径一致。若不一致，应说明理由。但是，为获得全身暴露，可在适当时进行调整，如局部给药的受试物。

4. **体内试验啮齿动物性别的选用**　短期给药（通常给药 1~3 次）的体内遗传毒性试验一般可单用雄性动物。若已有的毒性、代谢或暴露资料提示在所用的动物种属中存在毒理学意义的性别差异，则应采用 2 种性别的动物。当遗传毒性试验整合在重复给药毒性试验中时，应对 2 种性别动物进行采样。如果毒性、代谢方面没有明显的性别差异，可仅对单一性别进行评价。如果受试物拟专用于单一性别，可选用相应性别的动物进行试验。

5. **体内试验的剂量选择**　通常应对有代表性的 3 个剂量水平进行分析检测。对于短期试验（通常给药 1~3 次），推荐的最高剂量为限度剂量 2 000mg/kg（若可耐受）或最大耐受剂量（为产生毒性的剂量，而基于同样的给药方案，比该剂量稍高即预期会出现死亡）。剂量选择时还应考虑对骨髓红细胞生成的抑制。最高剂量之下的其他剂量一般剂量间距为 2~3 倍。

对于多次给药试验，分为 2 种情况：

（1）当采用标准试验组合一时，若该试验整合在重复给药毒性试验中，如果该重复给药毒性试验符合支持人体临床试验的一个充分试验的标准，则通常认为对于遗传毒性评价剂量是合适的。该原则适用于体外哺乳动物细胞试验结果为阴性或不相关的阳性时。

（2）当进行追加试验或当采用标准组合二时，应对多种因素进行评价以确定高剂量是否适合用于遗传毒性评价。毒性试验（尤其是大鼠试验）的高剂量需满足以下任何一条标准，才可用于遗传毒性评价：①最大给药量，基于受试物在溶剂中的理化性质。②对于给药 14 天或更长时间的试验，如果能耐受，限度剂量为 1 000mg/kg。③最大可能暴露量，通过达到暴露峰值 / 稳态或受试物的蓄积来证明。若受试物的暴露量随给药时间增加而明显减少（如比起始暴露量减少 ≥ 50%），则不宜采用多次给药试验。④高剂量 ≥ 急性给药试验所采用高剂量的 50%，即接近最小致死量。

对于具有血液或骨髓毒性的受试物，进行遗传毒性评价的剂量应在具有严重红细胞系毒性（如具有明显的嗜多染红细胞或网织红细胞抑制）的高剂量之下、间距不超过约 2 倍。仅基于无毒性的暴露范围（高于临床暴露量的若干倍）来选择高剂量，是不充分、不合理的。

三、试验结果评价与追加研究

遗传毒性试验组合检测的是主要通过直接的遗传损伤机制致癌的物质（如绝大多数已知的人类致癌剂），不适用于检测非遗传毒性致癌剂。每种试验系统均可能产生假阴性或假阳性结果。一些试验条件，如有限的体外代谢活化能力可能导致体外试验出现假阴性结果。试验组合方法的设计是为了减少具有潜在遗传毒性的受试物产生假阴性结果的风险。此外，任何一项遗传毒性试验中的阳性结果并不一定能说明受试物对人类真正具有遗传毒性或致癌性的风险。在对体内外试验结果进行评价时，对阳性或阴性结果均应予以充分考虑，尤其是在有疑问时。

（一）体外试验结果的评价

1. 体外试验阳性结果

（1）体外埃姆斯试验阳性结果的评价：由于埃姆斯试验的阳性结果提示 DNA 反应性，为评估对患者用药的潜在风险，需进行充分的追加试验以评价体内致突变和潜在致癌性，除非通过恰当的风险 / 获益分析证明是合理的。埃姆斯试验出现阳性结果，应考虑受试物的纯度，以确定阳性结果是否为污染物所致。氨基酸（组氨酸或色氨酸）污染可能导致菌落数的升高而出现假阳性结果，因此埃姆斯试验不适合检测可能会降解的肽类。一些特殊情况下，埃姆斯试验的阳性结果并不提示对人体有遗传毒性潜力，例如当发生细菌特异性代谢时（如通过细菌硝基还原酶活化）。

（2）体外哺乳动物细胞试验阳性结果的评价：对于体外哺乳动物细胞试验的阳性结果，应采用证据权重法进行分析，必要时进行追加试验。例如（包括但不限于）阳性结果是否归因于体内不存在的条件（如 pH、渗透压、沉淀物）；阳性结果仅发生于产生最高细胞毒性的浓度，即在小鼠淋巴瘤细胞试验中阳性结果发生于相对总细胞生长率（relative total growth，RTG）减少 ≥ 80% 时，或在体外细胞遗传学试验中阳性结果发生于细胞生长抑制 ≥ 50% 时。如果应用证据权重法分析提示缺乏潜在遗传毒性，可采用标准试验组合一，即 1 个体内试验即可。

2. 体外试验阴性结果　对于体外试验阴性结果，在一些特殊情况下需考虑进行进一步的试验。例如（包括但不限于）受试物的化学结构或已知代谢特征提示标准的体外代谢活化技术（如啮齿动物肝脏 S9）可能不适用；受试物的化学结构或已知活性提示采用其他试验方法或系统更合适。

（二）体内试验结果的评价

与体外试验相比，体内试验方法具有考虑到与人体应用相关的吸收、分布、排泄的优点，而且体内代谢相对于体外试验中的代谢系统更具有相关性。因此，体内试验在遗传毒性试验中具有更重要的意义。如果体外与体内试验的结果不一致，对其结果差异应采用具体问题具体分析的原则进行分析与评价，如代谢差异、受试物在体内快速和高效排泄等。

1. 体内试验阴性结果 体内试验结果的意义与受试物在靶组织中是否有足够的暴露直接相关，尤其是当体外试验为确定的阳性结果而体内试验结果为阴性时，或者是当未进行体外哺乳动物细胞试验时更为重要。受试物在靶组织中具有足够暴露的证据包括可疑组织的毒性、毒代动力学资料等。如果受试物在靶组织中无法达到足够的暴露量，则常规的体内遗传毒性试验的意义较小。

对于体外遗传毒性试验结果为阳性（或未进行）而体内试验结果为阴性的受试物，应采用以下任何一种方法来反映受试物在体内 / 靶组织的暴露水平。

（1）细胞毒性：对于细胞遗传学试验，可通过微核试验中各剂量组和各采样时间点所用组织（骨髓或外周血）中未成熟红细胞数与红细胞总数的比例的显著变化，或通过染色体畸变试验中有丝分裂指数的显著降低，间接反映受试物的暴露水平；对其他体内遗传毒性试验，可通过肝脏或组织的毒性（如通过组织病理学检查或血液生化指标）来间接反映受试物的暴露水平。

（2）暴露：通过测定血液或血浆中的受试物相关物质水平，反映受试物的体内暴露；直接测定靶组织中的受试物相关物质；或通过放射自显影检测组织暴露水平。体内暴露的评估应采用与遗传毒性试验相同的动物种属、品系和给药途径，在最高剂量或其他相关剂量中进行。如果全身暴露与预期的临床暴露相似或更低，提示可能需要采用替代的方法，如采用不同的给药途径、采用具有更高暴露的不同种属、采用不同的组织或试验。也可用啮齿动物吸收、分布、代谢和排泄试验结果来确定体内暴露水平。

2. 体内试验阳性结果 体内遗传毒性试验也可能出现假阳性结果，例如未给予任何遗传毒性物质，但由于干扰红细胞生成而导致微核升高；DNA 加合物数据应根据内源性加合物的已知背景水平进行解释分析；与毒性相关的间接作用可能影响 DNA 链断裂试验（如彗星试验和碱洗脱试验）的结果。因此，评价遗传毒性数据时应考虑所有毒理学和血液学发现。与毒理学改变相关的间接作用可能有一个安全范围，且可能不具有临床相关性。

（三）阳性结果追加研究

1. 对体外哺乳动物细胞试验阳性结果的追加 基于埃姆斯试验结果为阴性，则需追加研究。

（1）追加机制 / 体内试验：体外哺乳动物细胞试验为阳性结果且无充分的证据以排除生物学相关性时，建议进行追加试验以提供试验证据。可进行附加的体外试验或进行 2 种合适的体内试验。①体外试验可为阳性结果缺乏生物学相关性提供机制信息，如小鼠淋巴瘤细胞试验中诱导染色体畸变或突变的受试物不是 DNA 损伤性物质的证据（如除埃姆斯试验外的其他突变/DNA 损伤试验结果为阴性；化学结构上的考虑）。体外微核试验阳性结果的追加试验也可采用类似的试验。多倍体是体外染色体畸变试验中的一种常见现象，多倍体常与细胞毒性的升高有关。如果在体外试验中仅见多倍体，而未见结构上的染色体断裂，一个确保具有合适暴露的体内微核试验的阴性结果通常可提供不具有潜在非整倍体诱导作用的充分证据。②2 项合适的体内试验，通常采用不同的组织，并有支持暴露的证据。如果无充分的证据或机制信息以排除相关的潜在遗传毒性，通常要求进行 2 项体内试验，需要采用合适的终点指标和合适的组织（通常是 2 种不同的组织），且应在体内获得充分的暴露。终点指标充分合理并且证明有暴露的合适的体内试验阴性结果足以证明受试物不具有遗传毒性风险。

（2）依赖于 S9 的体外试验阳性结果的追加：当阳性结果仅见于 S9 代谢活化的条件下，首先应确认是否是代谢活化的原因而非其他一些不同条件（如与非代谢活化培养条件下的≥10% 的血清浓度相比、S9 混合物中的血清浓度低或无血清）。因此，追加策略的目的是确定体外结果与体内条件的相关性，通常采用肝脏体内试验。

2. 对体内微核试验阳性结果的追加　若体内微核升高，应对所有毒理学资料进行评价，以确定是否是非遗传毒性作用所致或非遗传毒性作用是其中的一个作用因素。如果怀疑存在干扰红细胞生成作用或生理学的非特异性因素（如体温偏低或过高），进行 1 项体内染色体畸变试验更为合适。如果怀疑一个升高的结果，应进行研究以证明该升高是否是染色体丢失或染色体断裂所致。有证据显示非整倍体诱导作用，如纺锤体抑制剂具有非线性剂量 – 反应关系。因此，可能可确定该作用是否有阈值暴露（低于该暴露下预期不会有染色体丢失），以及确定与临床暴露比较是否存在合适的安全范围。

（四）追加遗传毒性试验

在遗传毒性标准试验组合中呈阴性结果，但在致癌试验中显示肿瘤发生率升高，而且无充分的证据确定是非遗传毒性作用机制的受试物，应在合适的模型上进行附加的遗传毒性试验。为了帮助了解作用方式，附加试验可包括改变体外试验的代谢活化条件，或包括测定肿瘤诱导靶器官遗传学损伤的体内试验，如 DNA 链断裂试验（如彗星试验或碱洗脱试验）、DNA 加合试验（如通过 ^{32}P- 后标记）、转基因突变诱导试验，或肿瘤相关基因遗传学改变的分子特征性分析。

（五）综合分析与评价

在对遗传毒性试验结果进行评价时，应结合受试物的药学特点包括药效学、药代动力学和其他毒理学研究的结果等信息进行综合分析。试验结果的评价最终应落实到临床试验受试者范围限定、风险 / 效益评估及必要防治措施的制订和应用上。埃姆斯试验可支持单次给药的临床试验；为支持多次给药的临床试验，应采用哺乳动物细胞进行 1 项评估染色体损伤试验；在 II 期临床试验开始前完成完整的遗传毒性标准试验组合。但是，为了减少药物开发风险、保护受试者安全，建议在临床试验开始前完成遗传毒性标准试验组合。

当遗传毒性试验结果为阳性时，对进入临床试验是否安全，应考虑所有安全性资料，包括对所有遗传毒性资料的全面评价，以及拟进行的临床试验的性质。对于遗传毒性试验出现阳性结果但不直接与 DNA 发生作用的受试物，不全都会带来明显的体内给药的风险。因此，当遗传毒性试验出现阳性结果时，建议提供有关遗传毒性机制的证据及这种机制与预期体内暴露的相关性，或者通过试验排除直接与 DNA 作用的机制，如证明受试物不会使 DNA 烷化或 DNA 链断裂，并提供未观察到遗传毒性的剂量水平。若确认受试物可直接损伤 DNA，在极特殊的情况下，可能会被允许用于危及生命的疾病（如晚期癌症），但不能在健康受试者中使用。

遗传毒性对生殖细胞的影响也极其重要。当体内体细胞试验结果为阳性时，在综合评价及指导用药时应关注受试物对生殖细胞的影响。

第四节 新药致癌毒性研究

致癌（carcinogenicity）试验的目的是考察药物在动物体内的潜在致癌作用，从而评价和预测其可能对人体造成的危害。任何体外试验、动物毒性试验和人体应用中出现的潜在致癌性因素均可提示是否需要进行致癌试验，也应考虑以下因素：预期患者人群、与潜在致癌性有关的前期研究结果、系统暴露程度、与内源性物质的异同、相关试验设计或与临床研究阶段相关的致癌试验的时间安排等。国际上已经要求预期长期使用的药物应进行啮齿动物致癌试验。由于致癌试验耗费大量时间和动物资源，只有当确实需要通过动物长期给药研究评价人体中药物暴露所致的潜在致癌性时，才应进行致癌试验。

致癌试验的基本方案应包括 1 项长期啮齿动物致癌试验和 1 项短期其他类型的试验，如哺乳动物培养细胞恶性转化试验或小鼠肺肿瘤诱发试验，以补充并提供长期致癌试验不易得到的其他资料。致癌试验的动物选择不仅要考虑动物寿命的长短，还应考虑动物对致癌源的敏感性、肿瘤自发率的高低等。在缺乏确凿的证据时，通常长期试验选用大鼠、短期试验选用小鼠。致癌试验中尽可能以高剂量暴露药物的潜在致癌性，通常以最大耐受剂量（maximal tolerance dose，MTD）作为高剂量。因致癌试验的周期很长、耗费巨大，为保证试验成功，通常通过 3 个月的预试验确定合适的最大剂量。

一、致癌试验的考虑因素

1. **期限和暴露量** 预期临床用药期至少连续 6 个月的药物一般应进行致癌试验。大多数疗程为 3 个月的药物通常不会仅用到 3 个月，可能连续用药达 6 个月。某些类型的化合物可能不会连续用药达 6 个月，但可能以间歇的方式重复使用。治疗慢性和复发性疾病（包括过敏性鼻炎、抑郁症和焦虑症）而需经常间歇使用的药物，一般也需进行致癌试验。某些可能导致暴露时间延长的释药系统，也应考虑进行致癌试验。除非有潜在致癌因素存在，短期接触或非经常使用的药物（如麻醉药和放射性同位素标记的显影剂）通常不需进行致癌试验。

2. **潜在致癌因素** 如果某些药物存在潜在致癌的担忧因素，可能需要进行致癌试验。

应慎重评价这些潜在致癌因素，因为这是大多数药物进行致癌试验的最主要的理由。应考虑的几个因素包括：①已有证据显示此类药物具有与人类相关的潜在致癌性；②其构效关系提示致癌的风险；③重复给药毒性试验中有癌前病变的证据；④导致局部组织反应或其他病理生理变化的化合物或其代谢产物在组织内长期滞留。

3．适应证和患者人群　当特定适应证人群的预期寿命较短时（如2～3年之内），可能不要求进行长期致癌试验。用于晚期全身肿瘤的抗肿瘤药通常不需要进行致癌试验。在抗肿瘤药较为有效并能明显延长生命的情况下，后期有继发性肿瘤的担忧。当这些药物拟用于非带瘤患者的辅助治疗或非肿瘤适应证长期使用时，通常需要进行致癌试验。

4．给药途径　动物的给药途径应尽可能与临床拟用途径相一致，如果不同给药途径下的代谢及系统暴露量相似，可采用其中1种给药途径开展致癌试验；此种情况下，应充分关注与临床给药途径相关的组织器官（如与吸入剂使用相关的肺部）中受试药是否得到充分暴露。药代动力学分布数据可提供受试药是否得到充分暴露的证据。

5．全身暴露的程度　局部用药（如皮肤和眼科用药）可能需要进行致癌试验。系统暴露量非常小的局部用药不需要以经口给药途径来评价其对内脏器官的潜在致癌作用；若有潜在光致癌性的担忧，可能需要进行皮肤给药的致癌试验（通常用小鼠）；除非有明显的全身暴露或相关担忧，经眼给予的药物通常不需要进行致癌试验。

对于化合物改盐、改酸根或碱基的情况，若已有原化合物的致癌试验数据，应提供其与原化合物比较的药代动力学、药效学或毒性等方面无明显改变的证据。当药物的暴露量和毒性发生变化时，可能需进行桥接研究来确定是否需要进行新的致癌试验。对于酯类和络合衍生物，上述类似数据对考虑是否需进行新的致癌试验是有价值的，应根据具体情况具体分析。

6．内源性肽类、蛋白质及其类似物　经化学合成、从动物或人体组织中提取纯化或生物技术方法（如重组DNA技术）生产的内源性肽类或蛋白质及其类似物可能需要特殊考虑。对于替代治疗的内源性物质（浓度在生理水平），尤其是当同类产品（如动物胰岛素、垂体来源的生长激素和降钙素）已有临床使用经验时，通常不需要进行致癌试验。若从疗程、临床适应证或患者人群的角度考虑存在担忧因素，且中和抗体的产生并未使重复给药毒性试验的结果失去评价意义，内源性多肽、蛋白质及其类似物在下述情况下可能仍需要进行长期致癌性评价：①其生物活性与天然物质明显不同；②与天然物质比较显示修饰后结构发生明显改变；③药物的暴露量超过血液或组织中的正常水平。

7．附加试验的必要性　动物致癌试验的结果与人体的相关性仍然存在一些争议，作用机制的研究对评价动物出现的肿瘤与人体的相关性是有价值的。当动物致癌试验出现阳性结果时，可能需要做进一步的研究，探讨其作用机制，以帮助确定是否存在对人体的潜在致癌作用。

8．致癌试验的时间安排　当需要进行致癌试验时，通常应在申请上市前完成。若对患者人群存在特殊担忧，在进行大样本临床试验之前需完成啮齿动物致癌试验。对于开发用于治疗某些严重疾病（如艾滋病）的药物，申请上市前可不必进行动物致癌试验，但在上市后应进行这些试验。这样可加快治疗危及生命或导致严重衰弱疾病的药物的上市，尤其是没有满意的治疗方法时。

二、长期致癌试验

1. **动物** 通常选用幼年小鼠或大鼠，在缺乏确凿的证据或其他明确的指征时，最好选用大鼠，适宜的品系雌、雄各半，每组动物数在实验结束时应能满足病理检查及统计分析的需要，一般每组为100只。实验结束时，对照组和低剂量组一般还应有50%以上的动物存活，当对照组和低剂量组的累计死亡率达50%时，应停止给药。

2. **剂量及分组** 至少设受试物高、中和低3个剂量组，另设溶媒或赋形剂对照和空白对照组。剂量设计原则上在保证无过多动物死亡的前提下尽量采用高剂量，以缩短肿瘤潜伏期。具体剂量设计可参考药理和毒理结果等因素综合考虑，低剂量通常应是临床拟用剂量的1~3倍，最大剂量通常通过3个月的预试验来确定或采用最大耐受剂量。

3. **实验期限** 通常大鼠2年以上，小鼠1.5年以上。

4. **给药方式与期限** 给药方式原则上与临床拟用途径相同，否则应说明理由。给药期限一般至实验结束时，必要时也可适当缩短。

5. **观察与检查** 对动物的一般情况应注意观察与记录，肉眼观察到有肿瘤病变时，应取各器官系统做病理组织学检查。

6. **结果分析与评价** 根据各组的肿瘤发生率、潜伏期和多发性等作出全面的科学评价，并提出判断为阳性或阴性结果的充分数据与分析。

三、短期致癌试验

（一）哺乳动物培养细胞恶性转化试验

1. **细胞** 叙利亚地鼠胚胎（syrian hamster embryo，SHE）细胞，或其他哺乳动物细胞。

2. **剂量** 至少应用3种不同的浓度，高剂量一般以抑制50%的集落生长浓度为基准，否则应说明选定剂量的理由。对照组用空白、溶剂及阳性对照，受试物一般与细胞接触24小时或其他适宜时间，然后再培养7~14天。

3. **代谢活化** 应说明外源性代谢活化系统。

4. **观察报告** 将细胞固定，染色，分别计数每皿集落数、转化集落数。转化频度=转化集落数/（$10^6 \times$存活细胞）；转化率=转化集落数/总集落数。

5. **结果评价** ①有明确的剂量-效应关系；②若无剂量-效应关系，但在2个或2个以上的浓度中发生细胞转化；③在单一剂量下出现3个或3个以上的转化集落。符合上述一条者可判为阳性，若无符合项则为阴性。如判定有困难时，应进一步对细胞进行核型分析、软琼脂接种等观察判定，必要时可做动物接种生瘤试验。

（二）动物短期致癌试验

通常完成小鼠肺肿瘤诱发短期试验。

1. **动物** 通常使用 A 系小鼠，一般为 6 ~ 8 周龄，体重 15 ~ 20g，雌、雄各半，每组至少 50 只。受试物的小鼠肿瘤试验数据有助于作出"证据权重"的结论，并辨别在 2 种啮齿动物中引起肿瘤的因素。大多数目前可得到的短期和中期体内致癌试验模型均是使用小鼠。

2. **剂量及分组** 一般设高、中和低 3 个剂量组。最高剂量组应每周给药 3 次，连续 8 周的最大耐受剂量，否则应说明理由，另设阴性对照组。给药途径一般采用腹腔注射或其他适宜的途径。

3. **观察时间** 通常观察 30 ~ 35 周或可更短些。

4. **结果评价** ①实验组肺肿瘤的均数比对照组显著增加；②有剂量 – 效应关系；③阴性对照组的肺肿瘤平均数与文献报道的同龄未染毒小鼠的肺肿瘤发生率大体相符。符合上述情况可判为阳性。

第五节 新药生殖毒性研究

生殖毒性研究（reproductive toxicity study）是药物非临床安全性评价的重要内容，它与单次给药毒性、重复给药毒性、遗传毒性等毒理学研究有密切的联系，是药物进入临床研究及上市的重要环节。在药物开发过程中，生殖毒性研究的目的是通过动物实验反映受试物对哺乳动物生殖功能和发育过程的影响，预测其可能产生的对生殖细胞、受孕、妊娠、分娩、哺乳等亲代生殖功能的不良影响，以及对子代胚胎 – 胎儿发育、出生后发育的不良影响。生殖毒性研究在限定临床研究受试者范围、降低临床研究受试者和药品上市后使用人群的用药风险方面发挥重要作用。

对能透过胎盘屏障，特别是具有激素样作用，可能对胎儿产生致畸影响及用于育龄人群并可能对生殖系统产生影响的新药（如避孕药、性激素、治疗性功能障碍药、促精子生成药、保胎药及遗传毒性试验阳性或有细胞毒作用等的新药），应根据具体情况提供相应的生殖毒性研究资料。

为发现给药所致的速发型和迟发型效应，试验观察应持续一个完整的生命周期，即从某一代受孕到其下一代受孕间的时间周期。为方便试验，可将一个完整的生命周期过程分成以下几个阶段：①从交配前到受孕（成年雄性和雌性的生殖功能、配子的发育和成熟、交配行为、受精）；②从受孕到着床（成年雌性的生殖功能、着床前发育、着床）；③从着床到硬腭闭合（成年雌性的生殖功能、胚胎发育、主要器官形成）；④从硬腭闭合到妊娠终止（成年雌性的生殖功能、胎仔发育和生长、器官发育和生长）；⑤从出生到离乳（成年雌性的生殖功能、幼仔对宫外生活的适应性、离乳前发育和生长）；⑥从离乳到性成熟（离乳后发育和生长、独立生活的适应能力、达到性成熟的情况）。

通常将①和②阶段的试验称为生育力与早期胚胎发育毒性试验（Ⅰ段）；③和④阶段的试验称为或胚胎 – 胎仔发育毒性试验（Ⅱ段）；⑤和⑥阶段的试验称为围产期毒性试验（Ⅲ段）。

关于生殖毒性试验的阶段性要求，我国于 2006 年颁布的《药物生殖毒性研究技术指导原则》中，从保障受试者安全的角度出发，要求通常情况下在Ⅰ期临床试验开始前提供完整的Ⅰ段、Ⅱ段生殖毒性试验资料，以期在临床研究开始前尽可能了解受试物对雌、雄性动物生殖能力、生殖器官、生殖细胞及胚胎发育的影响；围产期毒性试验（Ⅲ段）资料可在上市申请时提供。在一些特殊情况下，可能会需要提前提供相关生殖毒性研究资料，例如用于育龄人群并可能对生殖系统产生影响的新药（如避孕药、性激素、治疗性功能障碍、促精子生成药等新药）；而在另外一些情况下可能会适当延迟提交相关生殖毒性研究资料的时间，例如用于晚期恶性肿瘤或艾滋病的药物等。

我国于 2017 年加入 ICH 后，参照 ICH M3（R2）指导原则，根据药物开发的研究人群和开发阶段所致生殖毒性风险的不同，可分阶段提供支持相应临床试验和上市的生殖毒性试验资料，与我国目前的要求基本一致。

一、生育力与早期胚胎发育毒性试验（Ⅰ段）

包括上述生命周期的①和②阶段，雌、雄性动物由交配前到交配期直至胚胎着床给药，又称为一般生殖毒性试验。评价受试物对动物生殖的毒性或干扰作用，包括配子成熟度、交配行为、生育力、胚胎着床前阶段和着床等。对于雌性动物，应对动情周期、受精卵输卵管转运、着床及胚胎着床前发育的影响进行检查。对于雄性动物，应观察生殖器官组织学检查方法可能检测不出的功能性影响（如性欲、附睾精子成熟度等）。

1. **动物** 至少 1 种动物，通常用大鼠，一般不少于 20 只每性别每组。雌、雄性动物按 1∶1 交配。一般情况下，雌性动物在妊娠第 13～15 天处死，雄性动物在交配成功后处死。

2. **给药** 一般情况下，交配前给药期可定为雄性动物 4～10 周、雌性动物 2 周；雄性动物给药期应持续整个交配期直至被处死，雌性动物至少应持续至胚胎着床（妊娠第 6～7 天）。应对交配前给药期长短的选择进行说明并提供依据。

3. **观察指标**

（1）试验期间：①体征和死亡情况，至少每天 1 次；②体重和体重变化，至少每周 2 次；③摄食量，至少每周 1 次（交配期除外）；④交配期间至少每天进行阴道涂片检查，以检查是否对交配或交配前时间有影响；⑤在其他毒性研究中已证明有意义的指标。

（2）终末检查：①剖检所有亲代动物；②保存肉眼观察出现异常的器官，必要时进行组织学检查，同时保留足够的对照组动物的相应器官以便比较；③保存所有动物的睾丸、附睾或卵巢、子宫，必要时进行组织学检查，根据具体情况进行评价；④建议计数附睾中的精子数并进行精子活力检查；⑤计数黄体数，活胎、死胎、吸收胎并计算着床数。

二、胚胎－胎仔发育毒性试验（Ⅱ段）

包括上述生命周期的③和④阶段，对妊娠动物自胚胎着床至硬腭闭合给药，又称为致畸敏感期毒性试验。评价药物对妊娠动物、胚胎及胎仔发育的影响，包括妊娠动物较非妊娠雌性动物增强的毒性、胚胎－胎仔死亡、生长改变和结构变化等。

1. **动物** 通常采用 2 种动物，一种为啮齿动物，通常使用大鼠；另一种为非啮齿动物，通常使用家兔。妊娠动物数通常大鼠不少于 20 只/组，家兔不少于 12 只/组。在大约分娩前处死并检查雌性动物，正常情况下，大鼠约为妊娠第 20/21 天，家兔约为妊娠第 28/29 天。检查所有胎仔的存活和畸形情况。至少应对 50% 的大鼠胎仔进行内脏检查，100% 的家兔胎仔需进行软组织和骨骼检查。若高剂量组的胎仔内脏和骨骼与对照组无显著性差异，一般不需要对中、低剂量组进行检查。

2. **给药** 由胚胎着床到硬腭闭合（即到③阶段末）给药。通常，大鼠为妊娠第 6—15 天给药，家兔为妊娠第 6—18 天给药。

3. **观察指标**

（1）试验期间：①体征和死亡情况，至少每天 1 次；②体重和体重变化，至少每周 2 次；③摄食量，至少每周 1 次；④其他毒理学试验中已证明有意义的指标。

（2）终末检查：①剖检所有成年动物；②保存肉眼观察出现异常的器官，必要时进行组织学检查，同时保留足够的对照组动物相应器官以便比较；③计数黄体数，活胎、死胎、吸收胎并计算着床数；④胎仔体重、胎仔顶臀长；⑤胎仔异常（包括外观、内脏、骨骼）；⑥胎盘肉眼观察。

三、围产期毒性试验（Ⅲ段）

包括上述生命周期中的⑤和⑥阶段，从胚胎着床到幼仔离乳给药。由于对此段所造成的影响可能延迟，试验应持续观察至子代性成熟阶段。评价对妊娠/哺乳的雌性动物及胚胎和子代发育的不良影响，包括妊娠动物较非妊娠雌性动物增强的毒性、出生前和出生后的子代死亡情况、生长发育的改变及子代的功能缺陷，包括 F_1 代的行为、性成熟和生殖功能。

1. **动物** 至少采用 1 种动物，通常使用大鼠。妊娠动物数通常大鼠不少于 20 只/组。雌性动物分娩并饲养其子代至离乳，每窝选择雌、雄子代各 1 只，饲养至成年，然后进行交配检测其生殖能力。

2. **给药** 雌性动物的给药期应从胚胎硬腭闭合至哺乳结束（即上述生命周期中的③~⑤阶段），通常大鼠为妊娠第 15 天至离乳（出生后第 21 天）。该段试验并不完全包括由离乳期至青春期阶段给药，也不研究育龄期缩短的可能性。为了检测可能用于婴幼儿和儿童期的药物的不良影响，应考虑具体情况，选择特定年龄段的子代直接给药，进行相关试验研究。

3. **观察指标**

（1）试验期间（母体动物）：①体征和死亡情况，至少每天 1 次；②体重及体重变化，分娩前至少每周 2 次；③摄食量，分娩前至少每周 1 次；④其他毒理学研究中已证明有意义的指标；⑤妊娠期；⑥分娩。

（2）终末检查（用于母体，可行时也用于子代）：①剖检所有成年动物；②保存肉眼观察出现异常的器官，必要时进行组织学检查，同时保留足够的对照组动物相应器官以便比较；③着床、畸形；④出生时存活的子代；⑤出生时死亡的子代；⑥子代出生时的体重；⑦离乳前后的存活率和生长 / 体重、性成熟程度和生育力，应说明是否进行了窝仔动物剔除；⑧体格发育；⑨感觉功能和反射；⑩行为。

四、结果分析与评价

动物生殖毒性试验的最终目的在于预测人体可能出现的生殖、发育相关的毒性反应，因此应对研究结果进行科学和全面的分析和评价。通常情况下，应对受试物在动物中表现出来的生殖和发育 2 个方面的毒性进行分析评价。如果出现阳性的生殖毒性或发育毒性结果，应评估人体中出现生殖毒性和发育毒性风险的可能性。

应用统计学程序时，应考虑组间比较所采用的指标单位，通常用窝而不是胎仔个体为单位；若亲代 2 种性别的动物均给药，则用交配对（也即 2 代试验研究中亲代的配对）为单位。可以将试验数据制成表格，以说明每只动物的试验结果。

（一）生殖毒性

生殖毒性为可能影响 F_0 代生殖能力的结构和功能性改变，包括对生育力、分娩和哺乳的毒性影响等。

1. 生育力　与给药相关的雄性生殖毒性可表现为生殖器官退变或坏死、精子计数减少、精子活力或形态学改变、交配行为异常、不能交配、内分泌功能改变或总体生育力降低。与给药相关的雌性生殖毒性可表现为生殖器官损伤、配子成熟和释放相关的内分泌调节改变、交配行为异常、不能交配或总体生育力降低。

2. 分娩　对动物产程和分娩的影响可表现为分娩起始和持续时间的改变。分娩持续时间通常报告为平均每胎耗时或总分娩时间。

3. 哺乳　哺乳期给药后，可能对幼仔产生暴露，也可能改变母鼠的哺乳过程（乳汁的质量和数量）或改变母鼠的哺乳行为。

（二）发育毒性

发育毒性为对 F_1 代的毒性影响包括死亡、畸形（结构异常）、生长异常和功能性毒性等。

1. 死亡　发育毒性导致的死亡可能发生于自妊娠早期到离乳后的任何时间（"胚胎 – 胎仔死亡"仅是发育毒性所致死亡的一种）。阳性结果可能表现为着床前或着床后丢失、早期或晚期吸收、流产、死产、新生仔死亡或离乳后死亡。

2. 畸形　即通常所指的结构异常，表现为子代骨骼或软组织畸形或变异。

3. 生长异常　通常表现为生长迟滞，有时生长过快或早熟也被认为是生长异常。评估生长速率的最常用的指标为体重，同时也可测定顶臀长、肛门与生殖器间的距离等。

4. 功能性毒性　包括任何正常生理或生化功能的持续改变，但通常仅测定神经行为和生殖功能。常规测定指标包括自主活动、学习记忆、反射、性成熟时间、交配行为和生育力。

另外，很多情况下，亲代和子代所表现出来的生殖毒性可能是母体毒性所继发的。应结合相关毒性研究结果，如重复给药毒性研究等，判断表现出来的生殖毒性是否为母体毒性的继发结果。

（三）综合评价

生殖毒性研究试验结果应该力求与其他药理毒理学试验结果互为印证、说明和补充。在对生殖毒性试验结果进行评价时，应结合以下信息进行综合分析：①受试物的药学特点；②药效学、药代动力学和其他毒理学研究结果，特别是重复给药毒性试验和遗传毒性试验结果；③临床研究的受试者人群特征及已取得的临床研究结果。中药还应结合处方组成特点、方中药味的毒性情况、临床应用背景情况等进行综合分析。

试验结果的评价最终应落实到临床研究受试者范围限定、风险/效益评估及必要防治措施的制订和应用上。

第六节　新药特殊安全性研究

特殊安全性研究主要包括刺激性、过敏性和溶血性研究。刺激性、过敏性、溶血性是指药物制剂经皮肤、黏膜、腔道、血管等非口服途径给药，对用药局部产生的毒性（如刺激性和局部过敏性等）和/或对全身产生的毒性（如全身过敏性和溶血性等），为临床前安全性评价的组成部分。

药物的原型及其代谢物、辅料、有关物质及理化性质（如pH、渗透压等）均有可能引起刺激性和/或过敏性和/或溶血性的发生，因此药物在临床应用前应研究其制剂在给药部位使用后引起的局部和/或全身毒性，以提示临床应用时可能出现的毒性反应、毒性靶器官、安全范围。如果其他非临床安全性（如重复给药毒性）研究结果可充分反映受试物的刺激性、过敏性和溶血性中的某一种或多种毒性时，则可不单独进行相应的毒性研究。

特殊安全性研究所选用的动物应符合国家有关规定的等级要求，并具有实验动物质量合格证。动物种属的选择根据观察指标和模型合理性确定，如刺激性试验应选择与人类皮肤、黏膜等反应比较相近的动物，如兔、小型猪等。

一、刺激性试验

刺激性是指非口服给药制剂给药后对给药部位产生的可逆性炎症反应；若给药部位产生不可逆性组织损伤，则称为腐蚀性。刺激性试验是观察动物的血管、肌肉、皮肤、黏膜等部位接触受试物后是否引起红肿、充血、渗出、变性或坏死等局部反应。

依据给药途径，刺激性试验通常分为血管刺激性试验、肌肉刺激性试验、皮肤刺激性试验、黏膜（眼用制剂，滴鼻剂和吸入剂，阴道、直肠、口腔用药，滴耳剂等）刺激性试验和皮肤给药进行的光毒性试验。刺激性试验的基本要求如下：

1. **给药部位**　一般应选择与临床给药相似的部位，并观察对可能接触到受试物的周围组织的影响。

2. **给药途径**　一般应与临床用药途径一致，否则应加以说明。

3. **对照组** 以溶媒和 / 或赋形剂作为阴性对照，必要时采用已上市制剂作为对照。

4. **给药浓度、剂量与体积** 可选择几种不同的浓度，至少应包括临床拟用最高浓度。如果技术上难以达到临床拟用最高浓度，如皮肤刺激性试验，在给药面积不变的情况下，可通过改变给药频次调整剂量，而不应通过增加厚度达到增加给药量的目的。

5. **给药频率与周期** 应根据临床用药情况，一般给药周期最长不超过 4 周。建议进行恢复期观察，同时评价给药局部及周围组织毒性反应的可逆性。

6. **观察指标** ①肉眼观察应详细描述局部反应，包括红斑、水肿、充血程度及范围，计分表示。同时观察动物的一般状态、行为、体征等。②组织病理学检查应详细描述给药部位的病理变化，并半定量分析、判断。提供相应的组织病理学照片。

7. **试验方法** 试验方法已很成熟，具体试验方法可参照有关技术指导原则和文献，若有新的、更灵敏或适合的方法，可结合不同的试验进行选择。

8. **统计方法** 根据试验模型和试验方法选择合适的统计方法。

二、过敏试验

过敏性（anaphylaxis）又称"超敏反应"，指机体受同一抗原再刺激后产生的一种表现为组织损伤或生理功能紊乱的特异性免疫反应。其分类目前普遍接受分为 I 、 II 、 III 和 IV 4 型： I 型又称快发型或速发型，由 IgE 介导，主要表现为荨麻疹、过敏性休克、支气管哮喘、变应性鼻炎、胃肠道与皮肤过敏反应等； II 型又称细胞毒型或溶细胞型，由 IgG 介导，主要表现为库姆斯试验阳性的溶血性贫血、粒细胞减少和血小板减少性紫癜； III 型又称免疫复合物型或血管炎型，由 IgG、IgM 介导，主要表现为局限性肺炎、血管炎、狼疮样反应、肾小球肾炎等； IV 型又称迟发型或结核菌素型，由 T 细胞介导，主要表现为接触性皮炎。过敏试验是观察动物接触受试物后的全身或局部过敏反应，试验设计中应全面考虑以下问题。

1. **试验方法** 进行何种过敏试验应根据药物特点、临床适应证、给药方式、过敏反应发生机制、影响因素等确定。通常局部给药发挥全身作用的药物（如注射剂和透皮吸收剂等）需考察 I 型过敏反应，如注射剂需进行主动全身过敏试验（active systemic anaphylaxis，ASA）和被动皮肤过敏试验（passive cutaneous anaphylaxis，PCA）、透皮吸收剂需进行主动皮肤过敏试验（active cutaneous anaphylaxis，ACA）、吸入途径药物应采用豚鼠吸入诱导和刺激性试验、黏膜给药应结合受试物的特点参照经皮给药的过敏试验方法进行。如受试物的化学结构与文献报道产生其他过敏反应的化合物相同或相似者建议考虑采取适当的试验方法以考察其是否能引起其他过敏反应（如光过敏性反应等）。 II 型和 III 型过敏反应可结合在重复给药毒性试验中观察，如症状、体征、血液系统、免疫系统及相关的病理组织学改变等。经皮给药制剂（包括透皮剂）应进行 IV 型过敏反应试验，包括豚鼠最大化试验（guinea-pig maximization test，GPMT）或豚鼠封闭斑贴试验（Buehler test，BT）或其他合理的试验方法如小鼠局部淋巴结试验（murine local lymph node assay，LLNA）等。

2. **剂量设计** 建议选择多个剂量，至少应包括临床最高给药浓度。

3．对照组　应设立阳性对照组和阴性对照组，必要时采用已上市制剂作为对照。

4．统计方法　根据试验模型和试验方法选择合适的统计方法。

三、溶血试验

溶血性是指药物制剂引起的溶血和红细胞凝聚等反应。溶血反应包括免疫性溶血与非免疫性溶血，溶血试验是观察受试物是否能够引起溶血和红细胞凝聚等。凡是注射剂和可能引起免疫性溶血或非免疫性溶血反应的其他局部用药制剂均应进行溶血试验。

溶血试验包括体外试验和体内试验，常规采用体外试管法评价药物的溶血性，若结果为阳性，应与相同给药途径的上市制剂进行比较研究，必要时进行动物体内试验或结合重复给药毒性试验，应注意观察溶血反应的有关指标（如网织红细胞、红细胞数、胆红素、尿蛋白，以及肾、脾、肝继发性改变等），如出现溶血时，应进行进一步研究。

四、光毒性（光刺激性）试验

光敏反应是用药后皮肤对光线产生的不良反应，包括光毒性反应和光过敏反应，均由受试物所含的感光物质引起，产生光敏反应需同时满足以下条件：吸收自然光线（波长范围为 290～700nm）、吸收紫外光（UV）/ 可见光后产生活性物质、在光暴露组织（如皮肤、眼睛等）有充分的暴露。

光毒性是由光诱导的非免疫性的皮肤对光的反应，是指药物吸收的光能量在皮肤中释放导致皮肤损伤的作用。光毒性反应是光敏反应中最常见的一种反应，其临床表现与晒伤相似，表现为红斑、水肿、皮肤瘙痒和色素沉着，严重者可产生局部坏死、溃烂或表皮脱落。皮肤给药光毒性试验的目的是观察受试物接触皮肤或应用后遇光照射是否有光毒性反应。若受试物的化学结构或某些组成（包括药物和赋形剂）文献报道有光毒性作用，或其化学结构与已知的光敏剂相似，或曾有报道其具有或可疑具有光毒性作用，建议进行皮肤给药的光毒性试验。

皮肤光敏性试验是比较对照组和给药组的反应，并进行评价。阳性结果时应追加试验，如与已知阳性物质的比较试验及用其他方法（不加佐剂）进行试验，其中非损伤性试验方法有利于光敏性反应评价。另外，光敏性是光毒性和光过敏性 2 类混合难分的反应，必要时应追加光毒性试验。实验动物原则上选健康白色豚鼠，每组不少于 5 只。应设阳性对照药组、阴性对照组和受试物组。常用方法包括 Adjuvant and Strip 法、Harber 法、Horio 法、Jordan 法、Maurer 法、Morikawa 法和 Vinson 法等，具体操作可参照相关指导原则和文献。

五、结果分析与评价

1．详细说明试验方法，包括受试物、试验分组、给药剂量、动物数、用药次数、毒性反应、持续时间、恢复情况及时间、死亡动物数等，对不同剂量（或浓度）下某种反应的发生情况及严重程度进行表述，分析毒性反应的量效关系和可能的时效关系及可逆性，判断药物相关性，提供安全范围等。

2. 刺激性试验应重视给药浓度、体积、速度、次数与有效暴露时间对结果的影响。注射剂的给药浓度、速度及次数与药物的血管刺激性密切相关，建议根据受试物的性质、临床用药情况，采用适当的方法，尽最大可能暴露毒性，如可适当增加浓度或增加给药次数等。过敏试验应注意给药剂量和给药速度对过敏反应的影响，静脉注射激发应保证足量、一次性快速地将受试物注射入动物体内。经皮给药的受试物应保证在局部的有效暴露浓度和时间。

3. 重视组织病理学检查，并提供相应的照片。

4. 由于实验动物模型的局限性，目前仍无理想的Ⅱ型和Ⅲ型过敏反应的动物模型；光过敏性动物模型的临床意义尚不明确等。因此，一些药物的过敏性临床前评价可采取灵活的方式，建议采用多种方法如豚鼠封闭斑贴试验、小鼠局部淋巴结试验等。

5. 在溶血试验中，若出现红细胞凝聚现象，应判定是真凝聚还是假凝聚。若体外出现可疑溶血现象，应采用其他方法进一步试验，以确定或排除受试物的溶血作用。利用分光光度法进行溶血试验时，应注意离心速度及温度对结果的影响。此外，因不同注射剂的颜色及深浅不同，若其色泽对血红素的最大吸收有干扰，则应注意排除非药物因素。

6. 结合药物的制剂特点、药理作用、其他毒理学试验结果及临床信息等综合分析和评价。

第七节 新药非临床依赖性研究

药物依赖性（drug dependency）是指药物长期与机体相互作用，使机体在生理功能、生化过程或形态学发生特异性代偿性适应改变的特性，停止用药可导致机体的不适或心理上的渴求。依赖性可分为生理依赖性和精神依赖性2种。生理依赖性主要是中枢神经系统对长期使用依赖性药物所产生的一种适应状态，包括耐受性增加和停药后的戒断症状。精神依赖性是药物对中枢神经系统作用所产生的一种特殊的精神效应，表现为对药物的强烈渴求和强迫性觅药行为。生理依赖性与精神依赖性可能同时存在，但也可能有分离，如兴奋剂通常表现为精神依赖，生理依赖症状并不明显。

依赖性倾向可以在动物或人体的药物研究过程中反映出来。研究者应结合药效学、安全药理学、药代动力学、单次给药毒性、重复给药毒性、生殖毒性及致癌性等试验，观察镇静、镇痛作用，对具有明显镇静、镇痛作用的药物进行有针对性的依赖性研究，为临床提供药物依赖性倾向的信息，利于指导临床研究，防止滥用。应特别指出，非临床依赖性研究时，动物的给药途径原则上应与临床一致，但考虑到以后可能的非临床滥用的不同给药途径，也可考虑其他给药途径，特别应尽可能增加静脉给药途径。

一、适用范围

已知可产生依赖性的化合物主要有阿片类、苯丙胺类、大麻类、苯二氮䓬类和巴比妥类等。对下列类型的化合物或药物应进行依赖性倾向试验研究：

1. 与已知具有潜在依赖性化合物结构相似的新的化合物。

2. 具有特定中枢神经系统作用，如可产生明显的镇痛、精神兴奋或抑制作用的药物。

3. 处方中含有已知较强依赖性成分的药物。

4. 直接或间接作用于中枢阿片受体、大麻受体、5- 羟色胺受体、胆碱受体、多巴胺受体、γ- 氨基丁酸受体等的药物。

5. 已知代谢物中有依赖性成分的药物。

6. 拟用于戒毒的药物。

7. 原认为不具依赖性，而在临床研究或临床应用中发现有依赖性倾向的药物。

早期的体外依赖性研究可利用神经药理学方法进行，例如行为的观察和神经递质的测定，可通过一般药理学试验或毒理学试验进行观察。常用的体外（离体）试验系统主要包括离体器官和组织、细胞、亚细胞器、受体、离子通道和酶等。体外试验系统可用于支持性研究，如研究药物的活性特点和作用机制。当药物在动物模型上有明显的依赖性，其致依赖组分或机制可用离体试验系统加以分析。当然，体外依赖性试验所获得的阳性试验结果还应通过体内研究进一步确认，当潜在依赖性的类别和程度已经从体外试验中充分暴露出来时（例如一个 μ 阿片受体完全激动剂），就不需再进行进一步的体内研究。

为了获得足够的药物依赖性信息，药物依赖性研究内容的选择需要参考药效学、一般药理学及其他毒理学试验结果。通常至少应进行 1 项生理依赖性试验和 1 项精神依赖性试验。有强烈精神活性并拟用于改变精神神经活动的药物，应有灵长类试验数据。

二、生理依赖性试验

各种有依赖潜力的药物产生的生理依赖症状不同，没有理想的反映生理依赖性的单一指标，所以需要多种指标来综合评价。生理指标可采用体重、体温、呼吸、摄食量等；在行为学模型上，可采用反映运动功能、学习能力、记忆能力和动机行为改变的指标。通常评价阿片类药物的生理依赖性的一般实验方法有 3 种：自然戒断试验、催促戒断试验、替代试验。无论是自然戒断还是催促戒断，动物都会出现一系列程度不同的症状，但不是所有戒断症状在一个受试动物身上都能出现。由于每种方法观察的指标都不相同，可结合药效学、安全药理学表现选择下列适当的方法。

1. 小鼠跳跃试验（催促戒断试验）

（1）原理：短期内重复大剂量给药，然后注射阿片受体拮抗剂，如受试物属于阿片类药物，则动物发生跳跃反应，跳跃次数可反映依赖性程度。

（2）动物：健康小鼠，每组 10 只，雌、雄各半。

（3）实验步骤：药物剂量常按递增法，有时也配合采用恒量法，给药总量可按镇痛 ED_{50} 的倍数计算。连续给药数天（根据药物镇痛作用的强弱确定给药时间），末次药后 2 小时（以吗啡为例）腹腔注射纳洛酮，观察 30 分钟内的跳跃动物数及跳跃次数，还可观察 1 小时内的小鼠体重减轻程度。

2．大鼠体重减轻试验（自然或催促戒断试验）

（1）原理：阿片类药物的戒断症状出现后，大鼠的体重减轻，但非阿片类镇痛药和镇静催眠药则无此作用。阿片类戒断后大鼠的体重急剧下降，以戒断后 24 ~ 48 小时最明显，是考察阿片类的生理依赖性的较好指标。

（2）动物：雄性大鼠。

（3）实验步骤：每天早、晚的相同时间测定大鼠的体重，每次按体重给药，每天 2 次，连续给药 7 周。剂量根据 LD_{50} 和 ED_{50} 及给药途径制定。末次给药后每隔 2 小时测量体重 1 次，比较停药后不同时间的体重变化。

或按体重给药，每天 2 ~ 3 次，连续给药 4 周。剂量根据 LD_{50} 和 ED_{50} 及给药途径制定。末次给药后每天测量体重 2 ~ 3 次（与给药次数相同），计算平均值，比较停药前后不同时间的体重变化。

或以剂量递增法给药，末次药后 2 小时注射拮抗剂，在 2 小时内每隔 30 分钟测量体重 1 次，比较体重下降百分率。也可同时观察大鼠给药后的行为变化及体温和自发活动的变化情况，并重点观察第 1 次给药至反复给药 1 周内的情况。

（4）结果评价：如戒断后大鼠的体重急剧下降，则反应受试药具有生理依赖性。

3．大鼠替代试验（替代试验、交叉生理依赖性试验）

（1）原理：阿片类药物都有基本相同的药理作用，给动物阿片类药物并使之产生生理依赖性后停药，代之以受试药，观察动物是否发生戒断症状。

（2）动物：大鼠。

（3）实验步骤：掺食法连续给以吗啡使动物产生生理依赖性，5 天后以生理盐水、吗啡或不同剂量的受试药代替，每 8 小时给药 1 次，连续 6 次。替代前（基础值）及替代后每隔 4 小时测定体重 1 次，计算各组大鼠的体重变化，比较替代药物组和吗啡依赖组之间的差异。

（4）结果评价：按等效镇痛 ED_{50} 的倍数计，比较达到同样替代程度的受试药的剂量和吗啡的剂量，可以确定受试药物的生理依赖性潜力的强弱程度。对体内代谢迅速、皮下给药不易形成依赖性的药物，用掺食法诱发依赖性可以获得较明确的结果。

4．大鼠攻击试验（自然或催促戒断试验）

（1）原理：大鼠对阿片类药物形成依赖性后停药或用拮抗剂催促，可发生戒断症状，易与同笼大鼠发生相互攻击（一般停药后 72 小时最明显，24 小时时极不明显；具有间断性的特点，可连续几小时甚至几天）。

（2）动物：采用 250 ~ 300g 的雄性大鼠。

（3）实验步骤：按递增剂量给药，连续数天，如有依赖性，则停药后大鼠出现体重减轻、摇体、眼睑下垂及扭体等戒断症状；此时如多只大鼠同处一笼，则出现嘶叫、对阵和相互攻击的现象，甚至受伤致死。一般于停药后第 3 天进行试验（使动物同处一笼），观察 1 小时，记录对阵时程和嘶叫及攻击和互咬的次数。

（4）结果评价：本试验可反映吗啡成瘾后脑内多巴胺能神经系统的功能。停药后戒断症状是多巴胺功能亢进的表现，多巴胺受体激动剂可增强攻击反应。注意排除药物对多巴胺功能的干扰所产生的假阳性或假阴性。

5. 戒断症状的记分评定（自然或催促戒断试验）

（1）原理：动物长期获得阿片类药物后，其中枢神经系统能产生一种适应状态，停药或注射拮抗剂后机体出现一系列生理干扰现象，即戒断症状。对这些戒断症状的轻重程度进行综合评分即可判断药物的生理依赖性潜力。

（2）动物：常用大鼠和猴。其中猴对阿片类药物所产生的依赖性表现与人较接近，戒断症状比较明显且易于观察。

（3）实验步骤：按剂量递增法并配合恒量法给药，也可用拮抗剂纳洛酮催促戒断。自然戒断或催促戒断后观察一系列戒断症状，根据戒断症状的严重程度和持续时间进行综合评分。

（4）结果评价：戒断症状的综合评分目前尚无统一标准，可对戒断症状进行全面的综合评分，也可对其中的主要戒断症状进行综合评分。戒断症状可分为轻、中、重和极重4个等级，每一等级的评分可根据症状种类的多少和出现的频率定分，但不能大于级差分值。依赖性潜力的大小可依据等效依赖性剂量来判断，即通过产生近似依赖状态的剂量来判定，也可按相同的等效镇痛 ED_{50} 的倍数剂量来比较。本方法同时也可进行替代试验，可在自然或催促戒断试验中观察。

三、精神依赖性试验

具有精神依赖性的药物能明显改变用药者的情感与体验，产生一种轻松欣快的感觉，促使用药者周期性或连续地出现感受欣快效应的用药欲望。内在的渴求是主观体验，只能间接用药物所导致的动物行为改变反映动物对药物的渴求程度，需要通过行为药理学的方法建立反映动物求药的试验模型。可选用的方法有自身给药试验、药物辨别试验、条件性位置偏爱实验、行为敏化试验等。

1. 自身给药试验

（1）原理：药物的精神依赖性可使用药者产生对该药的渴求，对觅药行为和用药行为具有强化效应。本试验模拟人的行为，通过压杆方式获得药物，反映药物的强化效应，可信度较高且可进行定量比较。本试验中也可同时进行替代试验。

（2）动物：常用大鼠和猴。

（3）实验步骤：动物麻醉后于无菌条件下行静脉插管并用马甲背心固定，连接弹簧保护套及转轴，弹簧套内的硅胶管与插管相连，转轴使动物在笼内能自由活动，转轴的另一端与恒速注射泵及储药系统相连。术后常规抗感染，恢复4~7天后进行踏板训练，使动物形成稳定的自身给药行为。试验过程中注意保持套管畅通。如药物具有强化效应，动物经过短期训练后产生稳定的自身给药行为，能自动踩压踏板接通注药装置将药物注入体内。

（4）结果评价：通过观察是否形成自身给药行为，判断药物是否具有强化效应；由于动物的个体差异较大，通常将每只动物自身给药前后踏板次数变化的百分率进行组间统计。通过更换受试药的剂量，比较它们在等效 ED_{50} 倍数剂量条件下的踏板次数或比较产生类似于踏板模式的药物剂量，即可反映受试药的精神依赖性的强度。本试验设计适用于静脉给药，试验中应注意药物稳定性和配药时间的关系。如受试药为口服给药，则不需进行手术，而仅将每次踏板的反应变为给 1 次口服制剂即可。

2. 药物辨别试验

（1）原理：依赖性药物使人产生的情绪效应如欣快感、满足感等属于主观性效应。具有主观性效应的药物可以控制动物的行为反应，使之产生辨别行为效应。本试验可准确判断受试药是否属于阿片类药物，以及产生精神依赖性的潜力大小。

（2）动物：常用大鼠。

（3）实验步骤：利用辨别试验箱和训练程序训练动物正确压杆，然后通过辨别训练，训练动物产生稳定准确辨别吗啡和生理盐水的能力。最后进行替代试验，以不同剂量的吗啡和受试药进行替代，观察压杆正确率与剂量之间的关系，绘制剂量－效应曲线，求得药物辨别刺激的半数有效剂量（ED_{50}；值越小，精神依赖性潜力越大）。

（4）结果评价：药物辨别刺激的 ED_{50} 值越小，反映精神依赖性的潜力越大；如替代药物不产生训练药物反应，则说明该药不属于吗啡类药物。本试验不适用于阿片受体拮抗剂。由于药物辨别刺激并非完全基于药物滥用产生，因此在评价药物的精神依赖性潜力方面不如自身给药试验可信，但在药物主观效应强度的定量比较方面有其优越性。由于动物训练周期较长（一般为 3~4 个月），试验中要注意耐受性的产生。

3. 条件性位置偏爱实验

（1）原理：根据巴甫洛夫的条件反射学说，如果将奖赏刺激与某个特定的非奖赏性条件刺激（如某特定环境）相结合，反复练习之后，某个特定的非奖赏性条件刺激便可获得奖赏特性。反复几次将动物给药后放在一个特定的环境中，如药物具有奖赏效应，则特定环境就会具有奖赏效应的特性，动物在不给药的情况下依然有对此特定环境的偏爱。

（2）动物：常用雄性大鼠或小鼠。

（3）实验步骤：试验装置为黑、白 2 个互通的盒子，中间有可活动的隔板隔开。动物每天上午、下午（或隔天）分别给受试药和生理盐水各 1 次，给生理盐水后将动物放入黑盒，给药后动物放入白盒，每次在盒中停留 30~40 分钟，连续训练 5 天。第 6 天在固定时间不给药的情况下将动物放在黑、白盒之间的活动台上，同时用隔板将黑、白盒半隔开。以动物爬到盒底的瞬间开始计时，记录 15 分钟内动物分别在两盒内停留的时间。

（4）结果评价：如果动物在白盒内停留的时间显著延长，则表明其对伴药盒产生位置偏爱，该受试药具有偏爱效应。以吗啡为阳性对照药，比较它们在等效 ED_{50} 倍数剂量条件下的偏爱效应，或比较产生相似位置偏爱效应的药物剂量，即可反映该受试药的精神依赖性潜力强度。本试验的准确性取决于训练次数和每天训练的时间。训练次数越多，条件联系越牢固；时间过短则条件联系不牢固，时间过长则离散度增大。

四、结果分析与评价

所得到的非临床数据应该在关于潜在依赖性的风险评估中进行整合。风险评估应考虑到所有和依赖性相关的现象，包括药学、药理学、临床研究和非临床研究信息。在对所得到的非临床试验数据进行分析与评价时，一般应从以下几个方面进行考虑：

1. 统计学差异与生物学差异的问题。统计学差异可判断受试物对考察的试验结果是否存在影响，但由于样本数的限制，有时可能掩盖真正的生物学差异，故样本数应足够充分，同时还应注意对每个样本的试验结果进行分析。对于统计学上的差异，还应结合动物的正常反应加以分析。

2. 阳性药的选择。合适的阳性药有利于判断模型是否成功及受试物的作用性质和强度。

3. 对动物异常行为出现的时间、持续时间及作用强度的观察。

4. 所选择的动物是否合适、模型是否可靠。

5. 分析所选择指标的灵敏性、特异性和可靠性。

6. 对具体试验结果的评估及整体评估。

7. 每个单项观察指标都不能对受试物是否存在依赖性作出准确的判断，在进行整体评估时，应对各项观察结果进行合理的权重分析。

8. 比较产生依赖性的剂量与有效剂量、中毒剂量的关系。

9. 分析是否存在耐受性，及耐受性与依赖性的关系。

10. 根据药物拟定的适应证、有效性，综合分析评价临床的可行性。

第八节　生物制品毒理学研究的特点

根据 2020 年 1 月颁布的《药品注册管理办法》，生物制品非临床安全性评价的基本内容与化学药物、中药相同，包括单次给药毒性、重复给药毒性、遗传毒性、生殖毒性、致癌性、特殊安全性和依赖性试验等。但在进行生物制品的非临床安全性评价时，必须考虑到生物制品的特点，常规的安全性评价方法和模式并不都适用于生物制品，试验项目的选择、试验设计和结果评价等都应该结合具体药物的特点来进行。生物制品的非临床安全性研究更多强调根据生物制品的特点采取具体问题具体分析的原则来评价其安全性。

鉴于生物制品的多样性和复杂性，毒理学方面的资料项目要求可能并不完全适用于所申报的制品，研发者应基于制品的作用机制和自身特点，参照相关技术指导原则，科学、合理地进行毒理学研究，并在申报资料中予以说明。结合生物制品的特点，在实际研究和申报审评中，对生物制品的非临床安全性研究更加关注以下问题。

一、生物活性测定

进行生物制品的生物活性测定有助于毒理学结果的评价。生物活性可用体外测定法予以评价，以确定产品的何种作用与临床药效和安全性相关。测定受体结合、受体亲和力或药理作用，可有助于选择合适的动物种属及进一步的体内药理学和毒理学试验，也可以用来支持临床试验适应证等选择的合理性。

对于单克隆抗体，应详细描述抗体的免疫学性质，包括抗原特异性、补体结合、交叉反应或对人非靶组织的毒性。应利用适当的免疫组织化学方法在一系列的人组织上进行此类交叉反应试验。

安全性研究过程中监测生物活性指标可提供在疾病状态下的安全性信息。从相关动物角度考虑，生物制品的有效性是安全性评价的基础，应从生物制品的生物学特点、作用机制和开发立题角度加强生物制品有效性研究，提高生物制品药效学研究的针对性，为临床研究方案的合理设计提供重要信息。

二、相关动物

原则上，应采用相关动物进行生物制品的药理毒理学研究。生物制品的生物活性与动物种属或组织特异性相关，其安全性评价常常不能按标准毒性试验采用常规动物（如大鼠和犬），而应使用相关动物种属。相关动物种属是指受试物在此类动物上受体或抗原表位有表达，能够产生药理活性，其对生物制品的生物学反应能模拟人体反应。例如细胞因子在相关动物种属上可与相应的细胞因子受体结合，亲和力与其在人相应受体上的表现相似，且可产生与预期人体反应相似的药理作用。免疫化学和功能试验等许多技术可用于确定相关动物种属，体外亲和力试验、传统的竞争结合试验或细胞功能试验常可用于种属间的药理活性的比较。生物制品在人体作用靶点的克隆、表达和纯化通常是种属比较时应进行的研究工作，了解有关受体/抗原表位分布的知识有助于科学评价潜在的体内毒性。

用于单克隆抗体试验的相关动物，应能表达所预期的抗原表位并能证明其与人体组织具有类似的组织交叉反应性，从而提高评价其与抗原决定簇结合及其非预期组织交叉反应所致毒性的能力。若能证明非预期的组织交叉反应性与人体的类似，即使是一种不表达所预期抗原决定簇的动物，对毒性评价仍有一定的意义。

如果能够找到相关动物且对其生物学活性已充分了解，一种动物已足够。不相关动物的毒性试验结果会对预测人体可能的毒性反应产生误导。

三、免疫原性

药物的免疫原性（immunogenicity）是指药物和/或其代谢物具有诱发自身或相关蛋白的免疫应答或免疫相关事件的能力。免疫反应的影响广泛，从无临床意义抗药抗体的暂时出现，到严重危及生命。不必要或非预期的免疫反应可能导致中和药物的生物学活性，或与对应的内源性蛋白产生交叉免疫反应，也可能导致过敏反应和细胞因子释放综合征等不良事件的发生，对患者的安全性和药物的有效性均有重要影响。

一般化学药在动物体内很少具有免疫原性。生物制品如治疗性蛋白质、多肽及其衍生物，以及含有此类组分的药物，例如抗体偶联药物等，由于分子量较高，往往在动物体内具有免疫原性。因此，研究过程中应关注生物制品的免疫原性对动物实验的设计、结果和评价的影响，如果某些常规的研究方法不适用于申报生物制品，申请人应在申报资料中予以说明，必要时应提供其他相关的研究资料。

对于大多数药物，不良免疫反应一般由体液免疫机制介导的免疫应答所致，因此抗药抗体一直是定义该类药物免疫原性的主要标准。免疫原性研究主要聚焦在抗药抗体的检测和表征上，通常应获得抗药抗体的发生率、滴度、存续时间和中和能力数据。有些情况下，需要对抗药抗体进一步表征，如同种型和亚型或者与相关内源性蛋白的交叉反应性，应始终考察抗药抗体生成与药代/药效动力学、疗效及安全性之间的相关性。随着免疫调节类药物在重大疾病中更加广泛应用，细胞免疫机制介导的不良免疫反应也应得到重视。免疫原性风险识别中，细胞介导的免疫反应也很重要，应考虑对其进行评估。如果观察到临床相关的免疫反应，应对其潜在的机制进行研究，并确定关键的影响因素。在药物的开发中，一方面应尽量选择免疫原性潜在风险较小的候选药物，另一方面应探索如何减少和控制免疫原性的不良影响。这些研究有助于控制和缓解策略的制订和实施，包括修改产品处方和筛查高风险患者人群。

四、疫苗佐剂

在预防用生物制品中，佐剂是指能够辅助抗原应答、调节免疫反应的物质。佐剂的作用包括在制品中提高抗原的免疫原性、改变免疫应答性质、减少成功免疫接种所需的抗原量及免疫次数、提高免疫功能低下的接种人群的免疫应答。含佐剂的疫苗是一种较为复杂的制剂体系，其研发和生产控制均有较多的特殊性。必须对疫苗添加佐剂的必要性进行严格论证，如需添加佐剂，则应保证添加的佐剂不会引起不可接受的毒性，且佐剂的使用所带来的增强免疫应答的潜在利益必须超过其所带来的风险。含佐剂疫苗的质量评价涉及诸多特殊考虑，包括佐剂与疫苗抗原组分的相互作用及相容性、佐剂对于抗原组分检测时产生的影响、整个货架期期间的稳定性等。由于抗原、佐剂和佐剂疫苗的最终制剂均有可能导致安全性问题，佐剂疫苗的安全性评价应包括单独佐剂的毒性研究和佐剂疫苗的毒性作用研究。

新的佐剂应进行单独的安全性研究，一般应在 2 种动物上进行佐剂的重复给药毒性试验，重点考察免疫器官的组织病理学、免疫学指标及与免疫途径一致的特殊安全性。佐剂本身可能具有免疫原性，需在合适的模型中观察过敏反应，如被动皮肤过敏试验（PCA）和主动全身过敏试验（ASA）。如疫苗接种计划可能包括育龄妇女，或通过孕妇免疫预防婴儿的传染性疾病，该类疫苗应进行佐剂的生殖毒性研究，试验方案应反映免疫接种程序。由于对加强接种的免疫应答可能不同于初次免疫应答，考虑在动物交配前进行初免，在妊娠期间进行加强免疫。新佐剂可能是生物制品或化合物属性，对于生物制品属性的佐剂，可不进行遗传毒性研究；对于化合物属性的新佐剂，需进行遗传毒性试验。如果对心血管、呼吸及神经系统存在潜在的毒性风险时，还需进行相应的安全药理学研究。对于传统铝佐剂，一般不再要求单独的临床前药效学研究和毒理学研究。

佐剂与目标抗原组合的非临床研究应符合疫苗药理学和安全性研究的相关指导原则。

对于新疫苗（含新佐剂＋新抗原、新佐剂＋已有抗原、已有佐剂＋新抗原），应进行系统的非临床安全性与有效性研究，包括免疫原性、效价及保护力、免疫毒性、安全药理学、单次与重复给药毒性、局部耐受性、过敏性及特异性毒性研究等。根据疫苗的适应人群，考虑进行相应的生殖毒性试验及遗传毒性研究。

五、特殊毒性试验

常规的遗传毒性试验方法、致癌试验方法一般不适用于生物制品，应结合制品的生物活性、临床用药时间、用药人群等因素对制品的毒性风险进行评价。因此，通常不需要进行遗传毒性和致癌2项试验，但如果制品存在特殊的安全性担忧，则应报送相关的研究资料。对用于育龄人群的生物制品，申请人应结合其制品特点、临床适应证等因素对制品的生殖毒性风险进行评价，必要时应报送生殖毒性研究资料。

1. **生殖毒性试验** 应根据产品、临床适应证和拟用患者人群情况决定是否需要进行生殖毒性试验，其具体试验设计和给药方案（如给药期限、动物选择）可根据种属特异性、免疫原性、生物学活性或过长的消除半衰期等特点加以考虑。若存在某些涉及潜在发育免疫毒性的担忧，特别是对于某些有长效免疫作用的单克隆抗体，应对试验设计进行修改，以评价对新生动物免疫功能的影响。某些特殊类型的化合物（如干扰素，其唯一相关动物种属为非人灵长类）的潜在生殖毒性可能已有大量的文献资料。如果一个相关新化合物的机制研究提示其很可能引起相似的作用，则可能无必要进行正规的生殖毒性试验。此时应提供评价其潜在生殖毒性的科学依据。

2. **遗传毒性试验** 常规用于药物评价的遗传毒性试验并不适用于生物制品，因此通常不需要进行这些试验。一般不认为这类物质会直接与DNA或其他染色体物质发生相互作用，大量的多肽/蛋白质给药也可能得到无法解释的结果。某些生物制品可能由于自发突变细胞的累积（如通过促进增殖的选择优势）而致癌，但标准的一组遗传毒性试验并不能用于检测这类情况，此时可能需要开发替代的体内或外模型来评价该相关毒性。

3. **致癌试验** 标准致癌试验一般不适用于生物制品评价，但也可能需要考虑产品（如生长因子、免疫抑制剂）的特点，如临床用药疗程、患者人群或生物活性，对其潜在致癌性进行评价。若结合适应证性质、用药疗程和作用特点（如有促进细胞异常增生的倾向）来综合考虑存在明显的致癌性担忧时，内源性多肽、蛋白质及其类似物在下述情况中可能仍需要进行长期致癌性评价，包括：①生物活性与天然物质明显不同；②与天然物质比较显示修饰后结构发生明显改变；③药物的暴露量超过血液或组织中的正常水平。

产品如具有加强或诱导转化细胞增生和克隆扩增的潜力，就可能具有致瘤性，应采用与患者人群可能相关的多种恶性的和正常的人体细胞对其受体表达进行评价，以判断产品刺激正常或恶性细胞表达该受体后的生长能力。当体外结果提示存在潜在致癌性担忧时，可能需要用相关动物模型进行进一步的试验。长期重复给药毒性试验中检测一些灵敏的细胞增生指标可能提供有用的信息。某些情况下，若产品对啮齿动物具有生物活性且无免疫原性，而其他试验又未提供评价潜在致癌性的充足资料，则应考虑用一种啮齿动物进行试验。将药代动力学和药效学指标、比较性受体特征、拟定的人体暴露剂量结合起来考虑是确定合适剂量的最科学的方法。试验中应阐述剂量选择的合理性。

六、药（毒）代动力学试验

一般应考虑在相关动物种属中进行单剂量（必要时包括多剂量）给药的药代动力学和组织分布试验。不同种属间药代动力学的差别对动物研究结果的预测性或评价毒性试验的剂量 – 反应关系有明显影响。由免疫介导的清除机制引起的药代动力学特征改变可影响动力学行为和对毒性试验数据的解释。某些产品还可能出现固有药效作用的表达比药代动力学特征的明显延迟（如细胞因子），或药效作用的持续时间比维持血浆浓度水平的时间更长。

生物制品的药代动力学研究应注意中和抗体的存在。中和抗体出现可反映在重复给药或单剂量给药时动力学参数特征的改变，因此应特别注意抗体及其对药代动力学的影响。

当使用放射性标记蛋白时，重要的是要显示放射标记的受试物质仍保持与非标记受试物相当的活性和生物学性质。由于迅速的体内代谢或放射性标记物的不稳定连接，可能难以解释用放射性标记蛋白得到的组织放射活性浓度或放射自显影数据。解释特定的放射性示踪氨基酸试验时应谨慎，因为氨基酸可进入与产品无关的蛋白质或多肽的再循环。

临床研究前应提供相关动物模型中的吸收、分布和清除的数据，以便根据暴露水平和给药剂量预测其安全范围。分析测定方法优先考虑使用一种特异性的分析方法，较为理想的是动物和人体研究中使用相同的分析方法，还应明确血浆 / 血清中的血浆结合蛋白或抗体对测定的可能影响。生物制品代谢的预期结果是降解成为小肽和各种氨基酸，通常对其代谢途径已有了解，因此一般不需要进行经典的生物转化试验，但应了解生物制品在生物基质（如血浆、血清、脑脊髓液）中的行为及其与结合蛋白的可能影响，这对于其药效学和安全性评价都有重要价值。

总之，生物制品由于物质基础与化学药物不同，考虑到生物制品的自身特点及目前临床前动物实验的局限性，生物制品的临床前动物安全性评价应在药物安全性评价的普遍规律的基础上，遵循具体问题具体分析的原则。

参考文献

［1］ 国家食品药品监督管理总局. 关于发布药物安全药理学研究技术指导原则等 8 项技术指导原则的通告：2014 年第 4 号.（2014–05–13）［2021–09–30］. https://www.nmpa.gov.cn/xxgk/ggtg/qtggtg/20140513120001448.html.

［2］ 国家食品药品监督管理局. 关于印发中药、天然药物稳定性研究技术指导原则的通知：国食药监注〔2006〕678 号.（2006–12–30）［2021–09–30］. https://www.nmpa.gov.cn/xxgk/fgwj/gzwj/gzwjyp/20061230010101209.html.

[3] 国家食品药品监督管理局. 关于发布化学药物稳定性研究等 16 个技术指导原则的通知，国食药监注〔2005〕106 号.（2005–03–18）〔2021–09–30〕. https://www.nmpa.gov.cn/xxgk/fgwj/gzwj/gzwjyp/20050318010101201.html.

[4] 国家食品药品监督管理局. 关于印发手性药物质量控制研究等 4 个技术指导原则的通知：国食药监注〔2006〕639 号.（2006–12–19）〔2021–09–30〕. https://www.nmpa.gov.cn/xxgk/fgwj/gzwj/gzwjyp/20061219010101834.html.

[5] 国家食品药品监督管理局. 关于发布吸入制剂质量控制等 5 个药物研究技术指导原则的通知：国食药监注〔2007〕643 号.（2007–10–23）〔2021–09–30〕. https://www.nmpa.gov.cn/xxgk/fgwj/gzwj/gzwjyp/20071023120001509.html.

[6] 徐叔云，卞如濂，陈修. 药理实验方法学. 3 版. 北京：人民卫生出版社，2002.

[7] 王北婴，李仪奎. 中药新药研制开发技术与方法. 上海：上海科学技术出版社，2001.

[8] 陈奇. 中药药理研究方法学. 3 版. 北京：人民卫生出版社，2011.

[9] 黄芳华. 中药新药申报资料中长期毒性试验的常见问题讨论. 中国新药杂志，2004，13（7）：661–663.

[10] 黄芳华，王庆利，王海学，等. ICH M3（R2）实施中生殖毒性试验需关注问题. 中国新药杂志，2020，29（1）：22–26.

[11] 朱家谷，宁可永，刘炳林. 新药研究中的非临床药物依赖性研究与评价. 中国药科大学学报，2008，39（4）：373–375.

[12] 国家食品药品监督管理局，药物致癌试验必要性的技术指导原则，国食药监注〔2010〕129 号.（2010–04–01）〔2021–09–30〕. https://www.nmpa.gov.cn/xxgk/fgwj/gzwj/gzwjyp/20100401145801553.html.

[13] 国家药品监督管理局药品审评中心，药物生殖毒性研究技术指导原则，（2006–12–19）〔2021–09–30〕. https://www.cde.org.cn/zdyz/domesticinfopage?zdyzIdCODE=8eab7a099135eb60cebb678adfec6587.

第七章 新药非临床药代动力学研究

非临床药代动力学（pharmacokinetics，PK）研究是通过体外和动物体内的研究方法，揭示药物在体内的动态变化规律，获得药物的基本药代动力学参数，阐明药物的吸收、分布、代谢和排泄（absorption，distribution，metabolism，excretion；简称 ADME）的过程和特征。

非临床药代动力学研究在新药研究开发的评价过程中起重要作用。在药物制剂学研究中，非临床药代动力学研究结果是评价药物制剂特性和质量的重要依据。在药效学和毒理学评价中，药代动力学特征可进一步深入阐明药物作用机制，同时也是药效学研究和毒理学研究动物选择的依据之一；药物或活性代谢产物的浓度数据及其相关药代动力学参数是产生、决定或阐明药效或毒性大小的基础，可提供药物对靶器官效应（药效或毒性）的依据；在临床试验中，非临床药代动力学研究结果能为设计和优化临床试验给药方案提供有关参考信息。

化学药物、生物制品和中药新药均需进行非临床药代动力学研究。其中，中药活性成分情况较为复杂，不同情况活性成分的非临床药代动力学研究方法不同：①对于活性成分单一的中药，其非临床药代动力学研究与化学药物基本一致；②对于非单一活性成分但物质基础基本清楚的中药，其中药效或毒性反应较强、含量较高的成分一般需要进行药代动力学探索性研究；③对于活性成分复杂且物质基础不太清楚的中药，应在对其中部分已知成分文献研究的基础上，重点考虑是否进行有明确毒性成分的非临床药代动力学研究。

第一节 非临床药代动力学研究

一、基本要求

影响非临床药代动力学研究指标的因素很多，进行研究方案设计时，需考虑以下要求和因素。

1. **实验动物** 一般采用成年和健康的动物，常用的动物有小鼠、大鼠、兔、豚鼠、犬、小型猪和猴等。动物的使用应做到：①首选动物尽可能与药效学研究和毒理学研究一致。②动物尽量在清醒状态下试验，药代动力学研究最好从同一动物多次采样。③创新性药物应选用 2 种或 2 种以上的动物，其中一种为啮齿动物，另一种为非啮齿动物（如犬、小型猪或猴等）；其他药物可选用 1 种动物，最好首选非啮齿动物。④经口给药不宜选用兔等食草动物。

2. **剂量** 动物体内药代动力学研究应设置至少 3 个剂量组，低剂量与动物的最低有效剂量基本一致，中、高剂量按一定比例增加。不同物种之间可根据体表面积或药物的暴露量进行剂量换算。主要考察在所设的剂量范围内，药物的体内动力学过程是属于线性还是非线性，以利于解释药效学研究和毒理学研究中的发现，并为新药的进一步开发和研究提供信息。

3. 给药途径和方式 给药途径和方式尽量与临床保持一致，也要兼顾药效学研究和毒理学研究的给药途径。

4. 生物样品 生物样品种类可以是血样（全血、血浆、血清）、尿样，有时也需选择唾液、胆汁、脑髓液、粪便、房水或组织等，需根据研究目标、分析方法确定。生物样品的采集和用量一定程度上会限制实验动物的选择，如采集唾液多用狗而不用小鼠。不同的样品根据分析测试方法可有不同的采集方法和处理要求，通常样品处理都是困难的，如光谱、色谱分析法均要求样品进行提取、纯化、浓缩等处理。生物样品的采集处理是药代动力学研究中的一个关键环节。

二、生物样品分析方法

药物产生药理作用及作用强度与药物在作用部位分布及分布的多少有很大关系，药物进入机体后经吸收、分布、代谢和排泄等过程，并通过体液直接影响药物在作用部位的浓度和有效浓度维持时间。要对此过程进行定量分析研究，首先就得建立并确证生物样品分析方法。

（一）生物样品分析方法概述

生物样品中的药物及代谢产物的分析方法包括色谱法、放射性同位素标记法和微生物学方法等。应根据受试物的性质，选择特异性好、灵敏度高的测定方法。色谱法包括高效液相色谱法（HPLC）、气相色谱法（GC）和色谱 – 质谱联用法（如 LC-MS、LC-MS/MS、GC-MS、GC-MS/MS）。在需要同时测定生物样品中的多种化合物的情况下，LC-MS/MS和 GC-MS/MS 联用法在特异性、灵敏度和分析速度方面有更多的优势。

对于前体药物或有活性（药效学或毒理学活性）代谢产物的药物，以及主要通过代谢从体内消除的药物，建立生物样品分析方法时应考虑测定原型药和主要代谢产物，考察物质平衡（mass balance），阐明药物在体内的转归。在这方面，放射性同位素标记法和色谱 – 质谱联用法具有明显的优点。应用放射性同位素标记法测定生物样品可配合色谱法，以保证良好的检测特异性。如某些药物难以用上述检测方法，可选用其他方法，但要保证其可靠性。

（二）生物样品分析方法的建立和验证

生物样品由于取样量少、药物浓度低，且受内源性物质（如无机盐、脂质、蛋白质、代谢产物）及个体差异等多种因素的影响，生物样品的测定必须根据待测物的结构、生物基质和预期的浓度范围，建立适宜的生物样品分析方法，并对方法进行验证。

方法学验证（validation）是生物样品分析的基础。所有药代动力学研究结果都依赖于生物样品分析，只有可靠的方法才能得出可靠的结果，应通过准确度、精密度、特异性、灵敏度、重现性、稳定性等研究验证所建立的方法。制备随行标准曲线并对质控样品进行测定，以确保生物样品分析数据的可靠性。

　　分析方法验证分为全面验证和部分验证 2 种情况。对于首次建立的生物样品分析方法、新的药物或新增代谢产物的定量分析，应进行全面的方法学验证。在其他情况下可以考虑进行部分方法学验证，如生物样品分析方法在试验室间的转移、定量浓度范围改变、生物基质改变、稀少生物基质（动物组织样品）、证实复方给药后分析方法的特异性等。应考察方法的每一步骤，确定从样品采集到分析测试的全过程中，环境、基质、材料或操作上可能的改变对测定结果的影响。

　　1．**特异性**　必须证明所测定的物质是预期的分析物，内源性物质和其他代谢产物不得干扰样品的测定。对于色谱法至少要考察 6 个不同个体的空白生物样品色谱图、空白生物样品外加对照物质色谱图（注明浓度）及用药后的生物样品（注明样品来源基质、用药后的时间）色谱图。对于以软电离质谱为基础的检测方法（LC-MS、LC-MS/MS 等），应注意考察分析过程中的基质效应，如离子抑制等。

　　2．**标准曲线与定量范围**　根据所测定物质的浓度与响应的相关性，用回归分析方法（如用加权最小二乘法）获得标准曲线。标准曲线的高、低浓度范围为定量范围，在定量范围内浓度测定结果应达到试验要求的精密度和准确度。用至少 5 个浓度建立标准曲线，应使用与待测样品相同的生物基质，定量范围要能覆盖全部待测浓度，不允许将定量范围外推求算未知样品的浓度。建立标准曲线时应随行空白生物样品，但计算时不包括该点。

　　3．**精密度与准确度**　要求选择 3 个浓度的质控样品同时进行方法的精密度和准确度考察。低浓度选择在定量下限附近，其浓度在定量下限的 3 倍或 3 倍以内；高浓度接近标准曲线的上限；中间选 1 个浓度。每一浓度每批至少测定 5 个样品，为获得批间精密度，应至少 3 个分析批合格。精密度用质控样品的批内和批间相对标准差（relative standard deviation，RSD）表示，相对标准差一般应小于 15%，在定量下限附近相对标准差应小于 20%。准确度一般应在 85% ~ 115% 范围内，在定量下限附近应在 80% ~ 120% 范围内。

　　4．**定量下限**　定量下限是标准曲线上的最低浓度点，要求至少能满足测定 3 ~ 5 个半衰期时样品中的药物浓度，或 C_{max} 的 1/20 ~ 1/10 时的药物浓度，其准确度应在真实浓度的 80% ~ 120% 范围内，RSD 应小于 20%。应由至少 5 个标准样品测试结果证明。

　　5．**样品稳定性**　根据具体情况，对含药生物样品在室温、冰冻或冻融条件下及不同存放时间进行稳定性考察，以确定生物样品的存放条件和时间。还应注意储备液的稳定性及样品处理后的溶液中分析物的稳定性。

　　6．**提取回收率**　应考察高、中和低 3 个浓度的提取回收率，其结果应精密和可重现。

　　7．**稀释可靠性**　样品稀释不应影响准确度和精密度。应该通过向基质中加入分析物至高于标准曲线的上限浓度，并用空白基质稀释该样品（每个稀释因子至少 5 个测定值），来证明稀释的可靠性。准确度和精密度应在 ±15% 之内。稀释的可靠性应该覆盖试验样品所用的稀释倍数。

　　8．**残留**　方法开发期间应使残留最小化。方法学验证期间应通过检测标准曲线的定量上限浓度后测定空白样品来确定其残留，通常残留应不大于定量下限的 20%。生物样品分析期间也应进行残留检测，如在测定高浓度样品后和分析下一个样品之前测定空白样品。

9. 微生物学分析 上述分析方法验证的很多参数和原则也适用于微生物学分析，但在方法学验证中应考虑到它们的一些特殊之处。结果的准确度是关键因素，如果重复测定能够改善准确度，则应在方法学验证和未知样品测定中采用同样的步骤。

10. 样品组织分布 由于每种组织样本数目少，样品组织分布的分析方法只需验证选择性、日内精密度和准确度等。通常选择 1~2 种有代表性的组织（如肝、肺、肾、大肠等）进行分析方法验证。

三、非临床药代动力学研究内容

应在生物样品分析方法验证完成之后开始测试未知样品。推荐由独立的人员配制不同浓度的标准样品（standard sample）对分析方法进行考核。每个未知样品一般测定 1 次，必要时可进行复测。药代动力学比较试验中，来自同一个体的生物样品最好在同一分析批中测定。

每个分析批应建立标准曲线，随行测定高、中和低 3 个浓度的质控样品（quality control sample），每个浓度至少双样本，并应均匀分布在未知样品测试顺序中。当一个分析批中的未知样品数目较多时，应增加各浓度的质控样品数，使质控样品数大于未知样品总数的 5%。质控样品测定结果的偏差一般应小于 15%，最多允许 1/3 的质控样品的结果超限，但不能在同一浓度中出现。如质控样品测定结果不符合上述要求，则该分析批样品测试结果作废。

同一天内进行不同组织样品的测试时，用代表性组织作为基质建立标准曲线，但质控样品应采用目标空白组织制备。根据当日标准曲线计算质控样品的浓度，若相对偏差在15% 之内，则可共用一条标准曲线，否则采用与待测组织样品相同的空白组织建立标准曲线。

浓度高于定量上限的样品，应采用相应的空白基质稀释后重新测定。对于浓度低于定量下限的样品，在进行药代动力学分析时，在达到 C_{max} 以前取样的样品应以零值计算，在达到 C_{max} 以后取样的样品应以无法定量（not detectable，ND）计算，以减小零值对血药浓度 – 时间曲线下面积（area under curve，AUC）计算的影响。

（一）血药浓度 – 时间曲线

1. 受试动物数 以血药浓度 – 时间曲线的每个采样点一般不少于 5 个数据为限计算所需的动物数。建议受试动物采用雌、雄各半。对于单一性别用药，可选择与临床用药一致的性别。

2. 采样点 采样点的确定对药代动力学研究结果有重大影响，若采样点过少或选择不当，得到的血药浓度 – 时间曲线可能与药物在体内的真实情况产生较大差异。给药前需要采血作为空白样品。为获得给药后的一个完整的血药浓度 – 时间曲线，采样时间点的设计应兼顾药物的吸收相、平衡相（峰浓度附近）和消除相。对于吸收快的血管外给药的药物，应尽量避免第一个点是峰浓度（C_{max}）；在 C_{max} 附近需要 3 个时间点，尽可能保证 C_{max} 的真实性。整个采样时间应持续到 3~5 个半衰期，或持续到血药浓度为 C_{max}

的 1/20～1/10。为保证最佳采样点，建议在正式试验前进行预试验，然后根据预试验的结果，审核并修正原设计的采样点。同时应注意采血途径和整个试验周期的采血总量不影响动物的正常生理功能和血流动力学，一般不超过动物总血量的 15%～20%。例如每只大鼠 24 小时内的采血总量不宜超过 2ml。在采血方式上，同时也要兼顾动物福利（animal welfare）。

3. 口服给药　一般在给药前应禁食 12 小时以上，以排除食物对药物吸收的影响。在试验中应注意根据具体情况统一给药后的禁食时间，以避免由此带来的数据波动及食物的影响。

4. 多次（重复）给药　对于临床需长期给药或有蓄积倾向的药物，应考虑进行多次（重复）给药的药代动力学研究。多次给药试验时，一般可选用 1 个剂量（有效剂量）。根据单次给药药代动力学试验结果求得的消除半衰期，并参考药效学数据，确定药物剂量、给药间隔和连续给药的天（次）数。

5. 血药浓度测定　按照已验证的分析方法，对采集的生物样品进行处理及分析测定，获得各个受试动物的各采样点的血药浓度数据。生物样品的处理应与分析方法验证中的处理方法一致。

6. 药代动力学参数　根据试验中测得的各受试动物的血药浓度 - 时间数据，求得受试物的主要药代动力学参数。静脉注射给药应提供消除半衰期（$t_{1/2}$）、表观分布容积（V_d）、血药浓度 - 时间曲线下面积（AUC）、清除率（Cl）等参数值；血管外给药除提供上述参数外，还应提供峰浓度（C_{max}）和达峰时间（t_{max}）等参数，以反映药物吸收、消除的规律。另外，应提供统计矩参数，如平均滞留时间（MRT）、AUC_{0-t} 和 $AUC_{0-\infty}$ 等，对于描述药物的药代动力学特征也是有意义的。

7. 应提供的数据　①单次给药：各个受试动物的血药浓度 - 时间数据及曲线和各组平均值、标准差及曲线；各个受试动物的主要药代动力学参数及各组平均值、标准差；对受试物单次给药非临床药代动力学的规律和特点进行讨论和评价。②多次（重复）给药：各个受试动物首次给药后的血药浓度 - 时间数据及曲线和主要药代动力学参数及各组平均值、标准差和曲线；各个受试动物的 3 次稳态谷浓度数据及各组平均值、标准差；各个受试动物的血药浓度达稳态后末次给药的血药浓度 - 时间数据及曲线和主要药代动力学参数及各组平均值、标准差和曲线；比较首次与末次给药的血药浓度 - 时间曲线和有关参数；对受试物多次给药非临床药代动力学的规律和特点进行讨论和评价。

（二）吸收、分布和排泄

1. 吸收　对于经口给药的新药，进行整体动物实验时应尽可能同时进行血管内给药的试验，提供绝对生物利用度。如有必要，可进行体外细胞试验、在体或离体肠道吸收试验等以阐述药物的吸收特性。对于其他血管外给药的药物及某些改变剂型的药物，应根据立题目的，提供绝对生物利用度或相对生物利用度。建议采用非啮齿动物（犬或猴等）自身交叉试验设计，用同一受试动物比较生物利用度。

2. 分布　一般选用大鼠或小鼠进行组织分布试验，但必要时也可在非啮齿动物（如犬）中进行。通常选择 1 个剂量（一般以有效剂量为宜）给药后，至少测定药物及主要代谢产物在心、肝、脾、肺、肾、胃肠道、生殖腺、脑、体脂、骨骼肌等组织中的浓度，以了解药物在体内的主要分布组织和器官。特别注意药物浓度高、蓄积时间长的组织和器官，以及在药效靶组织或毒性靶组织的分布（如对造血系统有影响的药物，应考察在骨髓的分布）。必要时建立和说明血药浓度与靶组织药物浓度的关系。参考血药浓度 – 时间曲线的变化趋势，选择至少 3 个时间点分别代表吸收相、平衡相和消除相的药物分布。若某组织的药物或代谢产物浓度较高，应增加观测点，进一步研究该组织中药物消除的情况。每个时间点一般应有 6 个动物（雌、雄各半）的数据。进行组织分布试验，必须注意取样的代表性和一致性。

以下情况可考虑进行多次给药后特定组织的药物浓度研究：①药物 / 代谢产物在组织中的半衰期明显超过其血浆消除半衰期，并超过毒性研究给药间隔的 2 倍；②在短期毒性研究、单次给药的组织分布研究或其他药理学研究中观察到未预料的而且对安全性评价有重要意义的组织病理学改变；③定位靶向释放的药物。

3．排泄 建议同时提供啮齿动物和非啮齿动物的排泄数据，啮齿动物（大鼠、小鼠等）每个性别 3 只动物，非啮齿动物（如犬）每个性别 2 ~ 3 只动物。根据药物特性，也可选择单一性别动物，但需说明理由。①尿和粪的药物排泄。将动物放入代谢笼内，选定一个有效剂量给药后，按一定的时间间隔分段收集尿或粪的全部样品，直至收集到的样品中的药物和主要代谢产物低于定量下限或小于给药量的 1%。粪样品收集后按一定比例制成匀浆，记录总重量或体积，取部分尿或粪样品进行药物和主要代谢产物的浓度测定或代谢产物谱（metabolite profile）分析，计算药物和主要代谢产物经此途径排泄的速率及排泄量。每个时间段至少有 5 只动物的试验数据。②胆汁排泄。一般在动物麻醉下进行胆管插管引流，待动物清醒且手术完全恢复后给药，并以合适的时间间隔分段收集胆汁，进行药物和主要代谢产物的测定。③记录药物及主要代谢产物自粪、尿、胆汁排出的速率及总排出量（占总给药量的百分比），提供物质平衡的数据。

（三）与血浆蛋白的结合

研究药物与血浆蛋白的结合可采用多种方法，如平衡透析法、超过滤法、分配平衡法、凝胶过滤法、色谱法等。根据药物的理化性质及实验室条件，可选择使用 1 种方法进行至少 3 个浓度（包括有效浓度）的血浆蛋白结合试验，每个浓度至少重复试验3 次，以了解药物与血浆蛋白的结合率及可能存在的浓度依赖性和血浆蛋白结合率的种属差异。

一般情况下，只有游离药物才能通过脂膜向组织扩散、被肾小管滤过或被肝脏代谢，因此药物与蛋白的结合会明显影响药物分布与消除的动力学过程，并降低药物在靶部位的浓度。建议根据药理毒理学研究所采用的动物种属进行动物与人血浆蛋白结合率比较试验，以预测和解释动物与人在药效和毒性反应方面的相关性。对血浆蛋白结合率高且安全范围窄的药物，建议开展体外药物竞争结合试验，即选择临床上有可能合并使用的高血浆蛋白结合率药物，考察对所研究药物的血浆蛋白结合率的影响。

（四）生物转化

对于创新性药物，尚需了解在体内的生物转化情况，包括转化类型、主要转化途径及其可能涉及的代谢酶表型。对于新的前体药物，除对其代谢途径和主要活性代谢产物结构进行研究外，尚应对原型药和活性代谢产物进行系统的药代动力学研究。而对在体内以代谢消除为主的药物（原型药的排泄＜50%），生物转化研究则可分阶段进行：临床前可先采用色谱法或放射性同位素标记法分析和分离可能存在的代谢产物，并用色谱－质谱联用等方法初步推测其结构。如果临床研究提示其在有效性和安全性方面有开发前景，需进一步研究并阐明主要代谢产物的代谢途径、结构及酶催化机制。但当多种迹象提示可能存在有较强活性或毒性的代谢产物时，应尽早开展活性或毒性代谢产物的研究，以确定开展代谢产物动力学试验的必要性。

体内药物生物转化可考虑与血药浓度－时间曲线和排泄试验同时进行，应用这些试验采集的样品进行代谢产物的鉴定及浓度测定。

应尽早考察药效学和毒性试验所用的实验动物与人体代谢的差异。这种差异有 2 种情况，其一是量的差异，即动物与人的代谢产物是一致的，但各代谢产物的量不同或所占的比例不同；其二是质的差异，即动物与人的代谢产物是不一致的，这时应考虑这种代谢的种属差异是否会影响其药效和毒性，并以此作为药效学和毒性试验选择动物的依据。建议在早期非临床药代动力学研究时，进行药物体外（如动物和人肝组织匀浆、原代肝细胞、肝 S9、肝微粒体等）代谢试验，以预测动物与人体的体内代谢有无差异。

（五）药物代谢酶及转运体研究

药物的有效性及毒性与血药浓度或靶器官浓度密切相关。一定剂量下的血药浓度或靶器官浓度取决于该药物的吸收、分布、代谢及排泄过程（ADME），而代谢酶和转运体是影响药物体内过程的两大生物体系，是药物 ADME 的核心机制之一。因此，创新性药物的研究开发应该重点关注药物吸收和主要消除途径的确定、代谢酶和转运体对药物处置的相对贡献的描述、基于代谢酶或转运体的药物－药物相互作用的评估等。

体外试验体系是评价药物代谢酶和转运体作用机制的有力手段，应结合体内试验，综合评价药物的处置过程。非临床 ADME 研究应主要采用人源化材料（如人肝微粒体、肝 S9、原代肝细胞及 P450 重组酶等），鉴定药物是否是代谢酶的底物或抑制剂。对细胞色素 P450 同工酶（CYP1A2、CYP2B6、CYP2C8、CYP2C9、CYP2C19、CYP2D6 和 CYP3A4 等）抑制的考察可以通过使用类药性探针底物（drug-like probe substrate）完成，抑制强弱通过 IC_{50} 或抑制常数 K_i 判断。药物对 P450 酶的诱导应该重点对人 CYP3A4、CYP1A2 和 CYP2B6 进行评估。P450 同工酶之外的药物代谢酶，如葡糖醛酸结合酶、磺基转移酶等，也应该在适当的情况下进行评估。体外诱导试验可运用人肝细胞多次给药后相关 mRNA 表达和 / 或酶活性的变化进行评价。

具有重要临床意义的外排和摄入转运体主要包括 P 糖蛋白（P-glycoprotein，P-gp）或多药耐药蛋白 1（multidrug resistance protein 1，MDR1）、乳腺癌耐药蛋白（breast cancer resistance protein，BCRP）、有机阴离子转运多肽（organic anion transporting polypeptide，

OATP）1B1/1B3、有机阴离子转运体（organic anion transporter，OAT）1/3、有机阳离子转运体（organic cation transporter，OCT）2 等，建议针对这些转运体进行研究。除此之外的其他转运体研究在必要时也可予以考虑。创新性药物的非临床 ADME 研究还应该考虑到代谢酶与转运体之间的相互影响及潜在的相互作用、人特异性代谢产物的评估等。

（六）物质平衡

在临床前和临床早期阶段，特别是毒性剂量和有效治疗剂量范围确定的情况下运用放射性标记化合物，可通过收集动物和人体粪、尿及胆汁以研究药物的物质平衡。这些研究能够获得化合物的排泄途径和排泄速率等信息，而且有助于代谢产物的性质鉴定，并通过有限的数据比较它们的体内吸收和分布特点。通过体外和动物样品中分离出的代谢产物有时可作为参比品用于临床和非临床的定量研究。同时，组织分布研究和动物胆管插管收集的胆汁能够提供药物的组织分布数据和明确胆汁清除特点。一般应采用放射性同位素标记技术研究物质平衡。考虑到每个化合物及其代谢产物具有各自的理化特性，在开展不同化合物的同位素标记研究时对试验方法进行慎重的调整 / 修改是很有必要的。

四、结果与评价

应有效整合各项试验数据，选择科学合理的数据处理及统计方法。如用计算机处理数据，应注明所用程序的名称、版本和来源，并对其可靠性进行确认。

对所获取的数据应进行科学和全面的分析与评价，综合论述药物在动物体内的药代动力学特点，包括药物吸收、分布和消除的特点；经尿、粪和胆汁的排泄情况；与血浆蛋白结合的程度；药物在体内蓄积的程度及主要蓄积的器官或组织；如为创新性药物，还应阐明其在体内的生物转化、消除过程及物质平衡情况。

在评价过程中注意进行综合评价，分析药代动力学特点与药物的制剂选择、有效性和安全性的关系，从体外试验和动物体内试验的结果推测临床药代动力学可能出现的情况，为药物的整体评价和临床研究提供更多有价值的信息。

第二节 毒代动力学研究

毒代动力学研究的目的是获知受试物在毒性试验中的不同剂量水平下的全身暴露程度和持续时间，预测受试物在人体暴露时的潜在风险。毒代动力学是非临床毒性试验的重要研究内容之一，其研究重点是解释毒性试验结果和预测人体安全性，而不是简单描述受试物的基本动力学参数特征。毒代动力学试验通常伴随毒性试验进行，常称为伴随毒代动力学试验。开展研究时可在所有动物或有代表性的亚组或卫星组动物中进行，以获得相应的毒代动力学数据。毒代动力学研究在安全性评价中的主要价值体现在以下几点：

1. 阐述毒性试验中受试物和 / 或其代谢物的全身暴露及其与毒性反应的剂量 – 时间关系；评价受试物和 / 或其代谢物在不同动物种属、性别、年龄、机体状态（如妊娠状态）的毒性反应；评价非临床毒性研究的动物种属选择和用药方案的合理性。

2. 提高动物毒性试验结果对临床安全性评价的预测价值。依据暴露量来评价受试物蓄积引起的靶部位毒性（如肝脏或肾脏毒性），有助于为后续安全性评价提供量化的安全性信息。

3. 综合药效及其暴露量和毒性及其暴露信息来指导人体试验设计，如起始剂量、安全范围评价等，并根据暴露程度来指导临床安全监测。

一、基本内容

1. **暴露量评估**　毒代动力学试验的基本目的是评估受试物和 / 或其代谢物的全身暴露量，常通过适当数量的动物和剂量组开展研究。伴随毒代动力学研究所用的动物数量应保证能获得足够的毒代动力学数据。由于毒性试验中通常采用 2 种性别的动物，暴露测定也应包括 2 种性别的动物。选择单一性别动物时应说明理由。

暴露评估应考虑以下因素：血浆蛋白质结合、组织摄取、受体性质和代谢特征的种属差异、代谢物的药理活性、免疫原性和毒理学作用。在血浆药物浓度相对较低时，特殊的组织或器官也可能会有较高水平的受试物和 / 或其代谢物。对于血浆蛋白结合率高的化合物，用游离（未结合）浓度来表示暴露更为合适。

暴露评估中需关注血浆或体液中的代谢物浓度的情况有：①受试物为"前体化合物"且其转化生成的代谢物为主要活性成分；②受试物可被代谢为 1 种或多种具有药理或毒理活性的代谢物，且代谢物可导致明显的组织 / 器官反应；③受试物在体内被广泛代谢，毒性试验仅可通过测定血浆或组织中的代谢物浓度进行暴露评估。

2. **毒代动力学参数**　毒代动力学研究是通过测定合适时间点的样品浓度来计算动力学参数的。暴露程度可用原型化合物和 / 或其代谢物的血浆（血清或全血）浓度或 AUC 来表示。某些情况下，可选择测定组织中的受试物浓度。

用于评估的毒代动力学参数通常有 AUC_{0-t}、C_{max} 和 C_{time}。某些试验可考虑仅开展毒代动力学的监测或特征的研究。

3. **给药方案**　毒代动力学试验的给药方案设计应完全参照毒性试验研究方案，包括给药剂量、途径、动物种属选择和给药频率、周期等。为达到毒性反应的最大暴露，应评估高剂量水平下受试物和 / 或其代谢物的暴露程度。某些情况下，非临床试验中可能会采用与临床拟用药方式不同的给药方式（如不同的给药途径、不同制剂）开展毒性试验，此时应依据暴露量评估全身暴露是否充分。

4. **样品采集**　伴随毒代动力学研究中，样品采集的时间点应尽量达到暴露评价所需的频度，但不可过于频繁，避免干扰毒性试验的正常进行并引起动物过度的生理应激反应。每项研究中的时间点数量应满足暴露评价的要求，时间点的确定应以早期毒性试验、预试验或剂量探索毒性试验及在相同动物模型或可以合理外推的其他动物模型上获得的动力学数据为基础。

应该考虑样品是从所有实验动物采集，还是从具有一定代表性的亚组或卫星组动物采集。通常情况下，在大动物的毒性试验中毒代动力学数据从主研究实验动物收集，而啮齿动物的毒性试验中毒代动力学数据可从卫星组实验动物收集。采集血样的前提是受试物在血浆中的暴露量与作用靶点或毒性靶点的受试物浓度存在动态平衡关系，并且受试物容易进入动物和人的全身系统。若血液中受试物暴露量无法反映靶组织或器官的毒性反应时，则可能需要考虑采用尿液、其他体液、靶组织或器官来测定受试物浓度。

5. **分析方法** 毒代动力学研究的分析方法应基于早期建立的分析物和生物基质（生物体液或组织）的分析方法，且要根据代谢和种属差异而定。分析方法应具有特异性，并且有足够的精确度和精密度，检测限应满足毒代动力学研究时预期的浓度范围。分析物和生物基质分析方法的选择应排除样本中的内源性物质可能引起的干扰。如果分析物是消旋体或对映异构体的混合物，应予以说明。生物样品分析方法的具体技术要求可参考《药物非临床药代动力学研究技术指导原则》中的相应内容。

6. **数据统计与评价** 暴露评价的数据需有代表性。由于动力学参数多存在个体差异，且毒代动力学资料多来源于小样本的动物，因此通常难以进行高精度的统计学处理。统计分析时应注意求算平均值或中位数并评估变异情况。某些情况下，个体动物的数据比经整理、统计分析过的成组数据更为重要。如果进行数据转换（如对数转换），应说明理由。

在评估连续给药是否引起体内蓄积时，不仅要观察是否出现蓄积现象，还要结合受试物的半衰期长短、受试物暴露对关键代谢酶或转运体的影响等方面进行分析，并注意种属差异。毒代动力学的结果分析中，应比较分析受试物和/或其代谢物的药效学、毒性、药代动力学和临床拟定用药的暴露量，采用暴露量来评估受试物的安全范围；还应包括对毒代动力学研究结果的自身评价和对毒性反应的相关解释，说明分析中所选生物基质和分析物的理由。

二、毒代动力学在不同毒性试验中的应用

毒代动力学研究在不同毒性试验中的内容，如暴露监测和特征描述的频度，可根据研究需要有所增减。不同毒性试验的毒代动力学研究考虑如下：

1. **单次给药毒性试验** 单次给药毒性试验的毒代动力学研究结果有助于评价和预测剂型选择和给药后的暴露速率和持续时间，也有助于后续研究中选择合适的剂量水平。

2. **重复给药毒性试验** 毒代动力学研究内容一般应纳入重复给药毒性试验设计中，它包括首次给药到给药结束全过程的定期暴露监测和特征研究。后续毒性试验所采用的方案可依据前期试验的毒代动力学研究结果修订或调整。当早期毒性试验出现难以解释的毒性问题时，可能需要延长或缩短对该受试物的毒性监测和特征研究的时间，或修订研究内容。

3. **遗传毒性试验** 当体内遗传毒性试验结果为阴性时，需结合暴露量数据来评估遗传毒性风险，尤其是当体外试验显示为明确的阳性结果或未进行体外哺乳动物细胞试验时。体内暴露的评估应采用与遗传毒性试验相同的动物种属、品系和给药途径，在最高剂量或其他相关剂量中进行。体内暴露可通过试验中所显示的体内细胞毒性（如微核试验中所检测组织的未成熟红细胞占红细胞总数的比例发生显著变化）或暴露情况（测定血液或血浆中的受试物和/或其代谢物的暴露，或直接测定靶组织中的受试物和/或其代谢物的

暴露）来证明。若体外遗传毒性试验结果为阴性，可采用上述方法或者为其他目的进行的啮齿动物药代动力学 / 毒代动力学试验结果，结合体内暴露进行评估。

4. 生殖毒性试验 生殖毒性的毒代动力学研究的主要目的在于分析生殖毒性试验的结果，有助于确定生殖毒性试验中不同阶段的不同剂量是否达到充分暴露。应考虑妊娠期与非妊娠期动物体内的动力学特征可能存在差异。毒代动力学数据可以来自生殖毒性试验的全部动物，也可以来自部分动物。毒代动力学数据应包括胎仔 / 幼仔数据，以评价受试物和 / 或代谢产物能否通过胎盘屏障和 / 或乳汁分泌。

5. 致癌试验

（1）剂量探索研究：为获得有助于主研究的毒代动力学资料，剂量探索研究中需适当开展毒代动力学的监测或特征描述，尤其应注意在早期毒性试验中未采用的动物种属、品系及首次采用的给药途径和方法等情况。应特别注意掺食给药情况下获得的毒代动力学数据。应根据受试动物和人可能达到的全身暴露量来确定致癌试验中的合适的最高剂量。致癌试验所选择剂量产生的全身暴露量应超过人用最大治疗剂量时暴露量的若干倍。

（2）主研究：试验方案、动物种属及品系的选择应尽可能根据已有的药代动力学和毒代动力学资料来考虑。建议通过监测确保主研究中的暴露与独立的或特定的剂量探索研究所获得的动力学特征描述相一致。这种动力学监测可在试验中的某些时间点进行，超过 6 个月的监测通常无必要。

第三节 药物相互作用体外研究

在临床应用中患者经常会同时使用多种药物，这些药物可能会产生药物 – 药物相互作用（drug-drug interaction，DDI；简称药物相互作用），有可能导致严重不良反应或改变治疗效果。因此，有必要对 DDI 发生的可能性和严重性及其影响程度进行科学评估，依据评估结果调整给药方案，并在说明书中对临床用药给出建议。药物相互作用按照发生机制可分为理化性质、代谢酶、转运体、靶点或疾病介导的相互作用，按照作用影响指标可分为药动学相互作用和药效学相互作用。

DDI 的主要研究内容包括在研药物是否可改变其他药物的药代动力学特征；其他药物是否可改变在研药物的药代动力学特征；评估药代动力学参数的变化程度；评估在研药物的 DDI 的临床意义；临床严重 DDI 的防控策略。

DDI 的整体研究应兼具计划性和系统性，一般包括体外试验和临床试验两部分。DDI 评估通常从体外试验开始，评估药物药动学相互作用的可能机制及影响程度，也有助于构建模型对潜在的 DDI 进行预测，以支持 DDI 临床研究设计及整体研究策略的制订。体外试验主要内容包括确定药物的主要消除途径；评估相关代谢酶和转运体对药物处置的贡献；考察药物对代谢酶和转运体的影响。基于体外试验结果和临床药动学研究数据可采用模型法预测潜在的临床 DDI。DDI 的预测模型包括基础模型、静态机制模型和动态机制模型［如 PBPK 模型（physiologically-based pharmacokinetic model）］。

一、代谢酶介导的药物相互作用

药物代谢主要发生在肝脏和肠道。其中肝脏代谢主要由位于肝细胞滑面内质网的细胞色素 P450（cytochrome P450，CYP）酶系催化，也可通过非 CYP 酶催化（如 II 相代谢酶）。应在首次人体试验之前，开展体外代谢试验评估代谢酶与在研药物之间相互作用的可能性，为临床药代动力学研究设计提供参考。

1. **体外试验系统** ①人肝组织的亚细胞组分，如微粒体、肝组织匀浆 9kg 离心后的上清液（S9）和胞质（必要时加入合适的辅酶因子）；②源于多种表达系统的重组人 CYP 酶；③人肝组织，包括新鲜制备和冷冻保存的肝细胞，其可保存细胞及酶结构并包含完整的 I 相和 II 相代谢酶。

2. **评估在研药物是否为代谢酶的底物** 通常采用体外代谢表型试验考察主要的 CYP 同工酶 CYP1A2、CYP2B6、CYP2C8、CYP2C9、CYP2C19、CYP2D6 和 CYP3A 是否可以代谢在研药物。若在研药物在体内或体外非经上述主要 CYP 酶代谢，则应确定其他酶对其代谢的贡献。其他酶主要包括① CYP 同工酶：CYP2A6、CYP2J2、CYP4F2 和 CYP2E1。② I 相代谢酶：单胺氧化酶（monoamine oxidase，MAO）、黄素单加氧酶（flavin monooxygenase，FMO）、黄嘌呤氧化酶（xanthine oxidase，XO）、醇/醛脱氢酶（alcohol/aldehyde dehydrogenase，ADH/ALDH）和醛氧化酶（aldehyde oxidase，AO）；羧酸酯酶（carboxyl esterase，CES）。③ II 相代谢酶：尿苷二磷酸葡糖醛酸转移酶（uridine diphosphate glucuronosyl transferase，UGT）和磺基转移酶（sulfotransferase，SULT）。

鉴定药物代谢的 CYP 同工酶的常用方法包括使用化学品、药物或抗体作为人肝微粒体或肝细胞中特定酶的抑制剂；使用单独的人源重组 CYP 同工酶。

3. **评估在研药物是否为代谢酶的抑制剂** 应评估在研药物是否会对主要的 CYP 同工酶 CYP1A2、CYP2B6、CYP2C8、CYP2C9、CYP2C19、CYP2D6 和 CYP3A 产生可逆性抑制（reversible inhibition）和时间依赖性抑制（time-dependent inhibition，TDI）。可逆性抑制指抑制剂以非共价键与酶分子可逆性结合造成酶活性的降低或丧失，抑制消失后酶活性即可恢复的作用。而时间依赖性抑制（TDI）指在不可逆性抑制中，抑制剂对代谢酶或转运体的抑制效应在除去抑制剂后不会即刻消失，而是呈现出时间依赖性特性的现象。

4. **评估在研药物是否为代谢酶的诱导剂** 应评估在研药物是否会诱导主要的 CYP 同工酶 CYP1A2、CYP2B6、CYP2C8、CYP2C9、CYP2C19 或 CYP3A4。研究初期，可只评估 CYP1A2、CYP2B6 和 CYP3A4。因对 CYP3A4 和 CYP2C 的诱导作用都需要激活孕烷 X 受体（pregnane X receptor，PXR），若体外试验未见对 CYP3A4 酶的诱导，则可不必再评价对 CYP2C 酶的诱导作用。若在研药物体外研究结果显示可以诱导 CYP3A4，且结果提示应进一步开展临床试验，则需评估其诱导 CYP2C 的可能性。但如果使用 CYP3A 敏感底物的临床试验结果为阴性，且在研药物及其代谢产物对 CYP3A4 未见抑制作用，则可排除在研药物对 CYP2C 诱导的可能性。

二、转运体介导的药物相互作用

转运体在人体全身组织中均有表达，通过影响药物的吸收、分布和消除而影响药物的药代动力学和药效学特征。转运体与代谢酶协同作用可以影响药物的处置和药理作用。药物也可以影响转运体的表达或活性，从而导致内源性物质（如肌酐、葡萄糖）或外源性物质的处置发生改变。临床应用中一些与药物相互作用有关的转运体（P-gp、BCRP、OATP1B1、OATP1B3、OAT1、OAT3、OCT2）和多药及毒性化合物外排转运体（multidrug and toxin extrusion proteins，mates）1/2-K。

应评估在研药物与上述转运体之间的相互作用。每个转运体体外评估的时机可能因在研药物的适应证 / 目标人群而异，如目标人群可能使用他汀类药物，则应在开始对患者进行的临床研究前评估在研药物与 OATP1B1/1B3 是否存在潜在的相互作用；若体外试验提示转运体与在研药物相互作用的可能性较低，则可将服用他汀类药物的受试者纳入临床研究中，以更好地代表目标患者群体。

1. 体外试验系统　根据研究目的可选择适用于特定转运体的体外检测系统，如膜囊泡系统、基于极化细胞的双向转运系统或单向摄入的细胞系统。

（1）膜囊泡系统：评估在研药物是否为 P-gp 或 BCRP 的底物或抑制剂，但不适用于高渗透性或高特异性结合的药物作为底物的评估。应直接测定三磷酸腺苷（ATP）依赖性、转运体介导的药物摄取。

（2）基于极化细胞的双向转运系统：用于评估在研药物是否为 P-gp 或 BCRP 的底物或抑制剂，将试验药添加到单层细胞的顶侧（apical，AP）或基底侧（basolateral，BL），测量渗透入接收室中的药量，根据 AP → BL（吸收）和 BL → AP（流出）2 个方向上的表观渗透率（apparent permeability，P_{app}），计算底物的外排率 $[ER = P_{app(BL \to AP)} / P_{app(AP \to BL)}]$。

（3）单向摄入的细胞系统：评估在研药物是否是溶质载体（solute carrier，SLC）转运体（如 OCT、OAT、OATP 和 MATE）的底物或抑制剂。转染细胞需要先使用转运体的指针底物验证，即指针底物的摄取量应为非转染细胞摄的 2 倍以上，且可被该转运体的选择性抑制剂所抑制。

2. 评估在研药物是否为转运体的底物

（1）评估在研药物是否为 P-gp 和 BCRP 的底物：P-gp 和 BCRP 在多种组织中表达（如胃肠道、肝、肾和脑等），有可能影响药物的口服生物利用度、组织分布及肝脏和肾脏对底物的清除，应通过体外研究评估在研药物是否为 P-gp 和 BCRP 的底物。P-gp 和 BCRP 不影响高渗透性和高溶解度药物的口服生物利用度，除非其分布到某些组织中会存在安全性风险（如肾和大脑），否则无须考察此类药物是否为 P-gp 和 BCRP 的底物。

（2）评估在研药物是否为 OATP1B1 和 OATP1B3 的底物：OATP1B1 和 OATP1B3 是肝细胞窦状隙膜上表达的主要摄取转运体，在多种药物的肝脏摄取中发挥重要作用。如果体外研究或人 / 动物的吸收、分布、代谢和 / 或排泄数据表明在研药物存在明显的肝摄取或者消除（如通过肝脏代谢或胆汁分泌的药物清除率 ≥ 药物总清除率的 25%），或者药物的肝摄取具有重要的临床意义（如发生代谢或产生药理作用），应进行体外研究以确定该药物是否为肝脏摄取转运体 OATP1B1 和 OATP1B3 的底物。

（3）评估在研药物是否为 OAT、OCT、MATE 的底物：OAT1、OAT3 和 OCT2 在肾脏近曲小管基底膜上表达，MATE1 和 MATE2-K 在刷状缘膜上表达，这些肾脏转运体都可能对在研药的肾脏主动分泌发挥作用。如果体内代谢的相关数据表明在研药物存在明显的肾主动分泌清除（如原型药的肾主动分泌清除率≥药物总清除率的 25%），则应进行体外评估，以确定该药物是否是转运体 OAT1/3、OCT2、MATE1 和 MATE2-K 的底物。

3. 评估在研药物是否为转运体的抑制剂　考察在研药物是否是 P-gp、BCRP、OATP1B1、OATP1B3、OCT2、MATEs（MATE1 和 MATE2-K）、OAT1 和 OAT3 的抑制剂。

4. 评估在研药物是否为转运体的诱导剂　某些转运体（如 P-gp）通过类似于 CYP 酶诱导的机制发挥诱导作用（如激活特定的核受体）。鉴于这些相似性，CYP3A 诱导作用的研究结果可为 P-gp 诱导作用的研究提供一定的参考。但目前尚无完善的体外方法用于评估 P-gp 和其他转运体的诱导作用。

三、代谢产物的相互作用

可采用风险评估法，综合安全窗、可能合用的药物及适应证等因素，评价代谢产物可能产生的 DDI 对药物安全性和疗效的影响。

体内暴露量高或药理活性显著的代谢产物可能需要评估其发生代谢酶或转运体介导的 DDI 的风险。体外试验通常使用合成或纯化的代谢产物对照品。如果基础模型提示代谢产物可能参与体内 DDI，且采用静态或动态机制模型（如 PBPK）对在研药物的 DDI 进行评估，则这些模型也应包括代谢产物。某些 II 相代谢产物可能是多种转运体的更敏感的底物（比原型药的极性更大）或抑制剂，发生 DDI 的概率高于原型药。因此，评估代谢产物作为主要转运体底物或促变药的 DDI 风险应具体问题具体分析。

1. 代谢产物是否为代谢酶或转运体的底物　如果代谢产物暴露水平的变化可能导致临床疗效或安全性的改变，则应研究通过改变代谢产物形成或消除而产生的与临床相关的 DDI 的风险。当代谢产物作为底物时，应评估总药理活性贡献 ≥ 50% 的代谢产物的 DDI 风险。在评估代谢产物对药理活性的贡献时，需同时考虑其体外受体效价和体内相对于原型药游离部分的全身暴露（以摩尔单位表示）。如果原型药和代谢产物的血浆蛋白结合率高，最好在同一系统中测定其血浆蛋白结合率，以减少研究间的变异性。如有原型药和代谢产物的靶组织分布数据，在评估代谢产物对受体效价的贡献时也需要综合考虑。

2. 代谢产物是否为代谢酶或者转运体的抑制剂　通常情况下，代谢产物的体内抑制风险与原型药在体内已同时进行评估，除非体内 DDI 研究中代谢产物的临床暴露不足（如在研究持续时间内的代谢产物量积累不足）。因此，如果体外研究显示原型药对主要的 CYP 酶和转运体有抑制作用，且有必要进行体内 DDI 研究，则可能无须进行代谢产物是否为酶或转运体的抑制剂的体外评估。但若体外评估表明单独的原型药对主要的 CYP 酶或转运体未见抑制作用，代谢产物仍有可能引发体内 DDI，此时应结合代谢产物相对于原型药的系统暴露量（以摩尔单位表示）和极性（如实测或预测的 $\log P$、代谢产物相对于原型药在反相高效液相色谱图上的洗脱顺序等），采用体外试验评估代谢产物对 CYP 酶或转运体的潜在抑制作用。

若存在下述情况，则需要评估代谢产物是否为代谢酶或者转运体的抑制剂：①代谢产物的极性比原型药小，且 $AUC_{代谢产物} \geqslant AUC_{原型药} \times 25\%$；②代谢产物的极性比原型药大，且 $AUC_{代谢产物} \geqslant AUC_{原型药}$。如果代谢产物具有可能引起 TDI 的预警结构，应采用比以上判断标准更低的 AUC 比例。

参考文献

［1］　国家食品药品监督管理总局. 关于发布药物安全药理学研究技术指导原则等 8 项技术指导原则的通告：2014 年第 4 号.（2014–05–13）［2021–09–30］. https://www.nmpa.gov.cn/xxgk/ggtg/qtggtg/20140513120001448.html.

［2］　国家药品监督管理局药品审评中心. 关于发布《药物相互作用研究技术指导原则（试行）》的通告：2021 年 第 4 号.（2014–05–13）［2021–09–30］. https://www.cde.org.cn/main/news/viewInfoCommon/5a15b727e605482c1cf594c689bb994b.

［3］　徐叔云，卞如濂，陈修. 药理实验方法学. 3 版. 北京：人民卫生出版社，2002.

［4］　王北婴，李仪奎. 中药新药研制开发技术与方法. 上海：上海科学技术出版社，2001.

第四篇　临床试验研究思路与方法

《药品注册管理办法》第二十条规定"药物临床试验是指以药品上市注册为目的，为确定药物安全性与有效性在人体开展的药物研究"；第二十一条规定"药物临床试验分为Ⅰ期临床试验、Ⅱ期临床试验、Ⅲ期临床试验、Ⅳ期临床试验以及生物等效性试验。根据药物特点和研究目的，研究内容包括临床药理学研究、探索性临床试验、确证性临床试验和上市后研究"。

临床试验指任何在人体（患者或健康志愿者）进行药物的系统性研究，以证实或揭示试验药物的作用、不良反应和/或试验药物的吸收、分布、代谢和排泄，目的是确定试验药物的疗效与安全性。临床试验的作用对象是人，尽管在人体试验前已经进行了严谨的动物实验，但由于人与动物间存在种属的差异、临床疾病与动物模型的差异及社会因素和精神因素的差异等，这些都有可能影响试验结果，而且有的症状动物也无法反映出来，因此动物实验不能取代人体试验。只有设计科学、规范严谨的临床试验，才能回答受试因素作用于人体的效应问题。临床试验过程须遵守《药物临床试验质量管理规范》（Good Clinical Practice，GCP）。

生物等效性试验是临床试验的一种，通常是指用生物利用度研究的方法，以药代动力学参数为指标，比较同一种药物的相同或者不同剂型的制剂在相同的试验条件下其活性成分吸收程度和速度有无统计学差异的人体试验。通过生物等效性试验，验证同种药物相同或不同剂型之间在有效性和安全性方面是否具有差异，从而简化新药审批的过程，节省大量的人力和物力。

申办者应当在开展药物临床试验前在药物临床试验登记与信息公示平台登记药物临床试验方案等信息；药物临床试验期间，申办者应当持续更新登记信息；临床试验完成后，申请人应在临床试验完成日期后12个月内在登记平台登记临床试验结果信息；对于支持上市申请的注册临床试验，建议在上市申请前完成临床试验结果信息登记（以发生时间较早者为准）。临床试验结果信息至少应包含ICH E3《临床研究报告的结构与内容》所规定的临床研究报告概要的内容。登记信息在平台进行公示，申办者对药物临床试验登记信息的真实性负责。

第八章 新药临床研究

临床试验（clinical trial）是指以人体（患者或健康受试者）为对象的试验，意在发现或验证某种试验药物的临床医学、药理学及其他药效学作用、不良反应，或者试验药物的吸收、分布、代谢和排泄，以确定药物的疗效与安全性的系统性试验。

为了实现不同国家作出的临床数据的相互交流和承认，1991 年美国、欧盟、日本药品管理当局组织发起"人用药品注册技术要求国际协调会（ICH）"，逐步制定了有关人用药品注册技术的各个方面的标准和指导原则，包括 ICH 的药品临床试验管理规范。WHO 也于 1993 年颁布了《WHO 药品临床试验管理规范指南》。当前 WHO 和 ICH 的药品临床试验管理规范通常是国际上统一参照的标准。

我国于 2003 年 8 月正式颁布了《药物临床试验质量管理规范》（Good Clinical Practice，GCP）。为进一步推动我国药物临床试验规范研究和提升质量，国家药监局会同国家卫生健康委员会组织修订了 GCP，自 2020 年 7 月 1 日起施行。新版 GCP 基于满足药品研发新技术、解决既往监管发现的问题和接轨国际等考虑，细化明确参与方责任，强化受试者保护，建立质量管理体系，优化安全性信息报告，规范新技术的应用，并参考国际临床监管经验和体现卫生健康主管部门医疗管理的要求。新版 GCP 的实施有利于药品研发行业的发展，有助于提高我国药物临床试验水平及与国际接轨。

第一节 临床试验设计基本原则和要求

新药经临床前研究后，其有效性和安全性由人体临床试验进行最终验证。临床试验是根据研究目的，纳入足够数量的目标受试者（样本）来研究药物的安全性及对疾病进程、预后等方面的影响。在临床试验设计和研究中，通常需遵行下列基本原则和相关要求。

一、基本原则

1. **受试者保护**　药物临床试验必须遵循《世界医学大会赫尔辛基宣言》，执行 GCP 等相关法律法规。开展任何临床试验之前，其非临床研究或以往临床研究的结果必须足以说明药物在所推荐的人体研究中有可接受的安全性基础，参与药物临床试验的有关各方应当按各自职责来保护受试者。

2. **目标导向**　《药物临床试验质量管理规范》第六十条规定"试验方案中应当详细描述临床试验的目的"。在药物临床研发策略上，应采用以目标为导向的临床试验研发模式。整个临床研发计划要设定明确的终极目标与清晰的研究路径；每个具体的临床试验应有明确的试验目的。

3. **阶段决策**　临床试验的过程是一个不断决策的过程。在每个临床试验结束后，都应及时进行阶段性获益与风险评估，以决定终止或继续进行临床研发。如有数据提示有明确的风险（缺乏有效性或存在安全性问题），临床试验应尽早终止。如果数据提示研究药物有研发前景，临床试验应在已有研究数据支持的基础上逐步向前推进。临床研发计划应随着研究结果而进行适当调整，例如临床有效性验证的研究结果可能提示需要进行更多的人体药理学研究。在某些情况下，根据临床试验筛选结果，需要放弃或改变原来拟定的适应证。

4. 随机化、对照和盲法 临床试验的设计必须遵循随机化、对照和盲法原则。随机化（randomization）指的是合格受试者分配至试验组或对照组，必须遵守"同等概率"的原则，也即每一受试者都有同等的机会被分配至试验组或对照组，而不受研究者或受试者的主观因素所左右；对照（control）是指设立条件相同及诊断一致的一组对象，接受某种与试验组不一样的试验措施，目的是和试验组的结果进行对照性的比较，以证明 2 组或多组间结果的差异及其程度；盲法（blinding）是指临床试验中采取措施使研究者或受试者或资料分析者不知道所施加的处理因素（如选用药物），其主要目的是克服可能来自研究者或受试者的主观因素导致的偏倚。随机化与盲法相结合，可有效避免处理分组的可预测性，控制对受试者分组的选择偏倚，可使已知的对疾病转归和预后有影响的因素在组间得到较好的均衡，而且也可使那些未知的影响因素也在组间得到较好的均衡，从而提高对新药有效性、安全性判定的真实性。

二、基本要求

（一）药物临床试验质量管理规范

药物临床研究必须遵守 GCP。GCP 是药物临床试验全过程的质量标准，包括方案设计、组织实施、监察、稽查、记录、分析、总结和报告。制定 GCP 是为了保证药物临床试验过程规范，数据和结果科学、真实、可靠，保护受试者的权益和安全。

GCP 总则强调：①药物临床试验应当符合《世界医学大会赫尔辛基宣言》原则及相关伦理要求，受试者的权益和安全是考虑的首要因素，优先于对科学和社会的获益，伦理审查与知情同意是保障受试者权益的重要措施；②药物临床试验应当有充分的科学依据，临床试验应当权衡受试者和社会的预期风险和获益，只有当预期的获益大于风险时，方可实施或者继续临床试验；③试验方案应当清晰、详细、可操作，试验方案在获得伦理委员会同意后方可执行；④研究者在临床试验过程中应当遵守试验方案，凡涉及医学判断或临床决策应当由临床医师作出，参加临床试验实施的研究人员应当具有能够承担临床试验工作相应的教育、培训和经验；⑤所有临床试验的纸质或电子资料应当被妥善地记录、处理和保存，能够准确地报告、解释和确认，应当保护受试者的隐私和其相关信息的保密性；⑥试验药物的制备应当符合临床试验用药品生产质量管理的相关要求，试验药物的使用应当符合试验方案；⑦临床试验的质量管理体系应当覆盖临床试验的全过程，重点是受试者保护、试验结果可靠，以及遵守相关法律法规；⑧临床试验的实施应当遵守利益冲突回避原则。

（二）临床研究规划

药物临床试验的主要目标是评价和确定受试药物的风险 / 获益比，同时也要确定可能从该药获益的特定适应证人群及适宜的用法与用量。为此，需要设计一系列的临床试验，而每个临床试验都有其特定的目的，其设计、执行和拟采用的分析方法等细节均应在试验方案中予以明确。所以，每个研究药物都应首先考虑其临床研发的总体规划。创新性药物的临床研发一般由 I 期临床试验开始，进入 II 期概念验证（proof-of-concept，POC）试验和剂量探索（dose finding）试验，然后是Ⅲ期确证试验。每期试验由于研究目的的不同，可能包含着多个试验项目。临床研发规划就是这些试验研究的总体规划。

在新药申请时，应当清晰地描述该药临床研发规划的主要内容，以及每个临床试验在其中的地位和作用。在解释和评价受试药物的总体证据时，通常需要将几个试验的数据综合分析。因此，同一临床研发规划中，不同临床试验的多个方面应该尽量采用相同的标准，如医学编码词典、主要指标的定义和测量时间点、对于方案违背的处理方式等。在药物的临床研发规划中应预先阐明是否需要对涉及共同医学问题的多个试验进行荟萃分析（meta-analysis，一种对不同的研究结果进行收集、合并及统计分析的方法，其主要目的是将以往已获得的研究结果更为客观地综合反映出来），并明确它们的设计共同点及关键统计问题。

（三）临床试验设计

合理的临床试验设计是获得有价值的结论的前提。临床试验设计包括平行对照设计、成组序贯设计、交叉设计、析因设计、适应性设计等，一般建议采用平行对照设计。平行对照设计可为试验药设置 1 个或多个对照组，试验药也可设多个剂量组。对照组可分为阳性或阴性对照。阳性对照一般应符合目标适应证而采用当前公认的有效药物，阴性对照一般采用安慰剂，但必须符合伦理学要求。试验药设 1 个还是多个剂量组取决于试验目的。为达到临床试验目的，申请人应清晰描述受试人群，选择合理的对照，阐述主要终点和次要终点，应提供样本量估算依据。根据临床症状、体征和实验室检查指标评价安全性的方法亦应描述。设计方案中应说明对提前终止试验的受试者的随访程序。

1. **受试人群的选择**　选择受试人群应考虑到研究的阶段性和适应证及已有的非临床和临床试验背景。在早期试验中受试者的组群变异可以用严格的筛选标准选择相对同质的受试者，但当试验向前推进时，应扩大受试人群以反映目标人群的治疗效果。

根据研发进程和对安全性的关注程度，某些试验需要在严密监控的环境中进行（如住院）；除极个别的情况外，受试者不应同时参加 2 个或 2 个以上的临床试验；如果没有充分的时间间隔，受试者不应重复进入临床试验，以确保安全性和避免延滞效应；育龄妇女在参加临床试验时通常应采用有效的避孕措施；对于男性志愿者，应考虑试验中药物暴露对其性伴侣或后代的危害，当危害存在时（例如试验涉及有诱变效力或有生殖系统毒性的药物），试验应提供合适的避孕措施。

2. **对照组的选择**　临床试验应选择合理的对照。对照有下列类型：安慰剂对照、阳性对照、自身对照、试验药物剂量间对照、无治疗对照、历史对照等。对照的选择应依据试验目的而定，在伦理学风险可控的情况下，还应符合科学性的要求。一般建议采用安慰剂对照，如果选择其他对照，建议事先沟通。历史（外部）对照通过论证后，在极个别的情况下也可以采用，但应特别注意推论错误可能增大的风险。

阳性对照药物要谨慎选择，一个合适的阳性对照应当是：①公认的、广泛使用的；②有良好循证医学证据的；③有效性预期可重现的。

3. 样本量估算 试验规模受研究疾病、研究目的和研究终点的影响。样本量大小的估算应根据治疗作用大小的预期、变异程度的预估、统计分析方法、假阳性错误率、假阴性错误率等来确定。临床试验中所需的样本量应具有足够大的统计学检验把握度，以确保对所提出的问题给予一个可靠的回答，同时也应综合考虑监管部门对样本量的最低要求。

一般情况下，临床试验中的样本量估算是基于有效性考虑，对于安全性评价的样本量不一定充分。安全性评价应有足够多的样本量和足够长的暴露时间。在评价非危重患者长期用药的安全性时，应在药物临床研发阶段定性和定量地描述药物的安全性特征；临床试验中用于安全性观察的时限建议与临床拟长期用药的时限一致；同时，为充分暴露药物的安全性隐患，进行样本量设定时应考虑药物的暴露时限、暴露时限内药物不良事件发生的时间和程度、不良事件随着治疗时间延长的变化趋势等。

4. 观察指标 观察指标是指能反映临床试验中的药物有效性和安全性的观察项目。统计学中常将观察指标称为变量。观察指标分为定量指标和定性指标。观察指标必须在研究方案中有明确的定义和可靠的依据，不允许随意修改。

对于观察指标，在研究的设计阶段，首先需要根据研究目的，严格定义与区分主要指标和次要指标；其次是根据主要指标的性质（定量或定性）和特征（1个或多个、单一指标或复合指标、临床获益或替代指标、客观/主观指标或全局评价指标等），调整研究的统计设计策略，以达到研究的预期目的。

试验终点是用于评价与药代动力学参数、药效学测定、药物有效性和安全性等药物作用有关的观察指标。主要终点应反映主要的临床效果，应根据研究的主要目的选择；次要终点用于评价药物的其他作用，可以与主要终点相关或不相关。试验终点及其分析计划应在研究方案中预先阐明。替代终点是与临床终点相关的指标，但其本身并不是临床获益的直接证据。仅当替代终点极可能或已知可以合理地预测临床终点时，替代终点才可以作为主要指标。用于评价临床终点的方法无论是主观或是客观的，其准确度、精密度及响应性（随时间变化的灵敏度）应是公认的。

5. 偏倚控制方法 偏倚（bias）又称"偏性"，是临床试验在设计、执行、测量、分析过程中产生的，可干扰疗效和安全性评价的系统误差。在临床试验中，偏倚包括各种类型的对研究方案的违背与偏离。偏倚会影响疗效、安全性评价结果，甚至影响临床试验结论的正确性，因此在临床试验的全过程中均须控制偏倚的发生。随机化和盲法是控制偏倚的重要措施。

（1）随机化：在对照试验中，随机化分组是确保受试组间可比性和减小选择偏倚的优先考量。随机化的方法一般采用区组随机化法和/或分层随机化法。当需要考虑多个分层因素时，可采用动态随机化合理分配受试者以保持各层的组间均衡性。

（2）盲法：根据盲态程度，可分为双盲、单盲和开放。盲法是控制研究结果偏倚的另一个重要手段。双盲试验是指受试者、研究者、与临床有关的申办方人员均不知晓受试者的处理分组；单盲试验是指受试者不知晓处理分组。双盲试验中以安慰剂为对照的试验常采用单模拟技术维持试验盲态；以阳性药物为对照的，如果阳性药物感官上与试验药物可区分或给药方式不同，应采用双模拟技术维持试验盲态。如果模拟难以实现，可以使用其他遮蔽措施实现双盲，方案中应明确遮蔽技术的操作规程。无论盲态程度如何，数据管理人员和统计分析相关人员均应处于盲态。一般建议采用双盲试验设计。

（四）临床试验的实施

临床试验过程中，研究者应严格按照试验方案认真进行临床试验，其研究过程的质量对研究数据及结果的可靠性有重要影响。因此，认真进行试验过程的数据监察能及早地发现问题，并使问题的发生和再现达到最小。按照 GCP 要求，临床试验的申办者应在临床试验过程中委派监察员，对整个临床试验的质量进行监察。确定的试验方案经伦理委员会批准后，在试验进行过程中一般不得更改。对试验方案的任何修改都应在修订方案中写明，且修订方案一般需重新得到伦理委员会的批准。

在试验进行过程中，如发现按原入选/排除标准难以选到合格的病例时，需分析原因并采取相应的措施。如监察中发现常有违反标准入选病例的现象或入选病例的限制过度等情况，则在不破盲的条件下可以考虑修改原入选/排除标准，但需注意入选/排除标准的修改可能导致目标受试人群的改变。修改后需调整相应的统计分析计划，如对方案修改前后进行分层分析及其结果一致性的考虑等应进行详细表述。

在试验进行过程中必须及时提供不良事件报告并应记录在案，向相关监管机构快速报告安全性数据。申办者可以建立独立数据监察委员会（independent data monitoring committee，IDMC），以定期评价临床试验的进展情况，包括安全性数据和重要的有效性终点数据。IDMC 可以建议申办者是否可以继续实施、修改或者停止正在实施的临床试验。IDMC 通常用于以延长生命或减少重大健康结局风险为目的的大规模多中心临床试验，而大多数临床试验不要求或无须建立 IDMC。IDMC 应当有书面的工作流程，并保存所有相关会议记录。

（五）临床试验的数据管理

数据管理的目的是确保数据的可靠、完整和准确。临床试验中的数据管理相关方包括申办者、研究者、监察员、数据管理员等，应各司其职、各尽其责。数据管理全过程的实施，从数据采集到数据库的最终建立，都必须符合我国 GCP 的规定和监管部门的相应技术规范要求。数据管理计划和总结报告应作为药物注册上市的申请材料之一提交给监管部门。

临床试验方案确定后，应根据病例报告表和统计分析计划书的要求制订数据管理计划（data management plan，DMP）。DMP 应全面且详细地描述数据管理流程、数据采集与管理所使用的系统、数据管理的各个步骤与任务，以及数据管理的质量保障措施。数据管理的工作流程应包含数据采集 / 管理系统建立、病例报告表（case report form，CRF）及数据库的设计、数据接收与录入、数据核查与质疑、医学编码、外部数据管理、盲态审核、数据库锁定、解锁及再锁定、数据导出及传输、数据及数据管理文档的归档等数据管理过程。数据管理各过程的执行，均应遵守全面和有效的标准操作规程（standard operation procedure，SOP）。

无论是采用纸质化或电子化的数据管理，其各阶段均应在一个完整、可靠的临床试验数据质量管理体系下运行，对可能影响数据质量结果的各种因素和环节进行全面控制和管理，使临床研究数据始终保持在可控和可靠的水平。为达到试验数据共享和信息互通的目的，临床试验过程中数据的采集、分析、交换、提交等环节可考虑采用统一的标准化格式，如临床数据交换标准体系（clinical data interchange standards consortium，CDISC）。

临床试验完成后，应对试验的数据管理工作和过程进行总结并形成数据管理报告。数据管理报告应全面且详细陈述与数据管理执行过程、操作规范及管理质量相关的内容，包括参与单位 / 部门及职责、主要时间节点、CRF 及数据库设计、数据核查和清理、医学编码、外部数据管理、数据质量保障、重要节点时的数据传输记录、关键文件的版本变更记录，并描述与数据管理计划的偏离等。

（六）统计分析

临床试验方案中应有专门的统计分析计划（statistical analysis plan，SAP）。统计分析计划是比试验方案中描述的分析要点更加技术性和有更多实际操作细节的一份独立文件，包括对主要和次要评价指标及其他数据进行统计分析的详细过程。临床试验的统计分析有其特殊性，统计分析计划应当由具有参与临床试验经验的统计学专业人员起草。统计分析计划应考虑受试者的分配方法、效应指标的假设检验方法，统计分析应尽可能遵从意向治疗原则（intention to treat principle，ITT），脱落和违背方案受试者应在分析时予以考虑。随机入组后被剔除的受试者应尽可能少，若剔除则必须列出剔除的具体原因。应阐明所使用的统计方法和统计分析软件及其版本。如果涉及中期分析，则相应的统计分析计划应在中期分析前确定，并应在方案中说明理由、分析时点及操作规程。

根据统计分析计划对试验数据进行统计分析后形成统计分析报告（statistical analysis report，SAR），其基本内容包括试验概述、统计分析方法、统计分析的结果与结论，一般采用统计表和统计图表示。统计分析报告是临床试验结果的重要呈现手段，是撰写临床试验报告（clinical study report，CSR）的重要依据，并与统计分析计划一起作为药物注册上市的申请材料提交给监管部门用于对临床试验结果的评价。

临床试验数据的分析应与试验方案中预先设定的计划相一致，任何与计划的偏离都应在报告中阐明。有些试验中提前结束试验是预先计划的，在这种情况下，试验方案中应阐明总 I 类错误率（假阳性率）的控制情况。研究过程中如涉及样本量再调整，应提供调整的依据，并建议在盲态下进行调整，调整后的样本量应大于原方案中计划的样本量，并说明这样的调整不会损害试验的完整性。在所有临床试验中都应收集安全性数据，以图形或列表的方式呈现，应根据不良事件的严重程度和与研究药物的相关性分类分析。

（七）临床试验报告

临床试验完成或者提前终止，申办者应当按照相关法律法规要求向药品监督管理部门提交临床试验报告（CSR）。药物临床试验报告是反映药物临床试验研究设计、实施过程，并对试验结果作出分析、评价的总结性文件，是正确评价药物是否具有临床实用价值（有效性和安全性）的重要依据，是药品注册所需的重要技术资料。真实、完整地描述事实，科学、准确地分析数据，客观、全面地评价结局是撰写试验报告的基本准则。报告中的安全性、有效性数据应当与临床试验源数据（试验中的原始记录或者核证副本上记载的所有信息）相一致。报告撰写者负有职业道义和法律责任。

临床试验报告的撰写可参照 ICH E3《临床研究报告的结构与内容》及国内颁布的相关指导原则，如《化学药物临床试验报告的结构与内容技术指导原则》《中药、天然药物临床试验报告的撰写原则》。由于临床试验的复杂性，报告的结构和内容需根据研究的具体情况进行适当的调整，而且随着临床试验研究水平的不断提高，临床试验报告的撰写方法也将不断改进与完善。

三、特殊要求

1. **药物代谢产物研究** 对于主要活性代谢产物应进行鉴别，应进行相应的药代动力学研究。

2. **药物相互作用研究** 如果药物间有潜在的相互作用，建议在早期临床研究阶段进行药物间相互作用研究。若药物经常合并使用，有必要在非临床研究或在人体试验（若可能）中进行药物相互作用研究，这对已知能改变其他药物吸收或代谢的药物，或自身药代动力学行为会受其他药物影响的药物尤为重要。

3. **特殊人群研究** 与普通人群比较，特殊人群的获益与风险比可能有所不同，或者预计需要调整给药剂量或给药时间，针对此种特殊人群应进行专门的临床试验。在肾功能和肝功能不全患者中的药代动力学研究对评价可能发生的药物代谢或排泄的改变至关重要。

（1）在孕妇中的研究：如果研究药物不计划用于妊娠期，孕妇应被排除在研究之外。如果患者在临床试验期间妊娠，一般应终止试验，及时报伦理委员会备案，并对孕妇、胎儿和儿童进行随访评价。同样，计划用于妊娠期的药物临床研究涉及孕妇，孕妇、胎儿和儿童的随访评价也非常重要。

（2）在哺乳期妇女中的研究：如果可行，应检测药物或其代谢产物在人乳中的分布。如果哺乳期妇女被招募进入临床试验，应同时监测药物对其婴儿的影响，如果必要，并对该儿童进行随访。

（3）在儿童中的研究：需要进行的研究内容取决于现有的对药物的认知，以及由成人和其他年龄组儿童外推的可能性。某些药物可能在早期研发阶段就用于儿童。对于期望用于儿童的药物，应在适宜的儿童年龄组进行评价。如果临床试验涉及儿童，应从高年龄组开始，然后再扩展至低年龄组。

4.药物基因组学研究 药物基因组学研究可在非临床研究阶段开始。早期临床试验中,与基因组相关的用药剂量、有效性或安全性的数据虽然受到样本量的限制缺乏确定性,但为后期临床试验(确证性临床试验)的药物剂量和受试人群的选择提供依据。从研发策略来讲,在早期临床试验中运用准确有效的给药剂量,选择合理的患者亚群,结合敏感且精准的药效动力学生物标志物,或合理的替代性临床终点,研究者可以尽早获知有关药物对靶点的直接调节作用,了解对疾病的有效性等信息,从而达到机制验证或概念验证的目的,并可能为研发的决策和导向提供临床依据。

第二节 新药临床试验分类及研究内容

药物研发的本质在于提出有效性、安全性相关的问题,然后通过研究对其进行回答。临床试验是指在人体进行的研究,用于回答与研究药物预防、治疗或诊断疾病相关的特定问题。通常采用2类方法对临床试验进行描述。

按研发阶段分类,将临床试验分为Ⅰ期、Ⅱ期、Ⅲ期和Ⅳ期临床试验。按研究目的分类,将临床试验分为临床药理学研究、探索性临床试验、确证性临床试验和上市后研究。2个分类系统都有一定的局限性,但两个分类系统互补形成一个动态的有实用价值的临床试验网络,如图4-8-1所示。

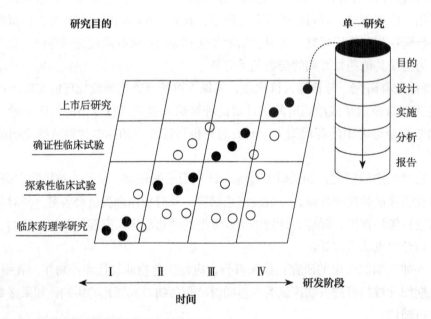

●实心圆代表在某一研发阶段最常进行的研究类型。
○空心圆代表某些可能但较少进行的研究类型;将一个圆点以虚线加入圆柱中以描述单项研究的组成要素及顺序。

图4-8-1 临床研发阶段与研究目的间的关系

一、依研究目的分类研究

（一）临床药理学研究

临床药理学研究的目的是评价耐受性（tolerability），明确并描述药代动力学（pharmacokinetics，PK）及药效学（pharmacodynamics，PD）特征，探索药物代谢和药物相互作用，以及评估药物活性。新药上市申请应有临床药理学研究支持对药物的安全性和有效性的评估。研究内容主要包括药物对人体的效应（药效学和不良反应）、人体对药物的处置（药代动力学）、药物代谢及物质平衡、剂量–暴露量–效应关系、药物相互作用、药物基因组学、定量药理学、特殊人群的临床药理学、群体药代动力学等研究内容。在不同的临床试验阶段，临床药理学的研究任务和内容又各不相同。临床药理学研究一般在早期临床试验阶段进行，也可以根据药物研发需要在其他阶段进行。临床药理学研究通常是非治疗目的的，一般在健康志愿者中进行，以减少疾病本身对结果判定的影响。但是，有些药物如细胞毒性药物对健康人群有危害，只能在患者中进行研究。临床药理学研究通常采用随机、盲法、对照的试验设计，有些情况也可采用其他设计。

1. **耐受性试验**　人体耐受性试验是为了确定人体的最大耐受剂量，也可发现最初出现的人体不良反应的性质。给药方式包括单剂量和多剂量。在进行人体耐受性试验前，应掌握 2 个方面的信息，一个是非临床研究评价结论，另一个是研究药物或类似药物已有的临床研究或文献信息。这些信息对于估算人体试验的安全起始剂量，选择监测临床不良反应的指标具有重要意义。

（1）确定人体的安全起始剂量：耐受性临床试验起始剂量的确定参考有关指导原则和相关方法（包括定量药理学方法等）。人体首次临床试验的最大推荐起始剂量（maximum recommended starting dose，MRSD）应是预期在人体不出现不良反应的剂量。以起始临床剂量给药时应避免在人体出现不良反应，同时选择的剂量应允许以合理的速度和梯度迅速达到耐受性临床试验的终止目标（如基于评价耐受性、药效学或药代动力学特点的判断指标）。

（2）耐受性试验终止的考虑：应在人体耐受性试验前设定耐受性试验终止标准，即出现哪些不良事件或者达到什么暴露浓度时剂量递增试验应终止。设定终止标准时应考虑到在健康志愿者进行试验时，尽量不要给受试者带来健康危害。应根据药物拟定的目标适应证人群的特点确定终止试验的标准。另外，对于一些具有潜在高风险的药物，还要特别关注来自动物实验的安全性数据与人体安全性之间是否可能存在的种属差异，特别是对于生物制剂及基于新机制、新靶点、新的信号通路等研发的药物。

（3）单次给药和多次给药耐受性研究：在药物首次用于人体时，一般应首先计算和确定 MRSD，然后再进行该剂量的单次给药耐受性试验。对于存在潜在严重安全性风险的药物，应考虑到可参考的安全性数据有限、动物实验结果与人体之间可能存在的差别等，首次人体耐受性试验应在少数个体进行试验。如生物大分子药物，首例耐受性试验应从单个受试者开始，在得到安全性数据后再决定进行以后的试验，以降低风险和保护受试者。试验实施机构应具备相应的设施设备和人员。

一般情况下，多次给药耐受性试验通常在单次耐受性试验获得结果后再开展，并且通常在获得单次给药的人体药代动力学试验结果后进行。单次耐受性试验和单次给药药代动力学试验的结果应能够指导多次给药耐受性试验的设计，如剂量的选择及给药方式的确定、给药与进餐的关系、不良反应的性质和程度等。许多情况下，在单次给药耐受性试验的同时可进行单次给药药代动力学研究，多次给药药代动力学研究与多次给药耐受性试验同时进行。耐受性试验属于临床早期的安全性探索试验，为获得更为可靠的研究结果，如果条件允许建议尽量采用随机、双盲、安慰剂对照的试验设计。

2. 药代动力学研究 药物在人体内的吸收、分布、代谢和排泄特征的研究通常贯穿整个研发计划。初步确定这些药代动力学特征是临床药理学研究的一个重要目标。药代动力学研究可参照相关指导原则。药代动力学可以通过多个独立研究进行评价，也可以作为药效学、安全性和耐受性研究的组成部分进行评价。药代动力学的研究在评价药物的系统暴露、分布、清除率、预测原型药或其代谢物可能的蓄积及潜在的药物间相互作用等方面尤为重要。

进行单次给药药代动力学研究，旨在了解药物在人体的吸收速度和程度、给药剂量与药物浓度的关系、药物的半衰期等特点。在获得单次给药药代动力学研究结果后再进行多次给药药代动力学研究，以了解重复给药后药物的吸收程度、药物达到稳态浓度的时间、药物在体内的蓄积程度等。一般情况下，单次给药药代动力学研究获得的药物半衰期的结果可以为多次给药药代动力学的给药间隔设定提供重要信息，如对于半衰期短的药物，多次给药研究中 24 小时内的给药次数可能会需要多次，还需要结合其他数据如药物的作用机制等进行综合分析和判断。

为了解药物剂量与浓度的关系，应至少进行低、中和高 3 个剂量的单次给药和多次给药药代动力学研究，剂量在 MRSD 与最大耐受剂量之间。对于口服药物，一般均应研究食物对药物生物利用度的影响，这对于可能改变释放行为的药物更为重要。一般情况下，在单次给药药代动力学研究中，应选择一个合适的剂量进行食物对药物影响的研究。

特殊人群的药代动力学信息也应考虑在研究范围之内，例如脏器功能障碍（肾脏或肝脏疾患）患者、老年人、儿童、孕妇和哺乳期妇女及人种亚组等。在以后的各期研究中可能还需要进行包括群体药代动力学在内的、不同类型的药代动力学研究，以回答针对性更强的问题。

3. 药效学评价 药效学指药物效应的大小随时间的变化过程。根据所开发的药物的特征，药效学研究和血药浓度效应研究可以在健康志愿者或患者中进行。如果有适宜的测定方法，在患者中依据药效学数据可以对药物的活性与潜在有效性进行早期评估，而且还能为随后开展的、在目标适应证人群中进行的研究的给药剂量和给药方案的确定提供依据。

（二）探索性临床试验

探索性临床试验的研究目的是探索目标适应证后续研究的给药方案，为有效性和安全性确证的研究设计、研究终点、方法学等提供基础。首次在患者中进行以探索有效性为目的临床试验时，可认为是探索性临床试验的开始。

探索性临床试验通常对受试者进行严格筛选，以保证受试者人群的同质性，并对受试者进行严密监测。早期的探索性临床试验可采用多种研究设计，包括平行对照和自身对照。随后的临床试验通常是随机和对照研究。

探索性临床试验的一个重要目标是为确证性临床试验确定给药剂量和给药方案。早期探索性临床试验常采用剂量递增设计，以初步评价药物剂量与效应的关系。针对所探讨的适应证，后期探索性临床试验常采用公认的平行组剂量-效应设计。探索性临床试验所使用的药物剂量，通常低于临床药理学研究所提示的最大耐受剂量，如果高于该剂量，应补充开展相应的临床药理学研究，以提供必要的数据支持。

探索性临床试验的其他目的包括对可能在下一步临床研究中设定的研究终点、治疗方案（包括合并给药）和目标人群（例如轻度、重度疾患比较）的评价，这些目的可通过亚组数据和多个研究终点分析实现，其分析结果可用于进一步的探索性临床试验或确证性临床试验。

（三）确证性临床试验

确证性临床试验的研究目的是确证有效性和安全性，为支持药品注册提供获益/风险关系评价基础，同时确定剂量与效应的关系，为获得上市许可提供足够的证据。

研究内容涉及剂量-效应关系的进一步探索，或对更广泛人群、疾病的不同阶段，或合并用药的研究。对于预计长期服用的药物，药物延时暴露的试验通常在确证性临床试验进行，尽管此类研究可能开始于探索性临床试验。确证性临床试验需要为完善药物说明书提供重要的临床信息。在确证性临床试验同时可进行群体药代动力学研究、药物基因组学研究等。

（四）上市后研究

上市后研究的目的是改进对药物在普通人群、特殊人群和/或环境中的获益/风险关系的认识，发现少见不良反应，并为完善给药方案提供临床依据。

根据研究目的，药品上市后研究可以分为2类：①监管部门要求，用以描述所有依据法规等提出上市后研究的要求，包括必须进行的上市后安全性研究和注册批件中要求完成的研究内容；②自主实施，除监管部门要求外，申请人或第三方承诺或自行实施的研究。

上市后研究通常包括以下内容：附加的药物间相互作用、长期或大样本安全性、药物经济学，以及进一步支持药物用于许可的适应证的终点事件研究等（例如死亡率/发病率的研究等）。根据研究目的和内容，宜选择适当的研究模型或工具来开展相应的工作。研究方法包括临床药理学研究、临床试验、观察性药物流行病学研究和荟萃分析等。不同的研究方法所得结果的价值不同，解决的问题也不同。

（五）补充申请事项

在获得最初的药品上市许可后，遵循相关法律法规等可以进行新适应证和改变适应证的研究，以及新给药方案、新给药途径或其他患者人群的研究。如果是新剂量、新处方或合并用药研究，应增加临床药理学研究。使用原始研发计划中或上市后研究及应用中的数据，则可能省略某些研究。

二、依研发阶段分类研究

新药的临床试验经批准后在确定的药品临床研究基地进行，并接受药品监督管理部门的监督检查。临床试验按阶段共分为 4 期。

（一）Ⅰ期临床试验

Ⅰ期（phase Ⅰ）临床试验为初步的临床药理学及人体安全性评价试验，对应的主要研究类型为临床药理学研究。Ⅰ期临床试验主要是研究人体对于新药的耐受性，提出初步的、安全有效的给药方案，以指导下一阶段的临床试验。具体包括新药在一定剂量范围内的药代动力学和生物利用度数据；新药在动物实验中显示的药理作用是否与人相同；确定人体对新药的局部或全身耐受情况。其原则是在最大限度地保持受试者安全的前提下，进行足够的和适当的实验室和体格检查，以取得有关该药的数据。Ⅰ期临床试验一般考虑如下内容：

1. **受试对象** 一般以健康志愿者作为受试对象，妊娠期、哺乳期、月经期及嗜烟、嗜酒者应除外，特殊情况时可选择患者。通常情况下，受试者例数为 20～30 例。受试者的年龄一般以 18～50 岁为宜，一般宜男、女例数等同。体重在标准体重的 ±10% 范围内。

2. **给药方案** 在耐受性试验设计中，关键环节之一是给药方案。需以保证受试者安全为原则，慎重设计给药剂量，一般初始剂量可以用同类药物的临床治疗量的 1/10 开始。动物实验中出现毒性反应的药物，可以敏感动物的 LD_{50} 的 1/600 或最小有效量的 1/60 为初始剂量。试验需预先设定最大剂量，可参照临床应用该类药物的单次最大剂量设定，也可用动物长期毒性试验中引起中毒症状或脏器出现可逆性变化的剂量的 1/10。从初试剂量到最大剂量间应设若干剂量级别的试验，从低剂量向高剂量逐个剂量依次进行。1 名受试者只接受 1 个剂量的试验。首先进行单次给药的安全性试验，是否需进行多次给药及给药次数应依据该药的特性和疗程等因素确定。在上述耐受性试验过程中，如给药剂量尚未达到最大剂量已经出现不良反应，试验即应终止；或者试验已达到最大剂量仍未见不良反应，试验也应终止。

3. **不良反应和处理** Ⅰ期临床试验的观测指标重点以全面考察安全性为目的加以选择，对试验中出现的任何不良事件均需严密观察和记录，仔细分析与用药是否有因果关系，对是否属于不良反应作出判断。确定不良事件与药物是否存在因果关系，可从以下几个方面进行分析：用药与出现不良事件的时间关系及是否具有量效关系；停药后不良事件是否有所缓解；或在严密观察并确保安全的情况下，重复给药时不良事件是否再次出现等。在试验中出现的任何异常症状、体征、实验室检查结果或其他特殊检查结果都应随访，对出现的不良反应需要妥善处理和治疗。

4. **观察和记录** 按照试验方案，制订周密的病例报告表，逐项详细记录。对于自觉症状的描述应当客观，切勿诱导或暗示。对于所规定的客观指标，应当按方案规定的时点和方法进行检查，若有异常应当重复检测再予确定。

5. **试验总结** 根据试验结果客观而详细地进行总结，对试验数据进行分析处理，确定临床给药的安全范围，提出Ⅱ期临床试验给药方案的建议，并作出正式的书面报告。

（二）Ⅱ期临床试验

Ⅱ期（phase Ⅱ）临床试验为治疗作用初步评价阶段，进行的主要研究类型为探索性临床试验。其目的是初步评价药物对目标适应证患者的治疗作用和安全性，也包括为Ⅲ期临床试验研究设计和给药剂量方案的确定提供依据。此阶段的研究设计可以根据具体的研究目的，采用多种形式，包括随机盲法对照临床试验。Ⅱ期临床试验的一般考虑如下：

1. 受试对象和病例选择 Ⅱ期临床试验的试验对象是适合试验药物适应证的患者，一般试验组的例数不低于100例，试验为多中心试验，每一单位的观测例数治疗组不少于20例，主要观察病证的观测例数治疗组不少于60例。罕见或特殊病种可说明具体情况，申请减少试验例数。避孕药要求不少于100对，每例的观察时间不少于6个月经周期。对于保胎药与可能影响胎儿及子代发育的药物，应对婴儿进行全面观察与随访，包括体格和智力发育等。Ⅱ期临床试验需按试验目的，制订严格的诊断标准（包括病名诊断、证候诊断）、入选标准、排除标准，并对病例剔除作出规定。中医病名及证候诊断标准应遵照现行的公认标准执行。

2. 试验设计 应采用严格的随机对照双盲设计，病例需组间等比例分配，对照方法可据试验目的选择，通常情况下可选择随机平行组对照。对照用药可选择已知有效药物。为了明确试验药物的疗效，在保护受试者权益的前提下，应最大可能地用安慰剂作为对照。随机化分组可视情况采用分层随机、区组随机、完全随机等。盲法试验应规定设盲方法、破盲条件等具体要求，原则上应实行双盲，无法实行的应陈诉理由。

3. 给药方案 Ⅱ期临床试验的给药方案宜参考药效学试验、临床经验或Ⅰ期临床试验结果制订。Ⅱ期临床试验应结合新药的具体情况，对临床应用剂量进行研究。如需要2个或2个以上的给药方案时，临床试验例数应合乎统计学要求。

4. 疗效指标 Ⅱ期临床试验中的疗效判断应注意规定疗效评定指标参数。中医疗效评价应包括中医证候、客观检测指标等。疗效评价标准须按现行的公认标准执行，若无公认标准，应制定合理的疗效标准。综合疗效评定一般分为临床痊愈、显效、进步、无效4级，注重显效以上的统计。若为特殊病种，可根据不同的病种分别制定相应的疗效等级。若无临床痊愈的可能性，则分为临床控制、显效、进步、无效4级。抗肿瘤药的近期疗效可分为完全缓解、部分缓解、稳定、进展4级，以完全缓解、部分缓解为有效。

5. 安全性指标 Ⅱ期临床试验需设计严密的不良事件观察方案（包括客观安全性指标），对任何不良事件都须严密观察，认真记录，分析原因，作出与试验用药是否存在因果关系的判断，统计不良事件发生率。严重不良事件（serious adverse event）应在24小时内向申办者、主要研究者及省级药品监督管理部门和国家药监局报告。对不良反应要作出及时妥善的处理和治疗。

（三）Ⅲ期临床试验

Ⅲ期（phase Ⅲ）临床试验是治疗作用确证阶段，进行的主要研究类型为确证性临床试验。其目的是进一步验证药物对目标适应证患者的治疗作用和安全性，评价获益与风险关系，最终为药物注册申请的审查提供充分的依据。

Ⅲ期临床试验应采用随机对照设计，视需要可采用盲法或开放试验，方案应依据Ⅱ期临床试验结果具体设计。试验应为多中心试验，试验组的例数一般应不少于 300 例，主要病证不小于 100 例，对照组例数不应少于治疗组例数的 1/3。每一中心治疗组的例数不少于 20 例。罕见或特殊病种可说明具体情况，申请减少试验例数。避孕药要求不少于 1 000 例，每例的观察时间不少于 12 个月经周期。对于保胎药与可能影响胎儿及子代发育的药物，应对婴儿进行全面观察与随访，包括体格和智力发育等。

Ⅲ期临床试验应参照Ⅱ期临床试验设计，根据本期临床试验的目的调整受试者选择标准，视具体情况适当扩大受试对象（如年龄、病期、合并症、合并用药等）范围。扩大受试对象观察需有明确的研究目的（如研究特殊人群用药），并需有合理的设计，试验例数除符合规定的最少例数外，还应合乎统计学要求，即必须同时满足以上 2 个条件方可，不应将Ⅲ期临床试验理解为简单地增加试验例数。

临床试验的用药剂量可根据药效学试验及临床实际情况，依据Ⅱ期临床试验结果，在保证安全的前提下予以确定。疗效判断可参照Ⅱ期临床试验执行，或可根据Ⅱ期临床试验结果制定更能体现药物作用特点的疗效判断标准。

（四）Ⅳ期临床试验

Ⅳ期（phase Ⅳ）临床试验为新药上市后应用研究阶段。其目的是考察在广泛使用条件下的药物的疗效和不良反应，评价在普通或者特殊人群中使用的获益与风险关系及改进给药剂量等。

Ⅳ期临床试验的病例选择、疗效标准等基本与Ⅲ期临床试验相同，一般可不设对照组。新药试生产期间的临床试验参与单位不少于 30 个，病例数不少于 2 000 例。罕见或特殊病种可说明具体情况，申请减少试验例数。

Ⅳ期临床试验应注意不良反应，尤其是罕见不良反应、禁忌、使用注意等的考察，注意长期疗效的观察。

第三节　生物等效性试验

生物等效性（bioequivalence，BE）指在相似的试验条件下单次或多次给予相同剂量的试验药物后，受试制剂在人体内的药物的吸收速度和吸收程度与参比制剂的差异在可接受范围内。生物等效性试验是评价制剂质量的重要手段，可用于化学仿制药的上市申请，也可用于已上市药物的变更（如新增规格、新增剂型、新的给药途径）申请。《药品注册管理办法》第二十四条规定"申请人拟开展生物等效性试验的，应当按照要求在药品审评中心网站完成生物等效性试验备案后，按照备案的方案开展相关研究工作"。

2016 年 3 月国务院办公厅印发的《关于开展仿制药质量和疗效一致性评价的意见》指出，开展仿制药质量和疗效一致性评价（以下简称一致性评价）工作，对提升我国制药行业整体水平、保障药品安全性和有效性、促进医药产业升级和结构调整、增强国际竞争能力，都具有十分重要的意义。仿制药一致性评价原则上应采用体内生物等效性试验的方法进行。找不到或无法确定参比制剂的,由药品生产企业开展临床有效性试验。对符合《人体生物等效性试验豁免指导原则》的品种,由药品生产企业申报,一致性评价办公室组织审核后公布,允许该药品生产企业采取体外溶出试验的方法进行一致性评价。

对于大多数药物而言,生物等效性研究着重考察药物自制剂释放进入体循环的过程。生物利用度(bioavailability,BA)是指药物活性成分从制剂释放吸收进入全身循环的程度和速度,一般分为绝对生物利用度和相对生物利用度。绝对生物利用度是以静脉制剂(通常认为静脉制剂的生物利用度为 100%)为参比制剂获得的药物活性成分吸收进入体内循环的相对量;相对生物利用度则是以其他非静脉途径给药的制剂(如片剂和口服溶液)为参比制剂获得的药物活性成分吸收进入体循环的相对量。另外,鉴于药物浓度和治疗效果相关,假设在同一受试者中相同的血药浓度 – 时间曲线意味着在作用部位能达到相同的药物浓度并产生相同的疗效,那么就可以将药代动力学参数作为替代的终点指标来建立等效性。因此,通常意义的生物等效性研究是指采用生物利用度研究的方法,以药代动力学参数为终点指标,根据预先确定的等效标准和限度进行的比较研究。该方法一般通过测定可获得的生物基质(如血液、血浆、血清、尿液)中的药物浓度,取得药代动力学参数(如 C_{max}、AUC)作为终点指标,借此反映药物释放并被吸收进入循环系统的速度和程度。

在药代动力学研究方法不适用的情况下,可采用经过验证的药效动力学(PD)研究方法进行生物等效性研究。药代动力学和药效动力学研究均不适用时,可采用以患者临床疗效为终点评价指标的临床研究方法验证等效性。体外研究仅适用于特殊情况,例如在肠道内结合胆汁酸的药物等;对于进入循环系统起效的药物,不推荐采用体外研究的方法评价等效性。本节主要阐述以药代动力学参数为终点评价指标的化学药物仿制药人体生物等效性试验的一般原则,适用于体内药物浓度能够准确测定并可用于生物等效性评价的口服及部分非口服给药制剂(如透皮吸收制剂、部分直肠给药和鼻腔给药的制剂等)。

一、基本要求

1. **试验设计** 根据药物特点,可选用:①两制剂、单次给药、交叉试验设计;②两制剂、单次给药、平行试验设计;③重复试验设计。对于一般药物,推荐选用第一种试验设计,纳入健康志愿者参与研究,每位受试者依照随机顺序接受受试制剂和参比制剂。对于半衰期较长的药物,可选择第二种试验设计,即每个制剂分别在具有相似人口学特征的 2 组受试者中进行试验。第三种试验设计(重复试验设计)是前 2 种的备选方案,是指将同一制剂重复给予同一受试者,可设计为部分重复(单制剂重复,即三周期)或完全重复(两制剂均重复,即四周期),适用于部分高变异药物(个体内变异 ≥ 30%),优势在于可以入选较少数量的受试者进行试验。对于高变异药物,可根据参比制剂的个体内变异,将等效性评价标准进行适当比例的调整,但调整应有充分的依据。

2. **受试者的选择** 一般应符合以下要求:①年龄在 18 周岁以上(含 18 周岁);②应涵盖一般人群的特征,包括年龄、性别等;③如果研究药物拟用于 2 种性别的人群,一般情况下，研究入选的受试者应有适当的性别比例；④如果研究药物主要拟用于老年人群，应尽可能多地入选 60 岁以上的受试者；⑤入选受试者的例数应使生物等效性评价具有足够的统计学效力。筛选受试者时的排除标准应主要基于安全性方面的考虑。当入选健康受试者参与试验可能面临安全性方面的风险时，则建议入选试验药物拟适用的患者人群，并且在试验期间应保证患者病情稳定。

3．参比制剂的选择　仿制药的生物等效性试验应尽可能选择原研产品作为参比制剂，以保证仿制药的质量与原研产品一致。

4．单次给药研究　通常推荐采用单次给药药代动力学研究方法评价生物等效性，因为单次给药在评价药物释放的速度和程度方面比多次给药稳态药代动力学研究方法更敏感，更易发现制剂释药行为的差异。

5．稳态研究　若出于安全性考虑，需入选正在进行药物治疗且治疗不可间断的患者时，可在多次给药达稳态后进行生物等效性研究。

6．餐后生物等效性研究　食物与药物同服可能影响药物的生物利用度，因此通常需进行餐后生物等效性研究来评价进食对受试制剂和参比制剂生物利用度影响的差异。对于口服常释制剂，通常需进行空腹和餐后生物等效性研究，但如果参比制剂说明书中明确说明该药物仅可空腹服用（饭前 1 小时或饭后 2 小时服用）时，则可不进行餐后生物等效性研究。对于仅能与食物同服的口服常释制剂，建议进行空腹和餐后 2 种条件下的生物等效性研究（如有资料充分说明空腹服药可能有严重的安全性风险，则仅需进行餐后生物等效性研究）。对于口服调释制剂，建议进行空腹和餐后生物等效性研究。

7．生物样品分析　用于生物等效性研究的生物样品分析方法在选择性、灵敏度、精密度、准确度、重现性等方面应符合要求。具体要求可参见第七章第一节的相应内容。

8．生物等效性的药代动力学参数

（1）吸收速度：推荐采用实测药物峰浓度（C_{max}）评价吸收速度。药物浓度达峰时间（t_{max}）也是评价吸收速度的重要参考信息。

（2）吸收程度/总暴露量：对于单次给药研究，建议采用如下 2 个参数评价吸收程度。①从 0 时到最后一个浓度可准确测定的样品采集时间 t 的药物浓度 – 时间曲线下面积（AUC_{0-t}）；②从 0 时到无限时间（∞）的药物浓度 – 时间曲线下面积（$AUC_{0-\infty}$），其中 $AUC_{0-\infty} = AUC_{0-t} + C_t/\lambda_z$（$C_t$ 为最后一个可准确测定的药物浓度；λ_z 为用适当方法计算所得的末端消除速率常数）。对于多次给药研究，建议采用达稳态后给药间隔期（τ）内的药物浓度 – 时间曲线下面积（$AUC_{0-\tau}$）评价吸收程度。

（3）部分暴露量：特定情况下，可能需要增加部分暴露量指标来观测早期暴露值。部分暴露量测定的时间设置应符合临床疗效评价要求。应采集足够数量的可定量生物样品，以便充分估计部分暴露量。

二、一般试验设计和数据处理原则

1．试验的实施　①空腹试验：试验前夜至少空腹 10 小时。一般情况下，在空腹状态下用 240ml 水送服受试制剂和参比制剂。口腔崩解片等特殊剂型应参考说明书规定服药。②餐后试验：试验前夜至少空腹 10 小时。受试者试验当日给药前 30 分钟时开始进食标准餐，并在 30 分钟内用餐完毕，在开始进餐后 30 分钟时准时服用试验药，用 240ml 水送服。③服药前 1 小时至服药后 1 小时内禁止饮水，其他时间可自由饮水。服药后 4 小时内禁食。每个试验周期受试者应在相同的预定时间点用标准餐。④通常最高规格的制剂可以 1 个单位（单片或单粒）服用，如生物样品分析方法的灵敏度不足，则可在安全性允许的条件下，在说明书单次服药剂量范围内同时服用多片 / 粒最高规格的制剂。⑤试验给药之间应有足够长的清洗期（一般为待测物的 7 倍半衰期以上）。⑥应说明受试制剂和参比制剂的批号、参比制剂的有效期等信息。建议受试制剂与参比制剂药物含量的差值 < 5%。试验机构应对试验制剂及参比制剂按相关要求留样。试验药物应留样保存至药品获准上市后 2 年。

正式试验开始之前，可在少数志愿者中进行预试验，用以验证分析方法、评估变异程度、优化采样时间，以及获得其他相关信息。预试验的数据不能纳入最终的统计分析。

2. 标准餐 建议采用对胃肠道生理功能和药物生物利用度影响大的餐饮进行餐后生物等效性研究，如高脂（餐饮中脂肪提供食物中约 50% 的热量）、高热（3 360 ~ 4 200kJ）饮食。其中蛋白质约提供 630kJ 热量，碳水化合物约提供 1 050kJ 热量，脂肪提供 2 100 ~ 2 520kJ 热量。报告中应提供试验标准餐的热量组成说明。

3. 样品采集 通常建议采集血液样品，多数情况下检测血浆或血清中的药物或其代谢产物浓度，有时分析全血样品。恰当地设定样品采集时间，使其包含吸收相、分布相和消除相。一般建议每位受试者每个试验周期采集 12 ~ 18 个样品，其中包括给药前的样品。采样时间不短于 3 个末端消除半衰期。根据药物和制剂的特性确定样品采集的具体时间，要求应能准确估计药物峰浓度（C_{max}）和消除速率常数（λ_z）。末端消除相应至少采集 3 个样品以确保准确估算末端消除相斜率。除可用 AUC_{0-72h} 来代替 AUC_{0-t} 或 $AUC_{0-\infty}$ 的长半衰期药物外，AUC_{0-t} 至少应覆盖 $AUC_{0-\infty}$ 的 80%。实际给药和采样时间与计划时间可能有偏差，建议采用实际时间进行药代动力学参数计算。

4. 给药前血药浓度不为 0 的情况 如果给药前的血药浓度 < C_{max} 的 5%，则该受试者的数据可以不经校正而直接参与药代动力学参数的计算和统计分析；如果给药前的血药浓度 ≥ C_{max} 的 5%，则该受试者的数据不应纳入等效性评价。

5. 因出现呕吐而需剔除数据的情况 如果受试者服用常释制剂后，在 t_{max} 中位数值 2 倍的时间以内发生呕吐，则该受试者的数据不应纳入等效性评价。对于服用调释制剂的受试者，如果在服药后短于说明书规定的服药间隔时间内发生呕吐，则该受试者的数据不应纳入等效性评价。

6. 试验报告中提交的药代动力学相关信息 ①受试者编号、给药周期、给药顺序、制剂种类；②血药浓度和采血时间点；③单次给药提供 AUC_{0-t}、$AUC_{0-\infty}$、C_{max}，以及 t_{max}、λ_z 和 $t_{1/2}$；④稳态研究提供 $AUC_{0-\tau}$、稳态峰浓度（$C_{max,ss}$）、稳态谷浓度（$C_{min,ss}$）、平均稳态血药浓度（$C_{av,ss}$）、稳态达峰时间（$t_{max,ss}$），以及波动系数 $[(C_{max,ss}-C_{min,ss})/C_{av,ss}]$ 和波动

幅度 $[(C_{\max,ss}-C_{\min,ss})/C_{\min,ss}]$；⑤药代动力学参数的个体间、个体内和 / 或总的变异（如果有）。

7. 有关数据统计计算的要求 建议提供 AUC_{0-t}、$AUC_{0-\infty}$、$C_{\max}$（稳态研究提供 $AUC_{0-\tau}$、$C_{\max,ss}$）几何均值、算术均值、几何均值比值及其 90% 置信区间（CI）等。不应基于统计分析结果，或者单纯的药代动力学理由剔除数据。

8. 生物等效的接受标准 一般情况下，上述参数几何均值比值的 90% 置信区间数值应不低于 80.00%，且不超过 125.00%。对于窄治疗窗药物，应根据药物的特性适当缩小 90% 置信区间范围。

三、不同剂型的生物等效性研究要求

1. 口服溶液剂 对于口服溶液、糖浆等溶液剂型，如果不含可能显著影响药物吸收或生物利用度的辅料，则可以豁免人体生物等效性试验。

2. 常释制剂（片剂和胶囊）

（1）上市申请：对于常释片剂和胶囊，建议采用申报的最高规格进行单次给药的空腹及餐后生物等效性研究。若同时满足以下条件，其他规格制剂的生物等效性试验可豁免。包括①试验规格制剂符合生物等效性要求；②各规格制剂在不同 pH 介质中的体外溶出曲线相似；③各规格制剂的处方比例相似。若最高规格有安全性方面的风险，在同时满足如下条件的情况下，可采用非最高规格的制剂进行生物等效性研究。包括①在治疗剂量范围内具有线性药代动力学特征；②受试制剂和参比制剂的最高规格与其较低规格的制剂处方比例相似；③受试制剂和参比制剂最高规格的溶出试验比较结果显示两制剂的溶出曲线具有相似性。

（2）上市后变更申请：需要进行生物等效性研究来支持仿制药上市后变更时，推荐采用原研药品作为参比制剂，而不是与变更前的产品进行比较。

3. 口服混悬剂 口服混悬剂通常需进行生物等效性研究，其生物等效性研究的技术要求与口服固体制剂相同。

4. 调释制剂（包括延迟释放制剂和缓释制剂） 建议调释制剂采用申报的最高规格进行单次给药的空腹及餐后生物等效性研究，一般不推荐进行多次给药研究。若满足全部以下条件，则可以认为调释制剂的其他规格与相应规格的参比制剂具有生物等效性。包括①其他规格制剂的活性和非活性组分组成比例与试验规格的受试制剂相似；②其他规格制剂的释药原理与试验规格的受试制剂相同；③各规格制剂的体外溶出试验结果相似。调释制剂上市后变更研究如需要进行生物等效性研究时，应采用原研药品作为参比制剂，而不是与变更前的产品进行比较。

5. 咀嚼片 咀嚼片生物等效性研究的给药方法应参照说明书。如说明书中要求吞咽之前先咀嚼，则进行生物等效性研究时，受试者需咀嚼后吞咽给药；如说明书中说明该药可以咀嚼也可以整片吞服，则生物等效性研究时，要求以 240ml 水整片送服。

四、特殊问题考虑要点

1. 检测物质的选择

（1）原型药/代谢产物：一般推荐仅测定原型药，因为原型药的药物浓度–时间曲线比代谢产物能更灵敏地反映制剂间的差异。如果原型药的浓度过低，不足以获得生物样品中足够长时间的药物浓度信息，则可用代谢产物的相关数据评价生物等效性。对于由原型药直接代谢产生的主要代谢产物，如果同时满足以下2点，则应同时予以测定。包括①代谢产物主要产生于进入体循环以前，如源自首过效应或肠道内代谢等；②代谢产物显著影响药物的安全性和有效性。以上原则适用于包括前体药物在内的所有药物。建议以原型药评价生物等效性，代谢产物的相关数据用于进一步支持临床疗效的可比性。

（2）外消旋体/对映体：对于外消旋体，通常推荐用非手性的检测方法进行生物样品测定。若同时满足以下条件，则需分别测定各对映体。包括①对映体的药效动力学特征不同；②对映体的药代动力学特征不同；③药效主要由含量较少的异构体产生；④至少有1个异构体的吸收过程呈现非线性特征（随着药物吸收速率的变化，对映体的浓度比例发生改变）。

2. 长半衰期药物

对于半衰期较长的口服常释制剂，若试验设计足够长的清洗期，仍然可以采用单次给药的交叉试验设计进行生物等效性研究。交叉试验难以实施时，可采用平行试验设计。无论交叉设计还是平行设计，均应有足够长的生物样品采集时间，以覆盖药物通过肠道并被吸收的时间段。可分别用 C_{max} 和适当截取的 AUC 来描述药物浓度的峰值和总暴露量。如对于药物分布和清除个体内变异较小的药物，可用 AUC_{0-72h} 来代替 AUC_{0-t} 或 $AUC_{0-\infty}$。但对于药物分布和消除个体内变异较大的药物，则不能采用截取的 AUC 评价生物等效性。

3. 首个生物样品的浓度为 C_{max}

生物等效性研究中，有时会出现首个生物样品的浓度为 C_{max} 的现象。预试验有助于避免此种现象的出现。第一个采样点设计在给药后5～15分钟以内，之后在给药后1小时以内采集2～5个样品，一般就足以获得药物的峰浓度。对首个样品为 C_{max}，且未采集早期（给药后5～15分钟）样品的受试者数据，一般不纳入整体数据分析。

4. 含酒精饮料对调释制剂的影响

饮用含酒精饮料可能会影响调释制剂的药物释放。酒精会改变药物释放特性，导致药物过快释放，并改变药物的体内暴露量，进而影响药物的安全性和有效性。建议研发缓释口服固体制剂时进行相应的体外研究，以评价制剂在体内酒精环境中出现药物突释的可能性。应考察制剂在不同浓度的酒精溶媒中的释放情况，某些特定情况下可能需要进行制剂与含酒精饮料同服时的生物等效性研究。

5. 内源性化合物

内源性化合物是指体内产生或饮食中含有的化合物。建议先估算内源性化合物在血样中的基线值，再从给药后测得的总血药浓度中减去这一基线值，依此估算从药物释放的药量。因内源性化合物的来源不同，生物等效性研究方法可能有所不同。①若内源性化合物由机体产生，建议给药前根据药代动力学特征多点测定基线值，从给药后的血药浓度中减去相应的基线值；②若内源性化合物来源于食物，建议试验前及试验过程中严格控制该化合物自饮食中摄入，受试者应自试验前即进入研究中心，统一标准化饮食。有些内源性化合物的基线值可能是周期特异性的，此时建议每个试验周期均采集基线值。若经过基线校正后血药浓度出现负值，则以 0 计。校正前和校正后的数据应分别进行药代动力学参数的计算和统计分析。采用校正后的数据进行生物等效性评价。

6．口服给药发挥局部作用的药物　对于在胃肠道内发挥作用的药物，需根据药物特性，选用药代动力学研究、药效动力学研究或临床研究评价生物等效性，甚至可用适当的体外研究作为补充或替代评价方法。

参考文献

［1］国家药品监督管理局，国家卫生健康委员会．关于发布药物临床试验质量管理规范的公告：2020 年第 57 号．（2020–04–23）［2021–09–30］．https://www.nmpa.gov.cn/zhuanti/ypzhcglbf/ypzhcglbfzhcwj/20200426162401243.html.

［2］国家食品药品监管总局．关于发布药物临床试验的一般考虑指导原则的通告：2017 年第 11 号．（2017–01–20）［2021–09–30］．https://www.nmpa.gov.cn/xxgk/ggtg/qtggtg/20170120160701190.html.

［3］国家食品药品监管总局．关于发布药物临床试验的生物统计学指导原则的通告：2016 年第 93 号．（2016–06–03）［2021–09–30］．https://www.nmpa.gov.cn/directory/web/nmpa/xxgk/ggtg/qtggtg/20160603161201857.html.

［4］国家药典委员会．中华人民共和国药典：四部．2020 年版．北京：中国医药科技出版社，2020.

［5］国家市场监督管理总局．药品注册管理办法：局令第 27 号．（2016–06–03）［2021–09–30］．https://www.nmpa.gov.cn/xxgk/fgwj/bmgzh/20200330180501220.html.

［6］国家药品监督管理局药品审评中心．关于发布《药物临床试验适应性设计指导原则（试行）》的通告：2021 年第 6 号．（2021–01–29）［2021–09–30］．https://www.cde.org.cn/main/news/viewInfoCommon/bc2b326bd49bac7437368272be6ec00d.

［7］国家药品监督管理局药品审评中心．关于发布《免疫细胞治疗产品临床试验技术指导原则（试行）》的通告：2021 年第 14 号．（2021–02–10）［2021–09–30］．https://www.cde.org.cn/main/news/viewInfoCommon/1936d1c9006cccce2251702221f063b1c.

［8］国家药品监督管理局药品审评中心．关于发布《治疗性蛋白药物临床药代动力学研究技术指导原则》的通告：2021 年第 9 号．（2021–02–07）［2021–09–30］．https://www.cde.org.cn/main/news/viewInfoCommon/7e9a884a64a804d794dbf8ebf2a8dbcd.

［9］国家药品监督管理局药品审评中心．关于发布《药物临床试验富集策略与设计指导原则（试行）》的通告：2020 年第 60 号．（2020–12–31）［2021–09–30］．https://www.cde.org.cn/main/news/viewInfoCommon/f25f17808fb5dd7c74f596e721e9cdf3.

［10］国家药品监督管理局药品审评中心．关于发布《抗肿瘤药物临床试验统计学设计指导原则（试行）》的通告：2020 年第 61 号．（2020–12–31）［2021–09–30］．https://www.cde.org.cn/main/news/viewInfoCommon/b8a33e6df753b13e091b83b8d5a412f8.

［11］国家食品药品监督管理局．关于发布化学药物稳定性研究等 16 个技术指导原则的通知：国食药监注〔2005〕106 号．（2005–03–18）［2021–09–30］．https://www.nmpa.gov.cn/xxgk/fgwj/gzwj/gzwjyp/20050318010101201.html.

[12] 国家食品药品监督管理局. 关于印发天然药物新药研究技术要求的通知：国食药监注〔2013〕17 号. （2013-01-18）[2021-09-30]. https://www.nmpa.gov.cn/xxgk/fgwj/gzwj/gzwjyp/20130118120001687. html.

[13] 国家食品药品监督管理局. 关于印发《疫苗临床试验技术指导原则》的通知：国食药监注〔2004〕575 号.（2004-12-03）[2021-09-30]. https://www.nmpa.gov.cn/xxgk/fgwj/gzwj/gzwjyp/ 20041203010101968.html.

[14] 国家药品监督管理局药品审评中心. 关于发布《群体药代动力学研究技术指导原则》的通告：2020 年第 63 号.（2020-12-31）[2021-09-30]. https://www.cde.org.cn/main/news/viewInfoCommon/b3e8 205a4749caa0264414514cdf45ac.

[15] 国家药品监督管理局药品审评中心. 关于发布《儿科用药临床药理学研究技术指导原则》的通告：2020 年第 70 号.（2020-12-31）[2021-09-30]. https://www.cde.org.cn/main/news/viewInfoCommon/ eedbe795dfe1d3ab2694c84e786e446e.

[16] 国家食品药品监管总局. 关于发布普通口服固体制剂参比制剂选择和确定等 3 个技术指导原则的通告：2016 年第 61 号.（2016-03-18）[2021-09-30]. https://www.nmpa.gov.cn/directory/web/nmpa/xxgk/ ggtg/qtggtg/20160318210001725.html.

[17] 国家药品监督管理局. 关于发布生物等效性研究的统计学指导原则和高变异药物生物等效性研究技术指导原则的通告：2018 年第 103 号.（2018-10-29）[2021-09-30]. https://www.nmpa.gov.cn/ yaopin/ypggtg/ypqtgg/20181029173101911.html.

[18] 国家药品监督管理局药品审评中心. 关于发布《窄治疗指数药物生物等效性研究技术指导原则》的通告：2020 年第 62 号.（2020-12-31）[2021-09-30]. https://www.cde.org.cn/main/news/viewInfoCommon/ cad15062ff21d6f5b164fa9c562a709e.

第五篇　注册申报思路与方法

我国的新药研究、申报注册主要分为 2 个阶段：第一阶段为临床前研究，在完成支持药物临床试验的药学、药理毒理学等研究后，提出药物临床试验申请，符合规定的可获得药物临床试验许可文件，拟开展生物等效性试验的需备案并获得备案号；第二阶段为临床研究，获得药物临床试验许可文件或者临床试验备案号后，在具备相应条件并按规定备案的药物临床试验机构开展临床试验研究，根据临床研究结果申报药品上市许可，符合规定的，批准药品上市，发给药品注册证书。申请人取得药品注册证书后，为药品上市许可持有人，依法对药品研制、生产、经营、使用全过程中药品的安全性、有效性和质量可控性负责。

申请药品注册应当提供真实、充分、可靠的数据、资料和样品，证明药品的安全性、有效性和质量可控性。在申报资料中，同时要求提供立题目的、依据，药学、药理毒理及临床研究的综述资料，引用文献资料应当注明著作名称、刊物名称及卷、期、页等，未公开发表的文献资料应当提供资料所有者许可使用的证明文件，外文资料应当按照要求提供中文译本；要求对主要研究结果进行总结、综合分析与评价，强调各项研究结果间相互联系的分析与评价。同时，我国作为 ICH 成员，申请人在申请化学药品、疫苗和治疗用生物制品新药时，需按照现行版《M4：人用药物注册申请通用技术文档（CTD）》的格式编号及项目顺序整理并提交申报资料。

《药品管理法》第七条指出"从事药品研制、生产、经营、使用活动，应当遵守法律、法规、规章、标准和规范，保证全过程信息真实、准确、完整和可追溯"。新药研究过程中，涉及我国许多相应的法律、规范，必须严格遵守。目前，我国药品注册按照中药、化学药和生物制品进行分类注册管理。药品注册管理遵循公开、公平、公正原则，以临床价值为导向，鼓励研究和创制新药。国家建立以审评为主导，检验、核查、监测与评价等为支撑的药品注册管理体系，同时，建立了以临床价值为导向的创新性药物加快上市注册制度：对符合条件的药品注册申请，申请人可以申请适用突破性治疗药物、附条件批准、优先审评审批及特别审批程序。

第九章　新药注册申报资料概述

药品注册申报资料是反映药品研发过程与结果、体现药品技术评价的载体，是连接药品研发与药品技术审评的桥梁。因此，各国药品技术审评机构对药品注册资料的格式和要求非常重视。2000 年 8 月 ICH 起草了 ICH 三方协调指导原则《人用药品注册一般技术资料的结构》，该指导原则的主要目的是在申报注册技术资料的格式和结构方面达成一定程度的一致。2017 年 5 月，中国成为 ICH 正式成员。

根据 ICH 要求，结合我国实际情况，国家市场监督管理总局发布了修订后的《药品注册管理办法》，自 2020 年 7 月 1 日起施行。配套文件《中药注册分类及申报资料要求》《化学药品注册分类及申报资料要求》《生物制品注册分类及申报资料要求》规定了药品注册申请者需提供的各个方面的研究资料，以证明药品的安全性、有效性和可控性。不同的注册分类申请提供的相关技术资料有较大的差异，具体的技术资料均有详细的规定要求和规范，详见本书附录一至附录三。总而言之，新药申报包括概要、药学研究资料、药理毒理学研究资料及临床试验资料 4 个方面的申报内容。

1. **概要**　包括药品名称、证明性文件、立题目的与依据、自评估报告、上市许可持有人信息、药品说明书、起草说明及相关参考文献，以及药学、药理毒理、临床研究资料总结报告等。主要是对立题目的、依据进行论述，提供相关证明性文件，对药学、药理毒理、临床等研究结果进行总结，从安全性、有效性、质量可控性等方面对所申报的品种进行综合评价，关注药品研究的科学性和系统性。

2. **药学研究资料**　包括原料药、剂型选择、合成和制备工艺、中试、质量标准或制造及检定规程的制定，对其相关稳定性等进行的完整系统性试验研究和参考文献研究，并形成规范的申报文字资料。

3. **药理毒理学研究资料**　主要针对申报药物进行的有效性和安全性试验研究和参考文献研究，并形成申报文字资料，包括主要药效学、安全药理学、药代动力学、药物相互作用、单次给药毒性、重复给药毒性、遗传毒性、致癌毒性、生殖毒性、特殊安全性（过敏、刺激、溶血）、毒代动力学及其他毒理学试验研究资料和文献资料等。

4. **临床试验资料**　包括临床试验计划及研究方案、临床研究者手册、临床试验报告、数据管理报告和参考文献等研究资料。

对于化学药品、疫苗和治疗用生物制品，申请人需按照《M4：人用药物注册申请通用技术文档（CTD）》的格式编号及项目顺序整理并提交申报资料，不适用的项目可合理缺项，但应标明不适用并说明理由。对于中药和按生物制品管理的体外诊断试剂，申请人可参照本书附录一和附录三的对应内容整理并提交申报资料。

新药注册申报时，药学研究资料、药理毒理学研究资料及临床试验资料部分可依据具体类别药品对应的格式要求，对本书第二至八章的研究内容进行整理，如实、全面地撰写。本章仅对注册申报资料涉及的立题目的与依据，药学研究资料综述，非临床（药理毒理）研究资料综述和总结，临床研究资料综述和总结，《人用药物注册申请通用技术文档》概述及药品说明书、包装标签内容进行简要概述。

第一节　新药立题目的与依据

在新药注册申报资料概要部分，应阐明立题目的与依据，包括国内外有关该产品研究、上市销售现状及相关文献资料、知识产权状况、生产使用情况等方面的综述；对该品种的创新性、可行性、剂型合理性、临床使用必需性、与同类品种的比较优势等的分析资料的综述；中药制剂还应当提供处方来源、有关传统医药的理论依据及古籍文献和现代文献的综述等。

一般可从以下几个方面来阐述：立题背景和目的依据，品种基本情况和特点，申报品种创新性、可行性分析等。

一、立题背景和目的依据

简述拟定适应证的临床特点，包括适应证可能的病因、发病机制、流行病学（发病率、地域、年龄等）、危害性、临床表现和预后等。

简述拟定适应证的治疗现状及常用药物，包括该适应证目前常用的治疗方法（药物和非药物）及对药物的需求等。

简述目前常用治疗药物的情况。对不同类型药物的主要特点进行阐述，说明各类药物的作用机制、临床作用特点、存在的主要不良反应及临床应用的局限性；简述不同品种的各自特点，包括药代动力学、临床应用、疗效和安全性等方面的特点。

简述其他与立题有关的背景资料，如为改变剂型品种，应说明现有剂型的临床应用情况及局限；国内外与所申报药品有关的专利情况（包括申请、授权、期限、法律状态等），明确所申报药品是否涉及侵权；所申报药品有关的行政保护情况，如目前有无国外同品种在我国申请行政保护等。

简述所申报药品研发的目的，临床意义和定位，如有效性、安全性、耐受性、依从性等方面的特点，拟定的主治病证（适应证）或适用的人群；结合所拟定的适应病证的流行病学资料、目前的治疗现状、存在的问题，说明本品拟解决的问题、作用特点和本立题的意义。

中药与化学药品、生物制品的新药研究与开发有很大的不同。一般而言，中药在进行药学、药理毒理和临床等试验研究前，大多在安全性和有效性方面已经具有一定的研究基础，因此在立题依据中应充分说明已有的研究基础对研制药物拟主治病证（适应证）的安全性、有效性的支持程度，突出中医药理论的指导作用和中医临床应用经验的支持作用，这些支持药物安全性和有效性的研究基础是影响药物研究与开发前景、开发风险的重要因素，也是药品审评中比较关注的问题。可引入真实世界研究数据作为中药人用经验证据的来源，作为支持中药上市的证据之一。

二、品种基本情况和特点

根据申报注册分类不同，品种基本情况的侧重点有所差异，如化学药改剂型，需重点介绍原料药的药理、毒理和药代动力学情况，中药复方则应重点介绍处方来源背景、临床应用情况。通常一般应包括以下内容：

1. 药品名称，包括通用名、英文名、化学名、汉语拼音、拟用商品名；药物的化学结构式、分子式、分子量、基本理化性质。药品名称须符合相关命名规范。

2. 处方组成，应详细写出药物和辅料名称、用量、制成总量等。中药制剂还应说明处方来源、应用、筛选或演变过程及筛选的依据等情况。

3. 简述所申报药物的药理作用、作用靶点及作用机制方面的特点，包括非临床及临床药理学研究结果；药代动力学方面的特点，包括动物或人体的主要药代动力学参数、血浆蛋白结合率、药物分布、代谢方式、排泄途径、生物利用度等；毒性及不良反应特点，从动物的单次给药毒性、重复给药毒性、遗传毒性、致癌毒性、生殖毒性、特殊安全性（过敏、刺激、溶血）及其他毒理学研究等主要试验结果，临床不良反应的类型及发生率等方面进行阐述。

4. 制剂的剂型、规格，从药物的理化性质和生物学性质、临床用药的依从性和临床治疗的需要等方面进行阐述；与现有剂型或给药途径进行分析比较，明确所申报剂型的特点、优势或改变给药途径的依据。

5. 申报化学复方制剂时，应详细说明复方制剂的组方依据、组成。应结合拆方试验结果，阐述各组分的剂量和比例选择依据，以及各组分的药效、毒性相互作用等情况。

6. 拟用于临床的主治病证（适应证）及用法用量。拟定的主治病证（适应证）一般应注意对中西医疾病、病情、分期、分型、中医证候等方面的合理限定。

7. 申报药品的注册分类及其依据。化学药若非原研发品种，还应说明原研发药物的基本情况，包括原研发单位、国别或地区、临床研究情况，上市的时间、国家或地区、剂型、规格、商品名、临床适应证、用法用量等。

8. 申报原料药，应说明与原料药同时申报的制剂的基本情况；申报制剂，应说明原料药的来源及执行的质量标准，以及本申报单位有无同一原料药的其他制剂品种的申报等。

9. 申请临床试验时，应简要介绍申请临床试验前的沟通交流情况；申请上市许可时，应简要介绍与药审中心的沟通交流情况，说明临床试验批件/临床试验通知书情况，并简述临床试验批件/临床试验通知书中要求完成的研究内容及相关工作完成情况，临床试验期间发生改变的，应说明改变的情况，是否按照有关法规要求进行了申报及批准情况。

三、申报品种创新性、可行性分析

提供国内外与本品主治病证（适应证）相同或相近品种的研究、生产、使用现状的分析资料，与本品的处方组成相近药物的国内外研究、生产、使用现状的分析资料，说明该品种国内外是否有研究报道，目前的研究开发阶段，是否已批准上市，上市后的临床使用、临床实际应用效果、不良反应、存在和需要解决的问题等的分析资料，以说明其创新性；应提供和已有国家标准的同类品种的比较资料，以说明其特点和开发意义；从本项研究理论依据的科学性、处方组成的合理性、临床需求及市场前景的预测等方面加以论述，说明新药研究的可行性。

另外，改良型新药应提供原制剂的相关信息（如上市许可持有人、药品批准文号、执行标准等），简述与原制剂在处方、工艺及质量标准等方面的异同。申请古代经典名方中药复方制剂，应简述古代经典名方的处方、药材基源、药用部位、炮制方法、剂量、用法用量、功能主治等关键信息。按古代经典名方目录管理的中药复方制剂，应说明与国家发布信息的一致性。

在上述对所申报药品的立题背景、品种特点、知识产权情况分别阐述的基础上，从安全性、有效性、质量可控性，临床定位、临床应用的效益/风险比，药物经济学等方面对申报的药品进行综合分析与评价，进一步阐明其立题目的与依据。

第二节 药学研究资料综述

药学研究的主要内容包括制备工艺、质量和稳定性等，中药研究还包括处方药味及药材资源评估和饮片炮制工艺研究，生物制品还包括菌毒种、细胞株、生物组织等起始原材料研究。另外，直接接触药品的包装材料或容器的选择也包括在内。药学研究资料综述则是申请人对所进行的药学研究结果的总结、分析与评价，各项内容和数据应与相应的药学研究资料保持一致，并基于不同的申报阶段撰写相应的药学研究资料总结报告。

一、制备工艺研究

1. **剂型、处方及规格的确定** 根据中药的处方特点和药材性质，化学原料药的理化和生物学性质如溶解性、解离常数、稳定性、药效学、生物利用度和药代动力学特点等，生物制品的理化、生物学及制备工艺特点性质如纯度、稳定性、药效、无菌低温要求等，结合临床拟用的适应证，简述剂型和规格选择的合理性；简述制剂的通用名称、剂型、规格、给药途径和拟用于临床试验的适应证，列出制剂的完整处方。

2. **原药材、原材料研究** 简述中药处方中的药味质量标准和药材资源评估情况，以及饮片炮制方法；简述生物制品生产用起始原材料，包括菌毒种、细胞株、生物组织等的来源、质量标准、保存条件、生物学特征及遗传稳定性等；简述菌毒种库、细胞库、工程菌（细胞）的构建、背景来源等研究资料；简述生产用培养基的原材料、制备、质量控制及主要成分；原材料涉及牛源性物质的，需按国家药监局的有关规定提供相应的文件资料。

3. **制备工艺研究** 简述中药工艺路线选择、提取纯化、浓缩干燥的工艺步骤和重要工艺参数，优化评价指标；简述化学原料药的制备工艺，包括化学方程式表示的合成路线、起始原料、关键的工艺步骤、"三废"处理、中间体的质量控制标准等；简述生物制品原液或原料生产工艺，包括菌毒种接种、细胞复苏、培养条件、发酵条件、灭活或者裂解工艺的条件、除菌工艺、活性物质的提取纯化及原液原料检定等内容，优化工艺的主要技术参数；简述制备工艺验证、放大的过程和结果，包括使用的设备、工艺条件和工艺参数等，总结工艺的特点、关键点和需注意的问题，对工艺进行自我评价；简述原料药结构确证研究，包括样品的精制方法、纯度及其测定方法，选择的分析测试方法及解析结果。总结原料药化合物的结构特点、理化常数和需注意的问题，如转晶、消旋化、失水等。

简述制剂工艺设计、工艺研究的依据、方法，内容和结果，制剂制备工艺过程、参数及确定依据，如制剂成型工艺的试验方法，中试研究数据、结果和质量检测结果；辅料筛选依据、评价、对生物活性的影响等内容；半成品制备、分批、分装、冷冻干燥；工艺验证的内容和结果并对工艺进行自我评价，如工艺稳定性、工业化生产的可行性、制剂质量可控性等。

二、质量研究及质量标准

说明中药处方药味、化学原料药、生物原材料、辅料的法定标准出处、合法来源和检验报告；简述原料药、中间体的质量控制方法、含量限度及检测结果；简述原液、原料检定，包括效价或活性测定、安全性检查，重组产品的蛋白含量、比活性、纯度、肽谱等分析测试。

简述质量研究的内容及其确定的依据，简述采用的分析方法和依据，以及方法学验证的内容和结果。简述生物制品生物学测定方法、内容和结果。

简述质量标准或制造及检定规程的起草与修订过程，以及各项目设置、方法及限度确定的依据，列表叙述质量标准的项目、测定方法和限度。简述质量标准中列入的鉴别、检查、含量测定、生物活性测定等项目测定方法及结果，包括所采用的鉴别方法、对照药材、对照品、标准品、阴性对照结果、方法专属性等；与安全性有关的质量控制方法和限度，如重金属及有害元素、有机溶剂残留量、农药残留量、黄曲霉毒素、大孔树脂残留物、无菌、异常毒性及热原检查等；含量测定指标的确定依据、方法学研究结果、样品测定的批次、含量限度制定的依据、对照品的来源及纯度等；生物活性检测方法、内容和结果等。简述样品的自检结果，评价所制定的质量标准的合理性和可控性。

三、稳定性研究

简述稳定性考察结果，包括考察样品的批次、包装、放置条件、时间、方法、考察指标与结果、直接接触药品的包装材料和容器等；需要进行影响因素考察的，还需简述影响因素的考察结果，全面评价产品的稳定性。拟定贮藏条件、包装材料或容器、有效期，以及后续的稳定性研究的思路和方案，提示样品在贮藏过程中需注意的问题等。

四、药学综合分析与评价

围绕质量可控这一核心，对提取物、原液原料、原料药及制剂的药学研究过程和结果进行全面的分析和评价，着重阐述各项药学研究之间的关联性，以及与非临床研究或临床试验用样品质量的关联性。对剂型选择、制备工艺、质量控制、稳定性研究的结果进行总结，分析各项研究结果之间的联系。结合临床研究结果等，分析药学研究结果与药品的安全性、有效性之间的相关性。评价工艺合理性、质量可控性，初步判断稳定性。

第三节 非临床研究资料综述和总结

非临床综述是对药物的药理学、药代动力学、毒理学等研究的综合并且重要的评价。若进行的试验项目有相关指导原则，应参照相关指导原则，并对偏离指导原则的情况进行讨论且说明理由，同时应对非临床试验策略进行讨论并提供依据，对所递交试验的 GLP 依从性进行说明，对非临床试验结果与药物质量特性、临床试验结果或相关产品中发现的问题的相关性进行适当的说明。

一、非临床综述

1. 产品质量与安全性　除生物制品外，应包含原料药和制剂的杂质和降解产物的评估，应包括它们已知的潜在药理和毒理反应，并将此评估作为原料药和制剂的杂质限度拟定依据的一部分，与质量研究部分进行适当的交叉引用。应对非临床试验中所用样品和拟上市产品之间存在的手性、化学结构和杂质情况的差异进行讨论。对于生物制品，应评估非临床试验、临床试验所用样品及拟上市产品之间的可比性。如果制剂中使用了新辅料，则应提供该辅料的安全性评估信息。

应考虑相关的文献资料和相关产品的特性。如果是详细引用已发表的文献资料代替申请人应进行的试验，应说明试验设计及与相应指导原则的偏离。此外，还应讨论这些文献资料中所用原料药批次相关质量信息的可用性。

2. 动物实验研究结果综合分析评价　应对为确定药效学作用、作用机制和潜在副作用所开展的研究进行评价，并关注任何发现问题的意义。对药代动力学、毒代动力学和代谢数据的评估中，应说明分析方法、药代动力学模型和所得参数的相关性。可结合药理学或毒理学中的特定问题交叉深入探讨（例如疾病状态的影响、生理学变化、抗药抗体、不同动物种属的毒代动力学数据比对等）。

比较分析药物在动物和人体中代谢和系统暴露量的差异（AUC、C_{max} 和其他参数），并重点说明采用非临床试验预测人潜在不良反应的局限性和适用性。分析毒性反应的出现时间、严重程度、持续时间、剂量依赖性和可逆性（或不可逆性）程度，以及种属或性别差异等，并对重要特征进行讨论，尤其是关于药效学、毒性反应症状、死亡原因、病理结果、遗传毒性（化合物的化学结构、作用方式、与已知遗传毒性化合物之间的关系）、致癌性（化合物的化学结构、与已知致癌物的关系，以及遗传毒性和暴露数据）、对人的致癌风险（如果有流行病学数据可用，应将其纳入考虑范围）、生殖毒性、幼龄动物实验、妊娠前与妊娠期及哺乳期和幼年发育期使用的结果、局部耐受性、其他毒性试验和 / 或为阐明特殊问题而进行的试验。对数据中不一致的情况应进行分析。如果采用替代方法来代替整体动物实验，应该对替代方法的科学可信性进行讨论。

3．**支持临床拟用产品安全性** 毒理学试验的评价应该按照逻辑顺序进行撰写，以便将阐明特定作用 / 现象的所有相关数据放在一起综合评价。将数据从动物外推到人时应该考虑以下因素：动物种属、动物数量、给药途径、给药剂量、给药持续时间；毒理学试验所用的动物种属在未见不良反应剂量和毒性剂量时的系统暴露量与人最大推荐剂量下的暴露量之间的关系；在非临床试验中观察到的药物作用与人体中预期或观察到的作用之间的关系。

综合评估和结论中，应通过非临床试验明确描述药物的特点，并得出支持临床拟用产品安全性的合乎逻辑、论据充分的结论。应综合考虑药理学、药代动力学和毒理学结果，讨论非临床试验结果对人体使用药物安全性的提示（如用于说明书）。

二、非临床总结撰写顺序

非临床总结的章节顺序建议为前言、药理学文字总结、药理学列表总结、药代动力学文字总结、药代动力学列表总结、毒理学文字总结、毒理学列表总结。

同一章节内的撰写顺序：如果有体外试验，应在体内试验之前；如果在药代动力学和毒理学部分需要对多个相同类型的试验进行总结，应该按照动物种属、给药途径和给药持续时间（周期最短的在最前面）对试验进行排序。动物种属的撰写顺序如下：小鼠、大鼠、仓鼠、其他啮齿动物、兔、犬、非人灵长类、其他非啮齿类哺乳动物、非哺乳动物。给药途径的撰写顺序如下：人拟用途径、经口给药、静脉注射、肌内注射、腹腔注射、皮下注射、吸入给药、局部给药、其他。

三、药理学总结内容

简要概括药理学研究内容。按以下顺序进行撰写：

1．**概要** 简要说明药理学试验的内容，提出值得注意的问题，例如纳入和 / 或排除某些特定数据（例如缺乏动物模型），对药理学试验的主要结果进行简单总结。

2．**主要药效学** 应对主要药效学试验进行总结并评价。如有可能，说明药物的药理学与其他同类药物现有数据（例如选择性、安全性、活性）之间的关系。

3．**次要药效学** 应按照器官系统（视情况而定）对次要药效学试验结果进行总结并评价。

4．**安全药理学** 应对安全药理学试验进行总结并评价。在某些情况下，次要药效学试验可能预测或评估潜在的人体不良反应，有助于安全性评估。在这种情况下，这些次要药效学试验应该和安全药理学试验一起考虑。

5．**药效学相互作用试验** 如果进行了药效学相互作用试验，应在本段中对这些试验进行简要总结。

6．讨论和结论 讨论药理学结果和评估任何出现的问题。

四、药代动力学总结内容

简要概括药代动力学研究内容，按以下顺序进行撰写：

1．**概要** 描述药代动力学评价的范围，并强调采用的实验动物种属和品系是否与药理学和毒理学试验相同，采用的制剂是否相似或相同；对药代动力学试验的主要结果进行简单总结。

2．**分析方法** 简述生物样品分析方法，包括分析方法的检出限和定量限。如有可能，应讨论分析方法验证数据和生物样品的稳定性，讨论不同分析方法对结果分析的影响。

3．**吸收** 应对吸收（体内和原位试验中的吸收程度和吸收速率）、动力学参数、生物等效性和/或生物利用度（血清/血浆/血液药代动力学试验）等数据进行总结。

4．**分布** 应对组织分布试验、血浆蛋白结合率和血细胞中的分布、胎盘转运试验数据进行总结。

5．**代谢（种属间比较）** 应对生物样品中代谢产物的化学结构和数量、可能的代谢途径、进入循环前的代谢（胃肠道/肝脏首过效应）、体外代谢（包括 P450 试验）、酶诱导和抑制数据进行总结。

6．**排泄** 应对排泄途径和排泄程度、乳汁排泄数据进行总结。

7．**药动学相互作用** 如果进行了药动学相互作用试验（体外和/或体内），应该对这些试验进行简要的总结。

8．**其他药代动力学试验** 如果使用非临床疾病模型（如肾功能损伤动物）进行了试验，应对这些试验进行总结。

9．**讨论和结论** 讨论药代动力学结果和评估任何出现的问题。

五、毒理学总结内容

简要概括毒理学试验结果，并说明试验的 GLP 依从性，说明毒理学试验的受试物情况。按以下顺序进行撰写：

1．**概要** 应对毒理学试验的主要结果进行简单总结，可通过主要毒理学试验项目列表（不包括试验结果）说明毒理学评估范围。毒理学评估概要应描述与拟定临床应用的相关性，同时还应说明毒理学试验的 GLP 依从性。

2．**单次给药毒性** 应按照动物种属、给药途径的顺序对单次给药毒性数据进行简短总结。在某些情况下，以表格形式提供数据可能更好。

3．**重复给药毒性（包括伴随毒代动力学试验）** 应按照动物种属、给药途径和给药持续时间的顺序对试验进行总结，对方法学进行简单描述，强调重要的试验结果，例如靶器官毒性的性质和严重程度、剂量（暴露量）和/或效应关系、未见不良反应剂量。

4．**遗传毒性** 应按照体外非哺乳动物细胞系统、体外哺乳动物细胞系统、体内哺乳动物细胞系统（包括伴随毒代动力学试验）和其他系统顺序对试验进行简单总结。

5. **致癌性（包括伴随毒代动力学试验）**　应简要说明选择这些试验的依据和高剂量选择的依据，各项试验应按照长期试验（按照动物种属的顺序，包括不适合放在重复给药毒性试验或药代动力学试验中的剂量探索试验）、短期或中期试验（包括不适合放在重复给药毒性试验或药代动力学试验中的剂量探索试验）、其他试验顺序进行总结。

6. **生殖毒性（包括剂量探索试验和伴随毒代动力学试验）**　应按照生育力与早期胚胎发育毒性、胚胎-胎仔发育毒性、围产期毒性（包括母体功能）、对子代（幼龄动物）给药和/或进行进一步评价的试验（如果已经进行了此类试验）的顺序对研究进行总结，对方法学进行简单描述，强调重要的试验结果。如果采用了改良的试验设计，则副标题应进行相应的修改。

7. **局部耐受性**　如果进行了局部耐受性试验，应按照动物种属、给药途径和给药持续时间的顺序对这些试验进行总结，对方法学进行简单描述，强调重要的试验结果。

8. **其他毒理学试验（如有）**　如果进行了其他毒理学试验，应对这些试验进行总结。适当时，应提供进行这些试验的依据，包括抗原性、免疫毒性、作用机制（如其他章节未报告）、依赖性、代谢产物、杂质及其他试验等方面的研究。

9. **讨论和结论**　讨论毒理学结果和评估任何出现的问题。

六、综合分析与评价

对药理学、药代动力学、毒理学研究进行综合分析与评价。

分析主要药效学试验的量效关系（如起效剂量、有效剂量范围等）及时效关系（如起效时间、药效持续时间或最佳作用时间等），并对药理作用特点及其与拟定功能主治的相关性和支持程度进行综合评价。安全药理学试验属于非临床安全性评价的一部分，可结合毒理学部分的毒理学试验结果进行综合评价。

综合各项药代动力学试验，分析其吸收、分布、代谢、排泄、药物相互作用特征。包括受试物和/或其活性代谢物的药代动力学特征，如吸收程度和速率、动力学参数、分布的主要组织、与血浆蛋白的结合程度、代谢产物和可能的代谢途径、排泄途径和程度等。需关注药代动力学研究结果是否支持毒理学试验所选择的动物种属。分析各项毒理学试验结果，综合分析及评价各项试验结果之间的相关性、种属和性别之间的差异性等。

分析药理学、药代动力学与毒理学结果之间的相关性，结合药学、临床资料进行综合分析与评价。

第四节　临床研究资料综述和总结

临床综述应参考临床总结、各项临床研究报告和其他相关报告中的申报数据，但重点在于介绍这些数据的结论和意义，而非数据的简要重述。具体而言，临床综述是对临床发现和其他相关信息（例如可能有临床意义的相关动物数据或产品质量问题）的简要讨论和阐释。临床综述主要供监管机构对上市申请的临床部分进行审评时使用。对于参与上市申请其他部分审评的监管机构人员，临床综述也将成为其全面了解临床发现的有益参考。临床综述应介绍研发项目和研究结果的证据支持程度和局限性，分析药物用于拟定用途的获益和风险，并就研究结果如何支持说明书的关键部分进行说明。

一、临床综述

临床综述主要包括对以下内容的探讨：

1. **产品开发依据** 应确定药物的药理学分类；描述药物拟治疗、预防或诊断的特定临床/病理生理状态（目标适应证）；简述目标人群的现有治疗手段；简要总结支持药物开发用于目标适应证的科学背景；简述药物临床开发项目，包括进行中和计划进行的临床试验，以及此时提交申请的决策基础，简要说明使用国外临床试验数据的计划；应指出并解释研究设计、实施和分析与当前标准研究方法是否一致，应提供相关的参考文献，应确认监管指南和建议（至少来自提交临床综述的地区），并讨论如何实施，应引用正式的建议文件（如官方会议纪要、官方指南及监管机构的信函），并附相关复印件。

2. **生物药剂学综述** 对所有可能影响拟上市制剂有效性和/或安全性的生物利用度相关重要问题的分析评价（例如剂型/规格的匹配性、拟上市制剂与临床试验用制剂的差别及食物对暴露的影响）。

3. **临床药理学综述** 基于对所有相关数据的分析，就数据何以和如何支持所得的结论作出阐释，对药代动力学（PK）、药效动力学（PD）和相关体外数据进行分析评价。

（1）药代动力学：与内在因素和外在因素相关的药代动力学；吸收速度和程度；分布，包括与血浆蛋白结合情况；具体代谢途径，包括可能的遗传多态性及活性和非活性代谢物形成的影响；排泄；时间依赖性药代动力学变化；立体异构体相关问题；与其他药物或其他物质的具有临床相关性的药动学相互作用。

（2）药效动力学：药效起始和/或消除；有利的和不利的药效动力学作用与剂量或血浆浓度间的关系（即 PK/PD 关系）；药效动力学对拟定给药剂量和给药间隔的支持；与其他药物或其他物质的具有临床相关性的药效学相互作用；潜在的药物效应的遗传差异。

（3）对临床总结部分的免疫原性研究、临床微生物学研究或其他药物类别特有的药效动力学研究结果和影响的解释。

4. **有效性综述** 对药物用于目标人群有效性相关临床数据的分析评价。应基于所有相关数据（无论是阳性或是阴性）进行分析，并就研究数据何以和如何支持拟定适应证和说明书进行阐释。应该对那些被认为与有效性评价相关的研究进行确认，并对与有效性评价没有相关性的一些充分的、有良好对照的研究提供解释说明。应列出提早终止的研究，并考虑其对有效性的影响。

一般应考虑下述因素：受试人群的特征；试验设计的影响；采用非劣效性试验来证明有效性时，应提供确定该试验具有分析敏感性的支持性证据，并论证非劣效界值选择的合理性；统计分析方法和任何可能影响研究结果解读的问题；不同研究间、研究内不同患者亚组间结果的相似性和差异，及其对有效性数据解读的影响；在总体受试者人群和不同亚组，针对每个适应证所观察到的有效性、剂量与用药方案之间的关系；来自其他地区的数据可用于新地区的支持依据（如适用）；对于拟长期使用的药物，应考虑维持长期有效性和确立长期用药相关的有效性结果，应考虑耐药性产生的情况；提示可通过监控血浆浓度改善治疗效果的数据，如果有可能需提供最佳血浆浓度范围的相关数据；所观察效应大小的临床意义，如果采用替代终点，预期临床获益的性质和程度及其依据；在特殊人群中的有效性。

5.**安全性综述**　提供简要的安全性数据的分析评价，并指出结果如何支持和证明拟定的说明书。安全性分析评价应考虑药理学分类相关的不良反应；监测特殊不良事件的具体措施；相关的动物毒理和产品质量信息；患者人群特性和暴露程度；常见和非严重不良事件；严重不良事件；各项研究结果的相似性和差异，及其对安全性数据解读的影响；受试者亚组中任何不良事件发生率的差异；不良事件与剂量、给药方案、治疗持续时间之间的关系；长期用药的安全性；预防、减轻或处理不良反应的方法；药物过量导致的反应；全球上市经验；来自其他地区的数据适用于本地区的支持依据（如适用）。

6.**获益与风险结论**　提供简要、完整和清晰的药物用于拟定用途的获益和风险评估。基于对药物的主要获益和主要风险的衡量，进行获益和风险评估。关键获益是通过对开发项目中各研究的主要终点和其他具有重要临床意义的终点进行总体评价得出的有益作用；主要风险是从临床和／或公共卫生角度来看，在频率和／或严重程度方面的重要的不利影响。确定主要获益和主要风险，需要对药物的有效性和安全性信息进行整体评估。并不是所有获益和风险都将被视为主要获益和主要风险。

二、生物药剂学研究及相关分析方法总结

1.**背景和综述**　简述制剂开发过程、剂型体内外处置过程及开发生物利用度（BA）研究、相对 BA 研究、生物等效性（BE）研究和体外溶出度研究的一般方法及其合理性的总体概要。应提供研究计划制订和实施所参考的相应指南或文献。简述所使用的分析方法，并重点提供用于分析方法验证的性能特征（例如线性范围、灵敏度、特异性）和质量控制（例如准确度和精密度）的信息。

2.**单项研究结果总结**　通常应以列表的方式提供所有生物药剂学研究，并以叙述性描述提供与 BA 和 BE 相关的重要体外或体内数据和信息的各项研究的相关特征和结果。叙述性描述应简短，例如类似于期刊文章的摘要，并应描述关键设计特征和关键结果。类似研究可一起描述，说明单项研究的结果及研究间发现的任何重要差异。

3.**研究间结果的比较与分析**　应提供对药物或原料药进行的所有体外溶出度、BA和相对 BA 的研究总结，并应特别关注研究结果间的差异，通常应将相应结果以文本或表格形式总结。

应考虑剂型和工艺变更对体外溶出度和 BA 影响的相关证据及 BE 相关结论。当含有复杂物质（例如蛋白质）的产品进行工艺或剂型变更时，可进行比较药代动力学（PK）研究，以保证产品变更前后没有 PK 特性的变化。此外，还可能需要根据情况提供抗原性

数据。必要时，这些其他类型研究的结果应在申报资料的适当位置报告。

还应考虑食物对 BA 影响程度的证据，以及膳食类型或进餐时间与 BE 相关性的结论（如适用）；体外溶出度与 BA 之间相关性的证据，包括 pH 对溶出度的影响及关于溶出度指标的结论；不同剂型规格的相对生物利用度，包括 BE 结论；临床研究用剂型（用于提供关键有效性证据的临床研究）和拟上市剂型的相对 BA；在相对 BA 研究中观察到的各剂型个体间和个体内变异的来源和强度。

三、临床药理学研究总结

1.**背景和综述**　临床药理学研究概要包括用于评估人体药代动力学（PK）和药效动力学（PD）的临床研究及使用人体细胞、组织或相关材料（以下称为"人体生物材料"）进行的 PK 相关体外研究。对于疫苗产品，还应提供支持剂量选择、给药方案和最终产品剂型的免疫应答数据。在适当的情况下，可以引用生物药剂学研究、临床有效性和临床安全性总结的相关数据，提供 PK、PD、PK/PD 和人体生物材料数据库开发方法及其合理性的综合概要。应先简要介绍所进行的人体生物材料研究，旨在帮助解释 PK 或 PD 数据。尤其是相关的渗透性（例如肠吸收、通过血脑屏障）、血浆蛋白结合、肝脏代谢和基于代谢的药物 – 药物相互作用的研究。之后简要综述用于描述药物 PK 和 PD 的临床研究，包括健康受试者和患者中 PK/PD 关系的研究，以及内在和外在因素对 PK 和 PK/PD 关系的影响。

应关注研究设计和数据分析的关键信息，例如单剂量或多剂量的选择、研究人群、内在或外在因素的选择、PD 终点的选择及采用传统方法还是群体方法收集和分析数据用于评估 PK 或 PD。

2.**单项研究结果总结**　通常应提供所有临床药理学研究的列表，对于提供 PK、PD 和 PK/PD 关系相关的体内体外数据和信息的各项关键研究，应叙述性描述其相关特点和结果，并应描述关键设计特征和关键结果，关注各项研究的结果及研究间的任何重要差异。叙述中应包含各研究完整报告的引用或电子链接。一般应包括以药效动力学终点为指标的剂量 – 效应或浓度 – 效应（PK/PD）研究的总结，当良好对照的剂量 – 效应 PD 或 PK/PD 研究能够提供重要的有效性或安全性证据时，应酌情将其放在临床有效性总结或临床安全性总结中作为引用，而不需在本段总结。

3.**研究间结果的比较与分析**　应使用所有体外人体生物材料研究及 PK、PD 和 PK/PD 研究结果描述药物的 PK、PD 和 PK/PD 关系特征，讨论这些数据中个体间和个体内变异的相关结果，以及影响药代动力学特征的内在和外在因素。客观陈述与以下内容有关的所有数据：药物体外代谢和体外药物 – 药物相互作用研究及其临床意义；人体 PK 研究，包括标准参数的最佳估值和变异来源；单次给药和重复给药 PK 的比较；群体 PK 分析；剂量 – 效应或浓度 – 效应关系；人体生物材料、PK 或 PD 数据库的重大不一致；为确定国外临床数据是否可以外推到新地区而开展的 PK 研究。

4.**特殊研究**　应包括提供特殊类型药物相关的特殊类型数据的研究。对于免疫原性研究和其他可能与 PK、PD、安全性和 / 或有效性数据相关的研究，应在此总结对数据相关性的解释。任何已观察到的或潜在的对 PK、PD、安全性和 / 或有效性的影响，应在临床总结的其他适当章节予以考虑，并交叉参考本段。阐明特定安全性问题的人体研究不在此报告，而应在临床安全性总结中报告。

四、临床有效性总结

通常应针对每个适应证单独提供临床有效性总结，并分别标注，但相近的适应证可以考虑一并提供。

1．**背景和综述**　应描述申请中用于目标适应证有效性评价的对照研究和其他相关研究项目。首先简要综述用于有效性评价的对照研究的设计，这些研究包括剂量－效应关系研究、有效性比较研究、长期有效性研究和亚组人群有效性研究。对研究设计的关键特征进行讨论，例如随机化、盲法、对照选择、患者人群选择、交叉或随机撤药等不常见的设计、使用导入期、其他"富集"方法，以及研究终点、研究周期和预先制订的对研究结果的分析计划。可酌情参考非临床数据和临床药理学数据，以提供全面的与人用经验有关的有效性总结。本节不应包括单项研究的详细信息。所有与安全性评估相关的研究结果在临床安全性总结部分讨论。

2．**单项研究结果总结**　一般应以表格的方式列出所有与有效性评价相关的研究，并对重要研究进行类似于摘要的简短叙述性描述，包括关键设计特征和关键结果。类似研究可以合并描述，注明单项研究的结果及研究间的重要差异。对安全性分析也很重要的研究中，叙述信息应包括受试者对试验药或对照药的暴露程度信息，以及如何收集安全性数据。这些叙述信息可以摘自临床研究报告的摘要。叙述中应包括每项研究的完整报告索引或电子链接。应叙述使用临床终点进行的所有桥接研究，即某些用来评估特定类型的国外临床数据外推到新区域的能力的研究。如有必要，对这些研究的结果，以及能够阐述国外研究的有效性和安全性结果可以外推的其他信息（如 PK 和 PD 数据）进行分析，分析结论放在"所有研究的有效性结果的比较"的开始部分。

3．**研究间结果的比较与分析**　本节可酌情使用文本、图和表格。对所有用于描述药物有效性特征的数据进行总结，包括对所有数据进行的分析，不论其对总体结论的支持性如何，包括那些不能确定结论或阴性结果的研究，以及讨论相关研究结果是否互相支持及其支持程度。应确定研究设计间的重要差异，如研究终点、对照组、研究周期、统计学方法、患者人群和剂量。应阐述任何重要的与有效性相关的数据间不一致的，并确定需要进一步探索的地方。通常采用 2 种分析方式：各项研究间结果的比较和不同研究数据的合并分析。过多分析的细节，无法在总结文件中报告的，应在另一份单独的报告中呈现。

交叉引用"临床药理学研究总结"的重要证据，例如支持说明书用法用量的数据。这些数据包括推荐剂量和给药间隔，与剂量个体化和特定亚组（例如儿童或老年受试者、肝或肾损伤受试者）剂量调整相关的证据，以及与剂量－效应或浓度效应（PK/PD）关系相关的数据。

应描述所有有效性研究中患者的人口统计学和其他基线特征，包括研究受试者的疾病特征（例如严重程度、持续时间）和既往治疗情况，以及研究的入选/排除标准；不同研究间或研究组间的研究人群基线特征的差异；应注意纳入关键有效性分析的研究人群与预计上市后接受该药物治疗的总体患者人群间的差别；评价研究脱落的患者数量、退出时间（治疗或随访期间设定的研究日或访视）和停止原因。

应总结特定人群的单项研究结果或有效性分析综述。比较的目的在于显示申报的治疗效应在所有相关亚群间是否一致，尤其是那些存在特殊原因需要关注的人群。比较可能会发现明显的疗效差异，需要进一步研究和讨论。然而，应该意识到这种分析的局限性，分析的目的既不是为申报事项提供依据，也不是在总体结果令人失望时试图改善有效性证据。

4．与推荐剂量相关的临床信息分析　应提供有关有效性的剂量－效应或浓度－效应关系（包括剂量－血中的药物水平关系）所有数据的完整总结和分析，以便确定推荐剂量和给药间隔。可引用非临床研究的相关数据，总结药代动力学研究、其他临床药理学研究、对照和非对照临床研究的相关数据，以阐明剂量－效应或浓度－效应关系。

应在临床综述文件中就这些数据如何支持具体推荐剂量进行阐述，应总结用于支持推荐剂量（包括推荐的起始剂量和最大剂量、剂量滴定方法，以及任何关于剂量个体化的其他说明）的单项研究结果和研究间交叉分析。应描述任何确定的，由于非线性药代动力学、延迟效应、耐受性和酶诱导等造成的剂量－效应或浓度－效应关系的偏差。

应描述由患者年龄、性别、种族、疾病或其他因素引起的剂量－效应关系差异的证据。药代动力学或药效动力学效应不同的任何证据应在此进行讨论。即使没有发现差异，也应该描述探索这种差异的方法（例如特定的亚组研究、亚组的有效性结果的分析或试验药的血液水平的测定）。

5．疗效的持续性和/或耐药性　总结有效性随时间持续的信息。应提供获得长期有效性数据的患者人数和暴露时间，应注意任何耐受性证据（治疗效应随时间消失）。如果剂量随时间变化情况与长期疗效之间有任何明显的关系，对这个关系的分析可能是有用的。主要关注专门设计用于收集长期有效性数据的对照研究，这些研究应与其他不太严格的研究（如开放性扩展研究）区分开来。这种区分，对专门设计用于评估耐受性和退出效应的研究同样适用。与药物安全相关的退出或反弹效应的数据应放在安全性部分。在长期有效性试验中，应考虑早期停止治疗或转换到其他疗法对结果评价产生的影响。这些问题对于短期试验可能也非常重要，在讨论这些试验的结果时应予以说明。

五、临床安全性总结

应总结用于目标适应证人群的、与安全性相关的数据，整合单项临床研究报告和其他相关报告的结果，例如在一些区域需要常规提交的安全性综合分析。应以所有临床安全性数据的分析为基础，以详细、清晰和客观的方式，使用表格和图形来描述药物的安全性特点。安全相关数据的呈现可以考虑以下3个层面：①应考察暴露程度（剂量、持续时间、患者数量、患者类型），以确定从数据库评估安全性的程度；②对较常见不良事件和实验室检查的变化应当进行确定和分类，并总结其发生情况；③应确定严重不良事件和其他重要不良事件，并总结其发生情况，应当考察这些事件随时间变化的频率，特别是可能长期使用的药物。

1. **药物暴露** 应简要介绍总体安全性评估计划，包括关于非临床数据、任何相关药理学分类作用及安全数据来源（对照试验、开放研究等）的特殊考虑和观察。除用于评估有效性和安全性的研究，以及收集安全性信息的无对照研究外，还包括考虑特殊安全性问题的研究，例如研究包括比较 2 项疗法的特定不良事件发生率的研究、评估特定亚组人群安全性的研究、评估停药或反跳现象的或评估特定不良事件（例如镇静、性功能、对驾驶的影响、某同类药物特有的不良事件缺乏）的研究。如果对安全性分析有贡献，用于其他适应证的或正在进行当中的研究也要一并纳入。

总结临床研究开发项目各阶段药物的总体暴露情况。应该显示在不同类型研究中的各种剂量、途径和持续时间中暴露的受试者数量。如果使用大量的不同剂量和 / 或持续暴露时间的研究数据，可以按适合药物暴露的方式进行分组。在某些申请中，确认与拟定用途的安全性评价非常相关的诊断亚组和 / 或接受特定合并治疗的分组可能非常重要。应综述在治疗药物开发期间接受暴露的人群的人口学特征。所选择的年龄范围应考虑到支持特殊人群的研究讨论的内容。另外，应呈现研究人群的相关特征，以及具有特定特征的受试者人数。这些特征可能包括疾病严重程度、住院、肾功能受损、伴随疾病、合并使用特定药物、地理位置等。

2. **不良事件**

（1）应分析不良事件发生频率的数据。应列出所有在治疗开始后新发生或加重的不良事件（"治疗中出现的症状和体征"、基线时未发现的不良事件及基线时存在但之后加重的不良事件），内容包括每项事件、发生事件的受试者人数及在研究药物、阳性对照药物和安慰剂治疗的受试者中出现事件的频率。

（2）应比较治疗组和对照组的不良事件发生率。结合事件严重程度分类和因果关系分类，可能有助于该分析。总结各试验中治疗组和对照组的不良事件率对比结果。对于可能与药物相关（例如显示出剂量 – 效应和 / 或药物与安慰剂的不良事件率有明显差异）的较常见的不良事件，更严密地检查其与相关因素的关系通常有用，相关因素包括剂量、给药方案、治疗持续时间、总剂量、人口统计学特征（如年龄、性别、人种）、合并用药、其他基线特征（如肾功能等）、有效性结果、药物浓度（如果有）等。对药物相关不良事件的发病时间和持续时间的分析结果进行总结，也可能有用。

（3）列出研究时发生的所有死亡病例（包括在治疗终止后不久发生的死亡，例如发生在 30 天内的或研究方案中规定时间内的死亡，以及尽管死亡发生在治疗结束后但可能引起死亡的过程在研究中就已经开始）。只有按方案定义与疾病明确相关并且与研究产品无关的死亡、在晚期癌症等高死亡率疾病中开展的研究，以及以疾病引起的死亡为主要研究终点的研究可以从此列表中排除（但前提是设定这些死亡仍将在具体临床研究报告中列出）。如果观察到无法解释的组间差异，应该调查这些死亡病例是否在各研究组间存在非预期的模式，并进一步分析。死亡病例应进行逐个调查，并根据单个试验及各试验相应合并后的发生率进行分析，同时需考虑分析总死亡率和特定原因导致的死亡病例。还应考虑与相关因素间的潜在关系。

（4）应对所有严重不良事件（死亡除外，但包括与死亡存在时间关系或死亡之前发生的严重不良事件）进行总结。停药后发生的严重不良事件也应纳入本节。总结内容应包括重要的实验室检查结果异常、生命体征异常和体格检查结果异常等严重不良事件。提供对所有试验的严重不良事件进行分析或评估的结果。应调查严重不良事件发生频率随时间的变化，特别是可能长期使用的药物。还应考虑与相关因素间的潜在关系。

（5）其他事件总结。除作为严重不良事件报告的内容外，明显的血液学和其他实验室检查结果异常（符合严重不良事件定义的除外），以及任何导致采用干预措施的事件（提前停止研究药物、减少剂量或另外增加大量合并治疗）应该在此总结。导致研究药物提前终止事件代表着重要的安全性问题，在药物安全性分析中应特别关注。此外，应探讨提前终止治疗的原因，并在研究之间比较停药率，同时应与安慰剂组和/或阳性对照组进行比较。还应进一步考察研究数据，查找与相关因素间的潜在关系。

六、临床研究分析与评价

根据研究结果，结合立题依据，对安全性、有效性、质量可控性及研究工作的科学性、规范性和完整性进行综合分析与评价。

申请临床试验时，应根据研究结果评估申报品种对拟选适应病证的有效性和临床应用的安全性，综合分析研究结果之间的相互关联，权衡临床试验的风险/获益情况，为是否或如何进行临床试验提供支持和依据。

申请上市许可时，应在完整地了解药品研究结果的基础上，对所选适用人群的获益情况及临床应用后可能存在的问题或风险进行综合评估。

第五节 《人用药物注册申请通用技术文档》概述

根据《化学药品注册分类及申报资料要求》和《生物制品注册分类及申报资料要求》，申请人在申请化学药品、疫苗和治疗用生物制品新药时，需按照现行版《M4：人用药物注册申请通用技术文档（CTD）》的格式编号及项目顺序整理并提交申报资料。《申报资料采用通用技术文档》（common technical document，CTD）的格式能够显著减少人用药品注册申请编纂所需的时间和资源，也有助于电子注册文件的准备。具有CTD格式的标准文件也有助于药品的审评及有关部门与申请人的交流。此外，还可以简化监管机构之间互换监管信息。

CTD通常按5个模块进行组织，见图5-9-1。其中，模块1为区域性要求，模块2、3、4和5则是通用统一要求。

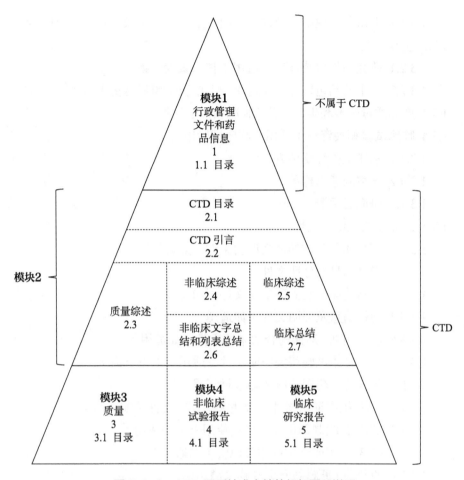

图 5-9-1　CTD 通用技术文档的组织图示说明

一、模块 1：行政管理文件和药品信息

模块 1 为各地区的相关文件，例如申请表或者在该地区拟使用的说明书。本模块的内容和格式由相应的监管机构规定。

根据《国家药监局关于实施〈药品注册管理办法〉有关事宜的公告》（2020 年第 46号），为推进相关配套规范性文件、技术指导原则起草制定工作，药审中心组织制定了《M4 模块—行政文件和药品信息》，自 2020 年 7 月 1 日起施行，主要包括以下结构式和内容。

1.0　说明函

1.1　目录

1.2　申请表

1.3　产品信息相关材料

　　1.3.1　说明书

　　　　1.3.1.1　研究药物说明书及修订说明（适用于临床试验申请）

1.3.1.2　上市药品说明书及修订说明（适用于上市及上市后变更申请）

1.3.2　包装标签

1.3.2.1　研究药物包装标签（适用于临床试验申请）

1.3.2.2　上市药品包装标签（适用于上市及上市后变更申请）

1.3.3　产品质量标准和生产工艺 / 制造和检定规程

1.3.4　临床试验相关资料（适用于临床试验申请）

1.3.4.1　临床试验计划和方案

1.3.4.2　知情同意书样稿

1.3.4.3　研究者手册

1.3.5　产品相关证明性文件

1.3.5.1　药品通用名称的命名证明文件（如适用）

1.3.5.2　专利信息及证明文件

1.3.5.3　特殊药品研制立项批准文件（如适用）

1.3.5.4　商标信息及证明文件（如适用）

1.3.5.5　参比制剂 / 对照药合法来源文件（如适用）

1.3.5.6　药物临床试验相关证明文件（适用于上市申请）

1.3.5.7　原料药、药用辅料及药包材证明文件

1.3.5.7.1　批准证明文件，合法来源证明文件（如适用）

1.3.5.7.2　关联制剂审评的授权使用书（如适用）

1.3.5.7.3　自用或专供的相关说明（如适用）

1.3.5.8　原料药 / 原材料有无动物来源声明

1.3.5.9　委托研究证明文件（如适用）

1.3.5.10　药械组合产品相关证明性文件（如适用）

1.3.5.11　允许药品上市销售证明文件（如适用）

1.3.5.12　允许药品变更的证明文件（如适用）

1.3.5.13　其他证明文件（如适用）

1.4　申请状态（如适用）

1.4.1　既往批准情况

1.4.2　申请撤回药物临床试验申请

1.4.3　申请重新恢复临床试验

1.4.4　申请撤回尚未批准的上市许可申请、仿制药申请、或补充申请

1.4.5　申请撤回上市药物

1.4.6　申请撤回批准的申请或注销上市许可批准证明文件

1.5　加快审评审批通道申请（如适用）

1.5.1　加快审评审批通道认定申请

1.5.2　加快审评审批通道认定撤回申请

　　1.5.3　其他加快审评审批通道认定申请

1.6　沟通交流会议（如适用）

　　1.6.1　会议申请

　　1.6.2　会议背景资料

　　1.6.3　会议相关信函、会议纪要

1.7　临床试验过程管理信息（如适用）

　　1.7.1　临床试验期间增加新适应证临床试验

　　1.7.2　变更临床试验方案、重大药学变更、非临床研究重要安全性发现等可能增
　　　　　加受试者安全性风险的

1.8　风险管理（如适用）

　　1.8.1　临床试验期间的风险管理

　　　　1.8.1.1　药物研发期间安全性更新报告

　　　　1.8.1.2　其他安全性更新报告

　　1.8.2　风险管理计划（RMP）

1.9　上市后研究（如适用）

1.10　上市后变更（如适用）

　　1.10.1　上市后药学变更

　　1.10.2　上市后说明书信息变更（除适应证、用法用量及给药途径变更外）

　　1.10.3　上市许可持有人变更

　　1.10.4　上市后其他变更

1.11　申请人 / 上市许可持有人证明性文件

　　1.11.1　申请人资质证明文件

　　　　1.11.1.1　申请人机构合法登记证明文件（如适用）

　　　　1.11.1.2　境外药品生产企业资质证明文件

　　　　1.11.1.3　注册代理机构证明文件

　　1.11.2　上市许可持有人证明文件（如适用）

　　　　1.11.2.1　资质证明文件

　　　　1.11.2.2　药品质量安全责任承担能力相关文件

1.12　小微企业证明文件（如适用）

1.13　申报资料真实性声明

二、模块 2：通用技术文档总结

　　模块 2 按顺序包含 CTD 目录、前言、质量综述、非临床综述、临床综述、非临床文字总结和列表总结及临床总结 7 个章节。这些总结的组织格式在 M4Q、M4S 和 M4E 指导原则中有详述。关于新药立题目的与依据、主要研究结果综述资料的撰写内容要点可参照本章第一至四节的相应内容。模块 2 主要包括以下结构式和内容。

2.1 通用技术文档目录（模块 2-5）

2.2 CTD 前言

模块 2 的前言部分是药物的一般性介绍，包括药物分类、作用模式及拟定的临床用途。一般来说，前言应不超过 1 页。

2.3 质量综述

 引言

 2.3.S 原料药（名称，生产商）

  2.3.S.1 基本信息（名称，生产商）

  2.3.S.2 生产（名称，生产商）

  2.3.S.3 特性鉴定（名称，生产商）

  2.3.S.4 原料药的质量控制（名称，生产商）

  2.3.S.5 对照品 / 标准品（名称，生产商）

  2.3.S.6 包装系统（名称，生产商）

  2.3.S.7 稳定性（名称，生产商）

 2.3.P 制剂（名称，剂型）

  2.3.P.1 剂型及产品组成（名称，剂型）

  2.3.P.2 产品开发（名称，剂型）

  2.3.P.3 生产（名称，剂型）

  2.3.P.4 辅料的控制（名称，剂型）

  2.3.P.5 制剂的质量控制（名称，剂型）

  2.3.P.6 对照品 / 标准品（名称，剂型）

  2.3.P.7 包装系统（名称，剂型）

  2.3.P.8 稳定性（名称，剂型）

 2.3.A 附录

  2.3.A.1 设施和设备（名称，生产商）

  2.3.A.2 外源因子的安全性评价（名称、剂型、生产商）

  2.3.A.3 辅料

 2.3.R 区域性信息

2.4 非临床综述

 2.4.1 非临床试验策略概述

 2.4.2 药理学

 2.4.3 药代动力学

 2.4.4 毒理学

 2.4.5 综合评估和结论

 2.4.6 参考文献

2.5 临床综述

2.5.1　产品开发依据

2.5.2　生物药剂学综述

2.5.3　临床药理学综述

2.5.4　有效性综述

2.5.5　安全性综述

2.5.6　获益与风险结论

　　2.5.6.1　治疗背景

　　　　2.5.6.1.1　疾病或身体状况

　　　　2.5.6.1.2　现有治疗手段

　　2.5.6.2　获益

　　2.5.6.3　风险

　　2.5.6.4　获益 – 风险评估

　　2.5.6.5　附录

2.5.7　参考文献

2.6　非临床文字总结和列表总结

2.6.1　前言

2.6.2　药理学文字总结

　　2.6.2.1　概要

　　2.6.2.2　主要药效学

　　2.6.2.3　次要药效学

　　2.6.2.4　安全药理学

　　2.6.2.5　药效学相互作用

　　2.6.2.6　讨论和结论

　　2.6.2.7　表格和图示

2.6.3　药理学列表总结

2.6.4　药代动力学文字总结

　　2.6.4.1　概要

　　2.6.4.2　分析方法

　　2.6.4.3　吸收

　　2.6.4.4　分布

　　2.6.4.5　代谢（种属间比较）

　　2.6.4.6　排泄

　　2.6.4.7　药动学相互作用

　　2.6.4.8　其他药代动力学试验

　　2.6.4.9　讨论和结论

　　2.6.4.10　表格和图示

2.7.4.4 生命体征，体检结果和其他安全性观察结果

2.7.4.5 特殊群体和特殊情况下的安全性

2.7.4.6 上市后数据

2.7.4.7 附录

2.7.5 文献参考

2.7.6 单项研究摘要

三、模块 3：质量

按 M4Q 指导原则所述的结构格式提供质量信息，主要包括以下结构式和内容。

3.1 模块 3 的目录

3.2 主体数据

3.2.S 原料药（名称、生产商）

3.2.S.1 基本信息（名称、生产商）

3.2.S.1.1 药品名称

3.2.S.1.2 结构

3.2.S.1.3 基本性质

3.2.S.2 生产（名称、生产商）

3.2.S.2.1 生产商

3.2.S.2.2 生产工艺和工艺控制

3.2.S.2.3 物料控制

3.2.S.2.4 关键步骤和中间体的控制

3.2.S.2.5 工艺验证和 / 或评价

3.2.S.2.6 生产工艺的开发

3.2.S.3 特性鉴定（名称、生产商）

3.2.S.3.1 结构和理化性质

3.2.S.3.2 杂质

3.2.S.4 原料药的质量控制（名称、生产商）

3.2.S.4.1 质量标准

3.2.S.4.2 分析方法

3.2.S.4.3 分析方法的验证

3.2.S.4.4 批分析

3.2.S.4.5 质量标准制定依据

3.2.S.5 对照品 / 标准品（名称、生产商）

3.2.S.6 包装系统（名称、生产商）

3.2.S.7 稳定性（名称、生产商）

3.2.S.7.1 稳定性总结和结论

3.2.S.7.2 批准后稳定性研究方案和承诺

3.2.S.7.3 稳定性数据

3.2.P 制剂（名称、剂型）

3.2.P.1 剂型及产品组成（名称、剂型）

3.2.P.2 产品开发（名称、剂型）

3.2.P.2.1 处方组成

3.2.P.2.1.1 原料药

3.2.P.2.1.2 辅料

3.2.P.2.2 制剂

3.2.P.2.2.1 处方开发过程

3.2.P.2.2.2 过量投料

3.2.P.2.2.3 制剂相关特性

3.2.P.2.3 生产工艺的开发

3.2.P.2.4 包装系统

3.2.P.2.5 微生物属性

3.2.P.2.6 相容性

3.2.P.3 生产（名称、剂型）

3.2.P.3.1 生产商

3.2.P.3.2 批处方

3.2.P.3.3 生产工艺和工艺控制

3.2.P.3.4 关键步骤和中间体的控制

3.2.P.3.5 工艺验证和 / 或评价

3.2.P.4 辅料的控制（名称、剂型）

3.2.P.4.1 质量标准

3.2.P.4.2 分析方法

3.2.P.4.3 分析方法的验证

3.2.P.4.4 质量标准制定依据

3.2.P.4.5 人源或动物源辅料

3.2.P.4.6 新型辅料

3.2.P.5 制剂的质量控制（名称、剂型）

3.2.P.5.1 质量标准

3.2.P.5.2 分析方法

3.2.P.5.3 分析方法的验证

3.2.P.5.4 批分析

3.2.P.5.5 杂质分析

3.2.P.5.6 质量标准制定依据

3.2.P.6 对照品 / 标准品（名称、剂型）

3.2.P.7 包装系统（名称、剂型）

3.2.P.8 稳定性（名称、剂型）

　　3.2.P.8.1 稳定性总结和结论

　　3.2.P.8.2 批准后稳定性研究方案和承诺

　　3.2.P.8.3 稳定性数据

3.2.A 附录

3.2.A.1 设施和设备（名称、生产商）

3.2.A.2 外源因子的安全性评价（名称、剂型、生产商）

3.2.A.3 辅料

3.2.R 区域性信息

3.3 参考文献

四、模块 4：非临床试验报告

按 M4S 指导原则所述的顺序提供非临床试验报告。主要包括以下结构式和内容。

4.1 模块 4 的目录

4.2 试验报告

4.2.1 药理学

4.2.1.1 主要药效学

4.2.1.2 次要药效学

4.2.1.3 安全药理学

4.2.1.4 药效学相互作用

4.2.2 药代动力学

4.2.2.1 分析方法和验证报告（如有单独的报告）

4.2.2.2 吸收

4.2.2.3 分布

4.2.2.4 代谢

4.2.2.5 排泄

4.2.2.6 药动学相互作用（非临床）

4.2.2.7 其他药代动力学试验

4.2.3 毒理学

4.2.3.1 单次给药毒性（按照动物种属、给药途径的顺序）

4.2.3.2 重复给药毒性（按照动物种属、给药途径、给药持续时间的顺序；包括伴随毒代动力学试验）

4.2.3.3 遗传毒性

　　4.2.3.3.1 体外

4.2.3.3.2 体内（包括伴随毒代动力学试验）

4.2.3.4 致癌性（包括伴随毒代动力学试验）

4.2.3.4.1 长期试验（按照动物种属的顺序，包括不适合放在重复给药毒性试验或药代动力学试验中的剂量探索试验）

4.2.3.4.2 短期或中期试验（包括不适合放在重复给药毒性试验或药代动力学试验中的剂量探索试验）

4.2.3.4.3 其他试验

4.2.3.5 生殖毒性（包括剂量探索研究和伴随毒代动力学试验，如果采用了改良的试验设计，则下列副标题应作相应修改）

4.2.3.5.1 生育力与早期胚胎发育毒性

4.2.3.5.2 胚胎 – 胎仔发育毒性

4.2.3.5.3 围产期毒性，包括母体功能

4.2.3.5.4 对子代（幼龄动物）给药和 / 或进一步评价的试验

4.2.3.6 局部耐受性

4.2.3.7 其他毒性研究（如有）

4.2.3.7.1 抗原性

4.2.3.7.2 免疫毒性

4.2.3.7.3 作用机理研究（如其他章节未报告）

4.2.3.7.4 依赖性

4.2.3.7.5 代谢产物研究

4.2.3.7.6 杂质研究

4.2.3.7.7 其他试验

4.3 参考文献

五、模块 5：临床研究报告

按 M4E 指导原则所述的顺序提供人体研究报告和相关信息。主要包括以下结构式和内容。

5.1 模块 5 的目录

5.2 所有临床研究列表

5.3 临床研究报告

5.3.1 生物药剂学研究报告

5.3.1.1 生物利用度（BA）研究报告

5.3.1.2 相对 BA 和生物等效性（BE）研究报告

5.3.1.3 体外 – 体内相关性研究报告

5.3.1.4 人体研究的生物分析和分析方法的报告

5.3.2 使用人体生物材料进行的药代动力学研究报告

第六节　药品说明书、包装标签

　　药品说明书、包装标签也是新药注册申报的重要内容之一。《药品注册管理办法》第三十九条规定"经核准的药品生产工艺、质量标准、说明书和标签作为药品注册证书的附件一并发给申请人"。《药品管理法》第四十九条规定"药品包装应当按照规定印有或者贴有标签并附有说明书。标签或者说明书应当注明药品的通用名称、成分、规格、上市许可持有人及其地址、生产企业及其地址、批准文号、产品批号、生产日期、有效期、适应证或者功能主治、用法、用量、禁忌、不良反应和注意事项。标签、说明书中的文字应当清晰，生产日期、有效期等事项应当显著标注，容易辨识。麻醉药品、精神药品、医疗用毒性药品、放射性药品、外用药品和非处方药的标签、说明书，应当印有规定的标志"。

　　药品说明书和标签禁止使用未经注册的商标，标注的药品名称必须与药品批准证明文件的相应内容一致，名称中商品名称不得与通用名称同行书写，其字体和颜色不得比通用名称更突出和显著，其字体以单字面积计不得大于通用名称字体的1/2，商标含文字的，其字体以单字面积计不得大于通用名称字体的1/4。申请人应按照国家药品监督管理部门2006年3月公布的《药品说明书和标签管理规定》起草药品说明书样稿，设计包装、标签样稿。

一、说明书

药品说明书是指药品生产企业印制并提供给医师和患者的载有与药物应用相关的所有重要信息的文书，主要包括药品的安全性和有效性等重要科学数据、结论及其他相关信息。药品说明书内容的撰写有严格的要求和规定，由国家药监局根据申请人申报的资料核准。药品持有人应当主动跟踪药品上市后的安全性、有效性情况，需要对药品说明书进行修改的，应当及时提出申请。根据药品不良反应监测、药品再评价结果等信息，国家药监局也可以要求药品持有人修改药品说明书。

药品说明书应当充分包含药品不良反应信息，详细注明药品不良反应。药品持有人未根据药品上市后的安全性、有效性情况及时修改说明书或者未将药品不良反应在说明书中充分说明的，由此引起的不良后果由该持有人承担。药品说明书还应当列出全部活性成分或者组方中的全部中药药味。注射剂和非处方药还应当列出所用的全部辅料名称。药品处方中含有可能引起严重不良反应的成分或者辅料的，应当予以说明。

说明书通常包括以下顺序的内容：核准和修改日期、警示语、药品名称（通用名称、汉语拼音）、成分、性状、功能主治或适应证、规格、用法、用量、不良反应、禁忌、注意事项、孕妇及哺乳期妇女用药、儿童用药、老年人用药、药物相互作用、药物过量、临床试验、药理毒理、药代动力学、贮藏、包装、有效期、执行标准、批准文号、上市许可持有人及生产企业（名称、地址、邮政编码、电话号码、传真号码、网址）等。

一般药品说明书必须包括核准和修改日期、药品名称、成分、功能主治或适应证、规格、用法用量、不良反应、禁忌、注意事项、产品批号、生产日期、有效期、批准文号和上市许可持有人及生产企业。

孕妇及哺乳期妇女用药、药品相互作用项若缺乏可靠的试验或者文献依据而无法表述的，说明书保留该项标题并应当注明"尚不明确"；临床研究、儿童用药、老年人用药、药效毒理和药代动力学项若缺乏可靠的试验或者文献依据而无法表述的，说明书可以不保留该项标题；古代经典名方中药复方制剂需在说明书标题下方注明"本品仅作为处方药供中医临床使用"；预防用生物制品说明书还应包括接种对象、作用与用途、免疫程序和剂量内容。

下面仅就说明书中的主要和关键项目进行说明：

1. 核准和修改日期 核准日期为国家药监局批准该药品注册的时间；修改日期为此后历次修改的时间。

2. 警示语 如有警示语，应当在说明书标题下以醒目的黑体字注明，并以黑框圈示。警示语应注明药品的严重不良反应、重要的禁忌、潜在的危险、特殊用药的注意事项（如不能突然停药、合并用药的提示等）、组方中含有严重毒性或配伍禁忌的药品及发生严重药品不良反应时应采取的措施等；若信息内容较多，其详细的信息资料应该用黑体字的形式在说明书的"禁忌"或"注意事项"中说明。警示语必须提及其详细信息来源，通常以临床数据为基础，也可用动物的严重毒性实验数据。警示语不能含有任何提示或暗含宣传本品的作用，不能有变相宣传其他产品的作用。对于古代经典名方中药复方制剂，还应认真核对处方中是否含有国家规定的兴奋剂相关物质，如含有，在警示语中注明"运动员慎用"。

3. **功能、主治或适应证** 本项内容是说明书中的最重要的内容之一。功能：以中药制剂申报者，其功能应该根据药品的处方组成和中医药理论及临床研究结果来规范表述，其用语原则上应该符合中医表述习惯。主治或适应证：除《药品注册管理办法》规定不需要进行临床研究的品种外，一般药品的说明书中所列的主治或适应证必须有充分的证据支持，应该来源于规范的临床研究。

中药制剂应注意中医病名、西医病名、中医证候、中西医临床症状和体征的规范表述，注意用于疾病治疗、证候治疗和症状治疗在表述上的区别，注意区分治疗、缓解或减轻症状，辅助治疗，联合用药之间的不同。天然药物一般用"适应证"表述，其内容应该以临床研究的结果而定。不应在说明书的其他部分暗示或建议没有包括在该标题下的适应证或用法。

4. **用法用量** 用法用量必须根据临床研究的结果，说明临床推荐使用的药物用法和剂量。

用法：应当明确、详细地列出该药品的临床使用方法，如给药途径包括口服、外用、肌内注射等，给药方式包括开水冲服、开水泡服、含服等，给药时间包括饭前、饭后、睡前等。通常给药的途径、方式、时间一起表述，如饭前舌下含服。穴位给药需要说明具体的选穴原则和具体操作方法。注射剂用法应包含稀释、配制方法、配制溶剂、配制浓度、溶剂用量、维持药品或所配溶液的稳定性所需的储存条件及注射、滴注的速度等内容。

用量：说明书中该部分必须根据临床研究的结果说明临床推荐使用的剂量或常用的剂量范围、给药间隔等。同时可根据临床研究的结果提供给药剂量和方法、常用的疗程和在特殊患者人群用药所需的剂量调整。应当准确地列出用药的剂量和方法、用药次数及疗程期限，特别注意用药剂量与制剂规格的关系。有些药品的剂量分为负荷剂量及维持剂量；或者用药时从小剂量开始逐渐增量，以便得到适合于患者的剂量；或者需要按一定的时间间隔用药者，这些事项应当详细说明。凡是疗程用药或规定用药期限者，则必须注明疗程、期限和用法。

5. **免疫程序和剂量** 应当明确接种剂量和部位、接种途径（如肌内注射、皮下注射、划痕接种等）。特殊接种途径的应描述接种的方法、全程免疫程序和剂量（包括免疫针次、每次免疫的剂量、时间间隔、加强免疫的时间及剂量）。每次免疫程序因不同年龄段而不同的，应当分别作出规定。冻干制品应当规定复溶量及复溶所用的溶媒。

6. **不良反应** 在本项目下应实事求是地详细列出应用该药品时发生的不良反应。凡不能肯定与应用药品无关的不良事件，都应在该项目下予以说明。列出的不良反应可以根据器官系统、反应的严重程度、发生频率，或毒理机制，或综合上述情况来进行分类。如已有来源于规范的临床研究的不良反应发生率结果，应按发生频率的高低顺序列出。在同类不良反应中，较严重的不良反应应列在前面。如没有来源于严格临床研究的不良反应发生率资料，其分类和各类不良反应应按其严重程度从大到小的顺序列出。

7. **禁忌** 在说明书的该部分必须阐述药品不能应用的各种情况，这些情况包括使用该药品可产生严重过敏反应者；某些患者由于特殊年龄、性别、生理状态、伴随治疗、疾病状态、中医证候或体质等，应用该药品具有明显的危害性；或出现不可接受的严重不良反应。以上情况下，用药的危险性明确地超出其可能的治疗价值（利益）。如果不清楚本药是否有禁忌，应在说明书的该部分说明"尚不明确"。

8. **注意事项** 包括用该药品时必须注意的问题，需要慎用的情况（如肝功能、肾功能、中医特殊证候和体质的问题等），影响药品疗效的因素（如食物，包括烟、酒等对用药的影响等），用药过程中需观察的情况（如过敏反应，定期检查血象、肝功能、肾功能等），用药对于临床检验指标的影响等。

9. **孕妇及哺乳期妇女用药、儿童用药、老年人用药** 本项着重说明该药品对妊娠过程的影响（如能否通过胎盘屏障而影响胎儿生长发育或致畸）及对受乳婴儿的影响（如能否通过乳腺分泌而影响受乳婴儿的健康），并写明可否应用本药品及用药注意。如因缺乏可靠的试验或者文献依据而无法表述的，说明书保留该项标题并应当注明"尚不明确"。如果进行了相关的动物实验或/和临床研究，其具体表述参照《化学药品、生物制品说明书指导原则》中有关孕妇及哺乳期妇女用药的要求撰写。须写明儿童可否应用本药品及用药注意，应写明老年群体可否应用本药品及用药注意。

二、包装标签

《药品说明书和标签管理规定》第三条规定"药品说明书和标签由国家食品药品监督管理局予以核准。药品的标签应当以说明书为依据，其内容不得超出说明书的范围，不得印有暗示疗效、误导使用和不适当宣传产品的文字和标识"；第四条规定"药品包装必须按照规定印有或者贴有标签，不得夹带其他任何介绍或者宣传产品、企业的文字、音像及其他资料。药品生产企业生产供上市销售的最小包装必须附有说明书"；第五条规定"药品说明书和标签的文字表述应当科学、规范、准确。非处方药说明书还应当使用容易理解的文字表述，以便患者自行判断、选择和使用"。

根据上述规定可知，药品标签必须经国家药监局核准，其文字内容应以说明书为依据，表述应科学、规范和准确，不得有暗示疗效、误导使用和不当宣传的内容和标示；药品包装必须有标签，上市销售的最小包装须附有说明书，包装内不得夹带任何资料。药品标签可以印或贴在药品包装上，分为内标签和外标签。药品内标签指直接接触药品包装的标签，外标签指内标签以外的其他包装的标签。

药品的内标签应当包含药品通用名称、适应证或者功能主治、规格、用法用量、生产日期、产品批号、有效期、生产企业等内容。包装尺寸过小无法全部标明上述内容的，至少应当标注药品通用名称、规格、产品批号、有效期等内容。

药品外标签应当注明药品通用名称、成分、性状、适应证或者功能主治、规格、用法用量、不良反应、禁忌、注意事项、贮藏、生产日期、产品批号、有效期、批准文号、生产企业等内容。适应证或者功能主治、用法用量、不良反应、禁忌、注意事项不能全部注明的，应当标出主要内容并注明"详见说明书"字样。

用于运输、储藏的包装标签，至少应当注明药品通用名称、规格、贮藏、生产日期、产品批号、有效期、批准文号、生产企业，也可以根据需要注明包装数量、运输注意事项或者其他标记等必要内容；原料药的标签应当注明药品名称、贮藏、生产日期、产品批号、有效期、执行标准、批准文号、生产企业，同时还需注明包装数量及运输注意事项等必要内容；对贮藏有特殊要求的药品，应当在标签的醒目位置注明。

同一药品生产企业生产的同一药品，药品规格和包装规格均相同的，其标签的内容、格式及颜色必须一致；药品规格或者包装规格不同的，其标签应当明显区别或者规格项明显标注。

药品标签中的有效期应当按照年、月、日的顺序标注，年份用 4 位数字表示，月、日用 2 位数字表示。

参考文献

［1］ 国家食品药品监督管理局. 关于印发已有国家标准化学药品研究等 6 个技术指导原则的通知：国食药监注〔2006〕444 号.（2006-08-29）［2021-09-30］. https://www.nmpa.gov.cn/xxgk/fgwj/gzwj/gzwjyp/20060829010101926.html.

［2］ 国家药品监督管理局药品审评中心. 中药、天然药物综述资料撰写的格式和内容的技术指导原则—对主要研究结果的总结及评价.（2007-04-15）［2021-09-30］. https://www.cde.org.cn/zdyz/domesticinfopage?zdyzIdCODE=ec3f2d5d09b362d3e351f9918ea27cc8.

［3］ 国家药品监督管理局药品审评中心. 中药、天然药物综述资料撰写的格式和内容的技术指导原则—临床研究综述.（2007-04-15）［2021-09-30］. https://www.cde.org.cn/zdyz/domesticinfopage?zdyzIdCODE=0d10c89655a064add81e5bc2239663ee.

［4］ 国家药品监督管理局药品审评中心. 中药、天然药物综述资料撰写的格式和内容的技术指导原则—药理毒理研究综述.（2007-04-15）［2021-09-30］. https://www.cde.org.cn/zdyz/domesticinfopage?zdyzIdCODE=3bcf4c95a588c7c65b3321b3d4e327f6.

［5］ 国家药品监督管理局药品审评中心. 中药、天然药物综述资料撰写的格式和内容的技术指导原则——药学研究资料综述.（2007-04-15）［2021-09-30］. https://www.cde.org.cn/zdyz/domesticinfopage?zdyzIdCODE=233209903240ffc6ce996858d7a057be.

［6］ 国家食品药品监督管理局. 关于印发化学药品和生物制品说明书规范细则的通知：国食药监注〔2006〕202 号.（2006-05-10）［2021-09-30］. https://www.nmpa.gov.cn/xxgk/fgwj/gzwj/gzwjyp/20060510010101566.html.

［7］ 国家药品监督管理局药品审评中心. 关于发布《M4 模块—行政文件和药品信息》的通告：2020 年第 6 号.（2020-07-01）［2021-09-30］. https://www.cde.org.cn/main/news/viewInfoCommon/99593ac731ab51b87ad7892a84e17924.

［8］ 国家食品药品监督管理局. 药品说明书和标签管理规定：局令 24 号.（2006-03-15）［2021-09-30］. https://www.nmpa.gov.cn/xxgk/fgwj/bmgzh/20060315010101975.html.

［9］ 国家食品药品监督管理局. 关于印发化学药品和生物制品说明书规范细则的通知：国食药监注〔2006〕202 号.（2006-05-10）［2021-09-30］. https://www.nmpa.gov.cn/xxgk/fgwj/gzwj/gzwjyp/20060510010101566.html.

第十章 新药的注册管理

药品注册是指药品注册申请人依照法定程序和相关要求提出药物临床试验、药品上市许可、再注册等申请及补充申请，药品监督管理部门基于法律法规和现有科学认知进行安全性、有效性和质量可控性等审查，决定是否同意其申请的活动。

药品注册管理遵循公开、公平、公正原则，以临床价值为导向，鼓励研究和创制新药，积极推动仿制药发展。为了鼓励研究和创制新药，国家建立了药品加快上市注册制度。《药品注册管理办法》规定"对符合条件的药品注册申请，申请人可以申请适用突破性治疗药物、附条件批准、优先审评审批及特别审批程序"。本章主要介绍新药研究中的相关法律法规、新药注册分类、申报审批制度及加快上市注册程序等相关内容。

第一节 新药研究中的相关法规及注册分类

一、新药研究中的相关法规

2017 年 6 月，我国正式加入 ICH，意味着我国的药品监管体系必须尽快改革和完善，使之与 ICH 为代表的国际主流标准一致。近年来，我国的相关法规不断改革完善：① 2019 年首次就疫苗管理单独立法，《疫苗管理法》明确提出"国家对疫苗实行最严格的管理制度"；同年，新修订的《药品管理法》实施，将药品领域改革成果和行之有效的做法上升为法律。② 2020 年新修订的《药品注册管理办法》实施，建立药品审评"高速路"，完善注册管理制度；《中华人民共和国药典》（2020 年版）开始实施，显著提升药品质量控制标准。③ 2021 年《专利法》修正引入专利权限期补偿和专利纠纷早期解决条款，驱动制药业创新发展；《刑法》修正调整假药、劣药等犯罪处罚条款，增加有关其他足以严重危害人体健康犯罪处罚的条款；新修订的《生物制品批签发管理办法》实施，完善生物制品批签发和追溯体系建设。④ 2017 年《中华人民共和国中医药法》颁布实施、2019 年 10 月《中共中央国务院关于促进中医药传承创新发展的意见》发布及 2020 年 12 月《国家药监局关于促进中药传承创新发展的实施意见》发布，改革完善中药审评审批机制，促进新时代中药传承创新发展。

《药品管理法》第七条指出"从事药品研制、生产、经营、使用活动，应当遵守法律、法规、规章、标准和规范，保证全过程信息真实、准确、完整和可追溯"；第十七条指出"从事药品研制活动，应当遵守药物非临床研究质量管理规范、药物临床试验质量管理规范，保证药品研制全过程持续符合法定要求"。新药研究过程中涉及我国许多相应的法律、规范，部分相关法规见表 5-10-1。

表 5-10-1 新药研究中涉及的部分法规

序号	法律法规名称	颁布部门	实施时间
1	《中华人民共和国药品管理法》（2019 年修订）	全国人大常委会	2019.12
2	《中华人民共和国疫苗管理法》	全国人大常委会	2019.12
3	《中华人民共和国专利法》第四次修正	全国人大常委会	2021.6
4	《中华人民共和国刑法修正案（十一）》	全国人大常委会	2021.3
5	《中华人民共和国中医药法》	全国人大常委会	2017.7
6	《中华人民共和国行政许可法》（2019 年修订）	全国人大常委会	2019.4
7	《中华人民共和国药品管理法实施条例》（2016 年修订）	国务院	2016.6
8	《中华人民共和国药典》（2020 年版）	国家药典委员会	2020.12
9	《药品注册管理办法》	国家市场监督管理总局	2020.7
10	《药品生产监督管理办法》	国家市场监督管理总局	2020.7
11	《药物非临床研究质量管理规范》	国家食品药品监督管理总局	2017.8
12	《药物临床试验质量管理规范》	国家药品监督管理局、国家卫生健康委	2020.7
13	《生物制品批签发管理办法》	国家市场监督管理总局	2021.3
14	《药品检查管理办法（试行）》	国家药品监督管理局	2021.5
15	《药品质量抽查检验管理办法》	国家药品监督管理局	2019.8
16	《药品上市后变更管理办法（试行）》	国家药品监督管理局	2021.1

  另外，新药的具体研制过程中还会涉及国家药监局制定的许多相应的技术指导原则，包括新药的临床前研究和临床研究 2 个主要阶段。这些技术指导原则涵盖新药研发过程的方方面面，包括药学、药理、临床研究及申报资料的规范撰写等，而且随着技术水平的提高，还在不断修订、补充和完善相关内容。这些技术指导原则是新药研究过程中的非常重要的技术参照，对新药研究的科学性、规范性、系统性起到不可替代的直接的指导作用。通常情况下，指导原则应当遵守，若有不同，须提供充分研究或文献依据。当然，指导原则更强调一些共性、原则性的内容，对具体新药品种还需结合药物成分、剂型、适应证等具体问题具体分析（case-by-case），鼓励创新性、探索性研究。

二、新药注册分类

  我国新《药品注册管理办法》已于 2020 年 1 月 15 日经国家市场监督管理总局审议通过，自 2020 年 7 月 1 日起施行。同时，为配合《药品注册管理办法》实施，国家药监局组织制定了《中药注册分类及申报资料要求》《化学药品注册分类及申报资料要求》《生物制品注册分类及申报资料要求》。相关内容详见附录一至附录三。依据《药品注册管理办法》的相关规定，药品注册按照中药、化学药和生物制品等进行分类注册管理，具体药品注册分类如下。

（一）中药注册申请分类

中药是指在我国中医药理论指导下使用的药用物质及其制剂。中药注册按照中药创新药、中药改良型新药、古代经典名方中药复方制剂、同名同方药等进行分类，前3类均属于中药新药。中药注册具体分类见表5-10-2。天然药物是指在现代医药理论指导下使用的天然药用物质及其制剂，参照中药注册分类。

表5-10-2 中药注册分类

分类	概念及要求
1. 中药创新药	指处方未在国家药品标准、药品注册标准及国家中医药主管部门发布的《古代经典名方目录》中收载，具有临床价值，且未在境外上市的中药新处方制剂
	1.1 中药复方制剂，系指由多味饮片、提取物等在中医药理论指导下组方而成的制剂
	1.2 从单一植物、动物、矿物等物质中提取得到的提取物及其制剂
	1.3 新药材及其制剂，即未被国家药品标准、药品注册标准以及省、自治区、直辖市药材标准收载的药材及其制剂，以及具有上述标准药材的原动、植物新的药用部位及其制剂
2. 中药改良型新药	指改变已上市中药的给药途径、剂型，且具有临床应用优势和特点，或增加功能主治等的制剂
	2.1 改变已上市中药给药途径的制剂，即不同给药途径或不同吸收部位之间相互改变的制剂
	2.2 指改变已上市中药剂型的制剂，即在给药途径不变的情况下改变剂型的制剂
	2.3 中药增加功能主治
	2.4 已上市中药生产工艺或辅料等改变引起药用物质基础或药物吸收、利用明显改变的
3. 古代经典名方中药复方制剂	古代经典名方指符合《中华人民共和国中医药法》规定的，至今仍广泛应用、疗效确切、具有明显特色与优势的古代中医典籍所记载的方剂。古代经典名方中药复方制剂是指来源于古代经典名方的中药复方制剂
	3.1 按古代经典名方目录管理的中药复方制剂
	3.2 其他来源于古代经典名方的中药复方制剂。包括未按古代经典名方目录管理的古代经典名方中药复方制剂和基于古代经典名方加减化裁的中药复方制剂
4. 同名同方药	指通用名称、处方、剂型、功能主治、用法及日用饮片量与已上市中药相同，且在安全性、有效性、质量可控性方面不低于该已上市中药的制剂
5. 其他情形	主要指境外已上市境内未上市的中药制剂

（二）化学药品注册申请分类

化学药品注册分类分为创新药、改良型新药、仿制药、境外已上市境内未上市化学药品，具体分为 5 个类别，见表 5-10-3，其中前 2 类属于化学药品新药。

表 5-10-3 化学药品注册分类

分类	概念及要求
1. 创新药	境内外均未上市的创新药，指含有新的结构明确的、具有药理作用的化合物，且具有临床价值的药品
2. 改良型新药	境内外均未上市的改良型新药，指在已知活性成分的基础上，对其结构、剂型、处方工艺、给药途径、适应证等进行优化，且具有明显临床优势的药品
	2.1 含有用拆分或者合成等方法制得的已知活性成分的光学异构体，或者对已知活性成分成酯，或者对已知活性成分成盐（包括含有氢键或配位键的盐），或者改变已知盐类活性成分的酸根、碱基或金属元素，或者形成其他非共价键衍生物（如络合物、螯合物或包合物），且具有明显临床优势的药品
	2.2 含有已知活性成分的新剂型（包括新的给药系统）、新处方工艺、新给药途径，且具有明显临床优势的药品
	2.3 含有已知活性成分的新复方制剂，且具有明显临床优势
	2.4 含有已知活性成分的新适应证的药品
3. 境外上市境内未上市药	境内申请人仿制境外上市但境内未上市原研药品的药品。该类药品应与参比制剂的质量和疗效一致
4. 仿制药	境内申请人仿制已在境内上市原研药品的药品。该类药品应与参比制剂的质量和疗效一致
5. 进口药	境外上市的药品申请在境内上市
	5.1 境外上市的原研药品和改良型药品申请在境内上市。改良型药品应具有明显临床优势
	5.2 境外上市的仿制药申请在境内上市

（三）生物制品注册申请分类

为规范生物制品注册申报和管理，将生物制品分为预防用生物制品、治疗用生物制品和按生物制品管理的体外诊断试剂 3 类。

预防用生物制品是指为预防、控制疾病的发生、流行，用于人体免疫接种的疫苗类生物制品，包括免疫规划疫苗和非免疫规划疫苗。

治疗用生物制品是指用于人类疾病治疗的生物制品，如采用不同表达系统的工程细胞（如细菌、酵母、昆虫、植物和哺乳动物细胞）所制备的蛋白质、多肽及其衍生物；细胞治疗和基因治疗产品；变态反应原制品；微生态制品；人或者动物组织或者体液提取或者通过发酵制备的具有生物活性的制品等。生物制品类体内诊断试剂按照治疗用生物制品管理。

　　按照生物制品管理的体外诊断试剂包括用于血源筛查的体外诊断试剂、采用放射性核素标记的体外诊断试剂等。

　　生物制品具体注册分类见表 5-10-4。药品注册分类在提出上市申请时确定，审评过程中不因其他药品在境内外上市而变更。

表 5-10-4　生物制品注册分类

分类	概念及要求
（一）预防用生物制品	
1. 创新型疫苗	境内外均未上市的疫苗： 1.1 无有效预防手段疾病的疫苗 1.2 在已上市疫苗基础上开发的新抗原形式，如新基因重组疫苗、新核酸疫苗、已上市多糖疫苗基础上制备的新的结合疫苗等 1.3 含新佐剂或新佐剂系统的疫苗 1.4 含新抗原或新抗原形式的多联 / 多价疫苗
2. 改良型疫苗	对境内或境外已上市疫苗产品进行改良，使新产品的安全性、有效性、质量可控性有改进，且具有明显优势的疫苗： 2.1 在境内或境外已上市产品基础上改变抗原谱或型别，且具有明显临床优势的疫苗 2.2 具有重大技术改进的疫苗，包括对疫苗菌毒种 / 细胞基质 / 生产工艺 / 剂型等的改进（如更换为其他表达体系或细胞基质的疫苗；更换菌毒株或对已上市菌毒株进行改造；对已上市细胞基质或目的基因进行改造；非纯化疫苗改进为纯化疫苗；全细胞疫苗改进为组分疫苗等） 2.3 已有同类产品上市的疫苗组成的新的多联 / 多价疫苗 2.4 改变给药途径，且具有明显临床优势的疫苗 2.5 改变免疫剂量或免疫程序，且新免疫剂量或免疫程序具有明显临床优势的疫苗 2.6 改变适用人群的疫苗
3. 境内或境外已上市疫苗	3.1 境外生产的境外已上市、境内未上市的疫苗申报上市 3.2 境外已上市、境内未上市的疫苗申报在境内生产上市 3.3 境内已上市疫苗
（二）治疗用生物制品	
1. 创新型生物制品	境内外均未上市的治疗用生物制品
2. 改良型生物制品	对境内或境外已上市制品进行改良，使新产品的安全性、有效性、质量可控性有改进，且具有明显优势的治疗用生物制品： 2.1 在已上市制品基础上，对其剂型、给药途径等进行优化，且具有明显临床优势的生物制品 2.2 增加境内外均未获批的新适应证和 / 或改变用药人群 2.3 已有同类制品上市的生物制品组成新的复方制品 2.4 在已上市制品基础上，具有重大技术改进的生物制品，如重组技术替代生物组织提取技术；较已上市制品改变氨基酸位点或表达系统、宿主细胞后具有明显临床优势等

续表

分类	概念及要求
3. 境内或境外已上市生物制品	3.1 境外生产的境外已上市、境内未上市的生物制品申报上市
	3.2 境外已上市、境内未上市的生物制品申报在境内生产上市
	3.3 生物类似药
	3.4 其他生物制品
（三）按生物制品管理的体外诊断试剂	
1. 创新型体外诊断试剂	
2. 境内外已上市的体外诊断试剂	

第二节 新药申报与审批程序

一、新药审评审批制度改革

1999 年 4 月 22 日国家药品监督管理部门发布《新药审批办法》《新生物制品审批办法》《新药保护和技术转让的规定》《仿制药品审批办法》《进口药品管理办法》5 个药品申报与审批系列法规；2002 年 10 月 30 日发布《药品注册管理办法》（试行），同时 1999 年 4 月 22 日发布的《新药审批办法》等 5 个法规废止；2005 年 2 月 28 日正式颁布《药品注册管理办法》，同时 2002 年 10 月 30 日发布的《药品注册管理办法》（试行）废止；2007 年 7 月 10 日发布《药品注册管理办法》，同时 2005 年 2 月 28 日发布的《药品注册管理办法》废止；2020 年 1 月 22 日发布新的《药品注册管理办法》，同时 2007 年 7 月 10 日发布的《药品注册管理办法》废止。可见，我国药品注册管理、申报审批是逐步规范完善并不断更新的。

国家药监局持续推进审评审批制度改革，优化审评审批程序，提高审评审批效率，建立了以审评为主导，检验、核查、监测与评价等为支撑的药品注册管理体系。2020 年新修订的《药品注册管理办法》对既往国内药品注册管理的理念、思路及程序设计等进行了调整，形成并增加了一系列新药审评审批制度，具体包括：

1. **药品上市许可持有人**（marketing authorization holder，MAH）**制度** MAH 是指取得药品注册证书的企业或者药品研制机构等对药品的非临床研究、临床试验、生产经营、上市后研究、不良反应监测及报告与处理等承担责任。其他从事药品研制、生产、经营、储存、运输、使用等活动的单位和个人依法承担相应责任。MAH 的法定代表人、主要负责人对药品质量全面负责。在该制度下，MAH 可以自行生产药品，也可以委托药品生产企业生产药品。MAH 自行生产药品的，应当按规定取得药品生产许可证；委托生产的，应当委托符合条件的药品生产企业。MAH 和受托生产企业应当签订委托协议和质量协议，并严格履行协议约定的义务。

2. **药物临床试验默示许可制度** 国家药品审评中心组织药学、医学和其他技术人员对已受理的药物临床试验申请进行审评。对药物临床试验申请应当自受理之日起 60 日内决定是否同意开展，并通过药审中心网站通知申请人审批结果；逾期未通知的，视为同意，申请人可以按照提交的方案开展药物临床试验。

3．**优先审评审批制度**　在药品加快上市注册程序中，设定了突破性治疗药物程序、附条件批准程序、优先审评审批程序及特别审批程序。其中，对纳入优先审评审批程序的药品上市许可申请，审评时限由 200 天缩短到 130 天，其中属于临床急需境外已上市境内未上市的罕见病药品，审评时限缩短到 70 天。

4．**关联审评审批制度**　国家药品审评中心在审评药品制剂注册申请时，对药品制剂选用的化学原料药、辅料及直接接触药品的包装材料和容器进行关联审评。药品制剂申请人提出药品注册申请，可以直接选用平台已登记的化学原料药、辅料及直接接触药品的包装材料和容器；选用未登记的化学原料药、辅料及直接接触药品的包装材料和容器的，相关研究资料应当随药品制剂注册申请一并申报。

5．**沟通交流制度**　系指在药物研发过程中，经申请人提出，由药审中心项目管理人员与申请人指定的药品注册专员共同商议，并经药审中心适应证团队同意，就现行药物研发与评价指南不能涵盖的关键技术等问题所进行的沟通交流。沟通交流的形式包括面对面会议、视频会议、电话会议或书面回复，鼓励申请人与审评机构通过电话会议沟通。沟通交流会议分为Ⅰ类、Ⅱ类和Ⅲ类会议。Ⅰ类会议系指为解决药物临床试验过程中遇到的重大安全性问题和突破性治疗药物研发过程中的重大技术问题而召开的会议。Ⅱ类会议系指为药物在研发关键阶段而召开的会议，主要包括新药临床试验申请前会议、新药Ⅱ期临床试验结束/Ⅲ期临床试验启动前会议、新药上市申请前会议和风险评估和控制会议。Ⅲ类会议系指除Ⅰ类和Ⅱ类会议之外的其他会议。具体可参照药审中心制定的《药品研发与技术审评沟通交流办法》。

6．**专家咨询制度**　国家药品审评中心根据工作需要成立专家咨询委员会。专家咨询委员会的工作方式分为日常咨询、专家咨询会和专家公开论证会 3 种。日常咨询方式是审评人员通过电子邮件、书面向有关专家咨询委员会委员咨询，以解决日常审评工作中遇到的技术性问题。专家咨询会是为制定或修订药物研发技术指导原则、技术标准，处理新领域、新技术、新发现、新适应证等问题，以及解决药审中心内部存在的审评争议和药物安全性、有效性、质量可控性评价等问题而组织召开的会议。专家公开论证会是为解决审评团队与申请人之间存在的重大技术争议问题及药品注册审评中有关重大公共利益问题或者重大、复杂科学与技术问题而组织召开的会议。公开论证会议接受社会公众和行业内人员旁听，会议应当全程录音或者录像记录，并可采取网络直播等方式向社会公开。会议涉及讨论申请人商业和技术秘密时，应当采取闭门会议方式。具体可参见药审中心制定的《药品注册审评专家咨询委员会管理办法（试行）》。

另外，新修订的《药品注册管理办法》调整了框架结构，主体文件仅对药品注册的基本制度、基本程序、基本要求等作出了规定，不再设置附件，对中药、化学药、生物制品的注册分类和申报资料要求，以及对补充申请和药品再注册申请的具体要求，均以配套文件的形式发布，这种结构设置有利于随着科学技术的发展调整相应的申报资料要求。同时，新修订的《药品注册管理办法》优化和调整了药品注册程序，尤其是审评、检查检验等各环节的衔接上，如增加了直接申请上市的途径、药品注册检验可以前置到受理前，药品注册检查可与 GMP 检查同步开展，增加了检查检验启动时间和衔接要求，增加了补充非技术资料的途径等。这些程序上的优化，在一定程度上能够提升药品审评审批工作效率。

二、新药临床试验申报与审评流程

申请人完成支持药物临床试验的药学、药理毒理学等研究后，可提出药物临床试验申请，按要求提交相关研究资料。经形式审查，申报资料符合要求的，予以受理。药审中心应当组织药学、医学和其他技术人员对已受理的临床申请进行审评，并自受理之日起 60 日内决定是否同意开展，并通过药审中心网站通知申请人审批结果；逾期未通知的，视为同意，申请人可以按照提交的方案开展药物临床试验。新药临床试验申报、审评与开展流程和时限见图 5-10-1。

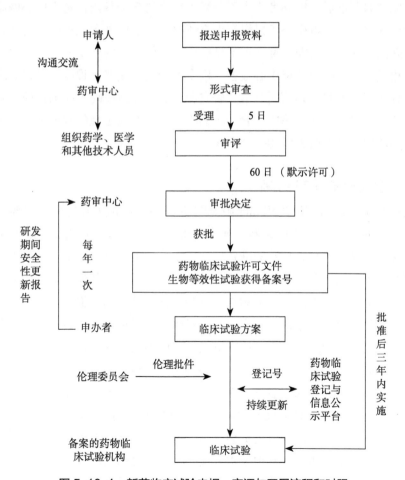

图 5-10-1 新药临床试验申报、审评与开展流程和时限

申请人拟开展生物等效性试验的，应当按照要求在药审中心网站完成生物等效性试验备案后，按照备案的方案开展相关研究工作。获准开展药物临床试验的药物拟增加适应证（或者功能主治）及增加与其他药物联合用药的，申请人应当提出新的药物临床试验申请，经批准后方可开展新的药物临床试验。获准上市的药品增加适应证（或者功能主治）需要开展药物临床试验的，应当提出新的药物临床试验申请。

申请人获准开展药物临床试验的为药物临床试验申办者（以下简称申办者）。申办者在开展后续分期药物临床试验前，应当制订相应的药物临床试验方案，经伦理委员会审查同意后开展。同时，申办者还应在药物临床试验登记与信息公示平台登记药物临床试验方案等信息，登记信息首次提交后将自动生成唯一的药物临床试验登记号。药物临床试验期间，申办者应当持续更新登记信息，并在药物临床试验结束后登记药物临床试验结果等信息。登记信息在平台进行公示，申办者对药物临床试验登记信息的真实性负责。药物临床试验登记和信息公示的具体要求参见药审中心制定公布的《药物临床试验登记与信息公示管理规范（试行）》。

药物临床试验获准后，申办者应当于每满 1 年后的 2 个月内在药审中心网站提交研发期间安全性更新报告。药审中心可以根据审查情况，要求申办者调整报告周期。对于药物临床试验期间出现的可疑且非预期严重不良反应和其他潜在的严重安全性风险信息，申办者应当按照相关要求及时向药审中心报告。根据安全性风险严重程度，可以要求申办者采取调整药物临床试验方案、知情同意书、研究者手册等加强风险控制的措施，必要时可以要求申办者暂停或者终止药物临床试验。药物临床试验期间出现的其他情况，可具体参照附录一《药品注册管理办法》的相关规定执行。

三、新药上市许可申请与审评流程

新药上市许可申请与审评流程和时限见图 5-10-2。申请人在完成支持药品上市注册的药学、药理毒理学和药物临床试验等研究，确定质量标准，完成商业规模生产工艺验证，并做好接受药品注册核查检验的准备后，提出药品上市许可申请，按照申报资料要求提交相关研究资料。仿制药、按照药品管理的体外诊断试剂及其他符合条件的情形，经申请人评估，认为无须或者不能开展药物临床试验，符合豁免药物临床试验条件的，申请人可以直接提出药品上市许可申请。药审中心经对申报资料进行形式审查，符合要求的，予以受理。申报资料不齐全或者不符合法定形式的，应当当场或者在 5 日内一次告知申请人需要补正的全部内容。申请人应当在 30 日内完成补正资料。

申报药品拟使用的药品通用名称，未列入国家药品标准或者药品注册标准的，申请人应当在提出药品上市许可申请时同时提出通用名称核准申请。药品上市许可申请受理后，通用名称核准相关资料转国家药典委员会，国家药典委员会核准后反馈至药品审评中心。

药审中心组织药学、医学和其他技术人员，按要求对已受理的药品上市许可申请进行审评。审评过程中基于风险启动药品注册核查、检验，药品核查中心和相关检验机构原则上应在审评时限届满 40 日前完成核查、检验工作，其中单独样品检验时限为 60 日，样品检验和标准复核同时进行的时限为 90 日。药审中心根据药品注册申报资料、核查结果、检验结果等，对药品的安全性、有效性和质量可控性等进行综合审评，非处方药还应当转药品评价中心进行非处方药适宜性审查。药品上市许可申请审评时限为 200 日，其中优先审评审批程序的审评时限为 130 日，临床急需且境外已上市罕见病用药优先审评审批程序的审评时限为 70 日。药审中心在审评药品制剂注册申请时，对药品制剂选用的化学原料药、辅料及直接接触药品的包装材料和容器进行关联审评，关联审评时限与其关联药品制剂的审评时限一致。

药品注册申请受理后，需要申请人在原申报资料基础上补充新的技术资料的，药审中心原则上提出一次补充资料要求，列明全部问题后，以书面方式通知申请人在 80 日内补充提交资料。申请人应当一次性按要求提交全部补充资料，补充资料时间不计入药品审评时限。药审中心收到申请人全部补充资料后启动审评，审评时限延长 1/3；适用优先审评审批程序的，审评时限延长 1/4。

综合审评结论通过的，批准药品上市，发给药品注册证书。综合审评结论不通过的，作出不予批准决定。药品注册证书载明药品批准文号、持有人、生产企业等信息。非处方药的药品注册证书还应当注明非处方药类别。经核准的药品生产工艺、质量标准、说明书和标签作为药品注册证书的附件一并发给申请人，必要时还应当附药品上市后研究要求。上述信息纳入药品品种档案，并根据上市后变更情况及时更新。药品批准上市后，持有人应当按照国家药监局核准的生产工艺和质量标准生产药品，并按照 GMP 要求进行细化和实施。有关新药上市许可申请与审评的更多信息，请参阅《药品注册管理办法》的相关规定。

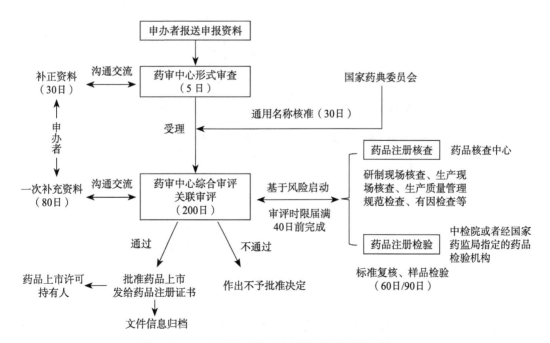

图 5-10-2　新药上市许可申请与审评流程和时限

四、加快药品上市注册的相关程序

《药品注册管理办法》第四章"药品加快上市注册程序",规定了用于防治严重危及生命或者严重影响生存质量的疾病且尚无有效防治手段的药物、公共卫生方面急需或突发公共卫生事件应急所需的防治药物、应对重大突发公共卫生事件急需的疫苗、儿童用药品新品种等适用的"突破性治疗药物程序""附条件批准程序""优先审评审批程序""特别审批程序"。

(一)突破性治疗药物程序

药物临床试验期间,用于防治严重危及生命或者严重影响生存质量的疾病,且尚无有效防治手段或者与现有治疗手段相比有足够证据表明具有明显临床优势的创新药或者改良型新药等,申请人可以在Ⅰ期、Ⅱ期临床试验阶段,通常不晚于Ⅲ期临床试验开展前申请适用突破性治疗药物程序。

突破性治疗药物审评工作程序和时限见图5-10-3,具体可参见国家药监局发布的《突破性治疗药物审评工作程序(试行)》。申请人在提出适用突破性治疗药物程序前,应当充分评估该药物的适用范围和适用条件,说明品种信息及纳入的理由。如同一药物开展了多个适应证(或者功能主治)的药物临床试验,申请人应当按不同适应证分别提交相应的突破性治疗药物程序申请。符合条件的,药审中心按照程序公示后纳入突破性治疗药物程序。

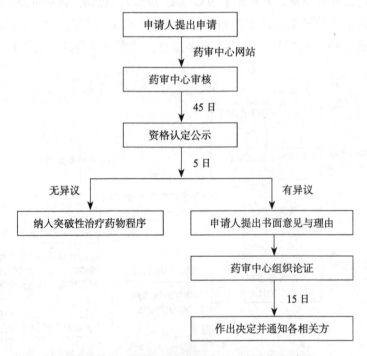

图 5-10-3 突破性治疗药物审评工作程序和时限

对纳入突破性治疗药物程序的药物临床试验,给予以下政策支持:①申请人可以在药物临床试验的关键阶段向药审中心提出沟通交流申请,药审中心安排审评人员进行沟通交流；②申请人可以将阶段性研究资料提交药审中心，药审中心基于已有研究资料，对下一步研究方案提出意见或者建议，并反馈给申请人。

对纳入突破性治疗药物程序的药物临床试验，申请人发现不再符合纳入条件时，应当及时向药审中心提出终止突破性治疗药物程序。药审中心发现不再符合纳入条件的，应当及时终止该品种的突破性治疗药物程序，并告知申请人。

（二）附条件批准程序

药物临床试验期间，符合以下情形的药品，可以申请附条件批准：①治疗严重危及生命且尚无有效治疗手段的疾病的药品，药物临床试验已有数据证实疗效并能预测其临床价值的；②公共卫生方面急需的药品，药物临床试验已有数据显示疗效并能预测其临床价值的；③应对重大突发公共卫生事件急需的疫苗或者国家卫生健康委员会认定急需的其他疫苗，经评估获益大于风险的。其中，公共卫生方面急需的药品由国家卫生健康主管部门等有关部门提出；重大突发公共卫生事件急需的疫苗应为按照《突发公共卫生事件应急条例》《国家突发公共卫生事件应急预案》等认定的重大突发公共卫生事件（Ⅱ级）或者特别重大突发公共卫生事件（Ⅰ级）相关疾病的预防用疫苗。

药品附条件批准上市申请审评审批工作程序如下：

1. **早期沟通交流申请（Ⅱ类会议）**　鼓励申请人在药物临床试验期间，经充分评估后，按照相关技术指导原则的要求就附条件批准的临床研究计划、关键临床试验设计及疗效指标选择、其他附条件批准的前提条件、上市后临床试验的设计和实施计划等与药审中心进行沟通。

2. **上市申请前的沟通交流申请（Ⅱ类会议）**　拟申请附条件批准上市的，药品上市许可申请递交前，申请人应当就附条件批准上市的条件和上市后继续完成的研究工作等与药审中心沟通交流，拟申请优先审评审批的，可一并提出进行沟通交流。已纳入突破性治疗药物程序的，可申请Ⅰ类会议。

3. **提交附条件批准上市申请**　经沟通交流评估确认初步符合附条件批准要求的，申请人可以在提出药品上市许可申请的同时，向药审中心提出药品附条件批准上市申请，并按相关技术指导原则要求提交支持性资料。申请优先审评审批的，可一并提出申请。

4. **审评审批**　审评通过，附条件批准药品上市的，发给药品注册证书，并载明附条件批准药品注册证书的有效期、上市后需要继续完成的研究工作及完成时限等相关事项。药品注册证书有效期由药审中心在审评中与申请人沟通交流后根据上市后研究工作的完成时限确定。

基于申请人提交的全部申报资料，经技术审评发现不满足附条件批准上市要求的，药审中心应当终止该药品附条件批准上市申请审评审批程序，作出附条件批准上市申请不通过的审评结论，并通过药审中心网站申请人之窗告知申请人，说明理由。申请人可以在完成相应研究后按正常程序重新申报。申请人对审评结论有异议的，可以按照药品注册审评结论异议解决的有关程序提出。药品注册申请审批结束后，申请人对行政许可决定有异议的，可以依法提起行政复议或者行政诉讼。

5．上市后要求　附条件批准上市的药品，药品上市许可持有人应当在药品上市后采取相应的风险管理措施，并在规定期限内按照要求完成药物临床试验等相关研究，以补充申请方式申报。药品上市许可持有人提交的上市后研究证明其获益大于风险，审评通过的，换发有效期为 5 年的药品注册证书，证书有效期从上市申请批准之日起算。

药品上市许可持有人提交的上市后研究不能证明其获益大于风险的，药审中心作出不通过的审评结论，由国家药监局按程序注销其药品注册证书。药品上市许可持有人逾期未按照要求完成研究并提交补充申请的，由国家药监局按程序注销其药品注册证书。

（三）优先审评审批程序

药品上市许可申请时，以下具有明显临床价值的药品，可以申请适用优先审评审批程序：①临床急需的短缺药品、防治重大传染病和罕见病等疾病的创新药和改良型新药；②符合儿童生理特征的儿童用药品新品种、剂型和规格；③疾病预防、控制急需的疫苗和创新疫苗；④纳入突破性治疗药物程序的药品；⑤符合附条件批准的药品；⑥国家药监局规定其他优先审评审批的情形。

药品上市许可优先审评审批工作程序和时限见图 5-10-4，具体可参见国家药监局发布的《药品上市许可优先审评审批工作程序（试行）》。

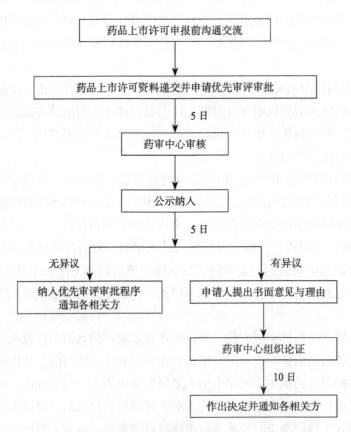

图 5-10-4　药品上市许可优先审评审批工作程序和时限

对纳入优先审评审批程序的药品上市许可申请，给予以下政策支持：①药品上市许可申请的审评时限为130日；②临床急需的境外已上市境内未上市的罕见病药品，审评时限为70日；③需要核查、检验和核准药品通用名称的，予以优先安排；④经沟通交流确认后，可以补充提交技术资料。

审评过程中，发现纳入优先审评审批程序的药品注册申请不能满足优先审评审批条件的，药审中心应当终止该品种优先审评审批程序，按照正常审评程序审评，并告知申请人。

（四）特别审批程序

在发生突发公共卫生事件的威胁时及突发公共卫生事件发生后，国家药监局可以依法决定对突发公共卫生事件应急所需防治药品实行特别审批。

对实施特别审批的药品注册申请，国家药监局按照统一指挥、早期介入、快速高效、科学审批的原则，组织加快并同步开展药品注册受理、审评、核查、检验工作。特别审批的情形、程序、时限、要求等按照药品特别审批程序规定执行。

药品特别审批工作程序和时限见图5-10-5，具体参见已发布的《国家食品药品监督管理局药品特别审批程序》。

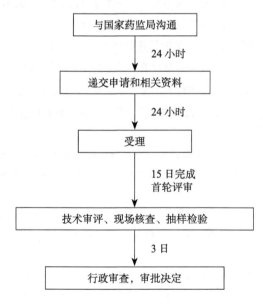

图 5-10-5 药品特别审批工作程序和时限

申请人在提交注册申请前，可以先行提出药物可行性评价申请，并提交综述资料及相关说明，国家药监局在24小时内对立项的科学性和可行性进行评议和予以答复（相关答复不作为审批意见，对注册申请审批结果不具有法律约束力）。国家药监局受理相关申请后，应当在15日内完成首轮技术审评工作，认为需要补充资料的，应当将补充资料内容和时限要求立即告知申请人。技术审评工作完成后，国家药监局应当在3日内完成行政审查，作出审批决定，并告知申请人。

突发公共卫生事件应急所需防治药品已有国家标准，国家药监局依法认为不需要进行药物临床试验的，可以直接进行药品生产的审批与监测。对申请人提交的只变更原生产用病毒株但不改变生产工艺及质量指标的特殊疫苗注册申请，国家药监局应当在确认变更的生产用病毒株后 3 日内作出审批决定。

对纳入特别审批程序的药品，可以根据疾病防控的特定需要，限定其在一定期限和范围内使用；发现其不再符合纳入条件的，应当终止该药品的特别审批程序，并告知申请人。

参考文献

［1］国家药品监督管理局药品审评中心. 关于公开征求《中药新药复方制剂中医药理论申报资料撰写指导原则（征求意见稿）》、《古代经典名方中药复方制剂说明书撰写指导原则（征求意见稿）》意见的通知.（2021-02-04）［2021-09-30］. https://www.cde.org.cn/main/news/viewInfoCommon/1d3e25feb6e06a8cd51c02bf7755cda4.

［2］国家药典委员会. 中华人民共和国药典：四部. 2020 年版. 北京：中国医药科技出版社，2020.

［3］国家市场监督管理总局. 药品注册管理办法：局令第 27 号.（2016-06-03）［2021-09-30］. https://www.nmpa.gov.cn/xxgk/fgwj/bmgzh/20200330180501220.html.

［4］袁林，张皋彤，孙蔷. 中国加入 ICH 始末及其重要意义. 中国食品药品监管，2018（9）：4-20.

［5］陈一飞，金德庄. 我国近年药品审评审批政策文件分析. 世界中医药，2020，15（2）：286-295.

［6］杨悦. 两法实施后药品监管法律法规体系的构建与展望. 中国食品药品监管，2021（4）：16-23.

［7］王婧璨，张晓东，温宝书，等. 新版《药品注册管理办法》修订内容研究与思考. 中国新药杂志，2021，30（7）：590-595.

［8］国家药品监督管理局. 关于发布药物研发与技术审评沟通交流管理办法的通告。2020 年第 48 号.（2020-12-10）［2021-09-30］. https://www.cde.org.cn/main/news/viewInfoCommon/b823ed10d547b1427a6906c6739fdf89.

［9］国家食品药品监督管理局. 关于发布药品注册审评专家咨询委员会管理办法（试行）的公告：2017 年第 27 号.（2017-03-09）［2021-09-30］. https://www.nmpa.gov.cn/xxgk/ggtg/qtggtg/20170309153701819.html.

［10］国家药品监督管理局. 关于发布《突破性治疗药物审评工作程序（试行）》等三个文件的公告：2020 年第 82 号.（2020-07-08）［2021-09-30］. https://www.nmpa.gov.cn/xxgk/ggtg/qtggtg/20200708151701834.html.

［11］国家食品药品监督管理局. 国家食品药品监督管理局药品特别审批程序：局令第 21 号.（2005-11-18）［2021-09-30］. https://www.nmpa.gov.cn/xxgk/fgwj/bmgzh/20051118010101724.html.

附录 ┃

附录一 《中药注册分类及申报资料要求》

一、中药注册分类

中药是指在我国中医药理论指导下使用的药用物质及其制剂。

1．中药创新药。指处方未在国家药品标准、药品注册标准及国家中医药主管部门发布的《古代经典名方目录》中收载，具有临床价值，且未在境外上市的中药新处方制剂。一般包含以下情形：

1.1 中药复方制剂，系指由多味饮片、提取物等在中医药理论指导下组方而成的制剂。

1.2 从单一植物、动物、矿物等物质中提取得到的提取物及其制剂。

1.3 新药材及其制剂，即未被国家药品标准、药品注册标准以及省、自治区、直辖市药材标准收载的药材及其制剂，以及具有上述标准药材的原动、植物新的药用部位及其制剂。

2．中药改良型新药。指改变已上市中药的给药途径、剂型，且具有临床应用优势和特点，或增加功能主治等的制剂。一般包含以下情形：

2.1 改变已上市中药给药途径的制剂，即不同给药途径或不同吸收部位之间相互改变的制剂。

2.2 改变已上市中药剂型的制剂，即在给药途径不变的情况下改变剂型的制剂。

2.3 中药增加功能主治。

2.4 已上市中药生产工艺或辅料等改变引起药用物质基础或药物吸收、利用明显改变的。

3．古代经典名方中药复方制剂。古代经典名方是指符合《中华人民共和国中医药法》规定的，至今仍广泛应用、疗效确切、具有明显特色与优势的古代中医典籍所记载的方剂。古代经典名方中药复方制剂是指来源于古代经典名方的中药复方制剂。包含以下情形：

3.1 按古代经典名方目录管理的中药复方制剂。

3.2 其他来源于古代经典名方的中药复方制剂。包括未按古代经典名方目录管理的古代经典名方中药复方制剂和基于古代经典名方加减化裁的中药复方制剂。

4．同名同方药。指通用名称、处方、剂型、功能主治、用法及日用饮片量与已上市中药相同，且在安全性、有效性、质量可控性方面不低于该已上市中药的制剂。

天然药物是指在现代医药理论指导下使用的天然药用物质及其制剂。天然药物参照中药注册分类。

其他情形，主要指境外已上市境内未上市的中药、天然药物制剂。

二、中药注册申报资料要求

本申报资料项目及要求适用于中药创新药、改良型新药、古代经典名方中药复方制剂以及同名同方药。申请人需要基于不同注册分类、不同申报阶段以及中药注册受理审查指南的要求提供相应资料。申报资料应按照项目编号提供，对应项目无相关信息或研究资料，项目编号和名称也应保留，可在项下注明"无相关研究内容"或"不适用"。如果申请人要求减免资料，应当充分说明理由。申报资料的撰写还应参考相关法规、技术要求及技术指导原则的相关规定。境外生产药品提供的境外药品管理机构证明文件及全部技术资料应当是中文翻译文本并附原文。

天然药物制剂申报资料项目按照本文件要求，技术要求按照天然药物研究技术要求。天然药物的用途以适应证表述。

境外已上市境内未上市的中药、天然药物制剂参照中药创新药提供相关研究资料。

（一）行政文件和药品信息

1.0 说明函（详见附：说明函）

主要对于本次申请关键信息的概括与说明。

1.1 目录

按照不同章节分别提交申报资料目录。

1.2 申请表

主要包括产品名称、剂型、规格、注册类别、申请事项等产品基本信息。

1.3 产品信息相关材料

1.3.1 说明书

1.3.1.1 研究药物说明书及修订说明（适用于临床试验申请）

1.3.1.2 上市药品说明书及修订说明（适用于上市许可申请）

应按照有关规定起草药品说明书样稿，撰写说明书各项内容的起草说明，并提供有关安全性和有效性等方面的最新文献。

境外已上市药品尚需提供境外上市国家或地区药品管理机构核准的原文说明书，并附中文译文。

1.3.2 包装标签

1.3.2.1 研究药物包装标签（适用于临床试验申请）

1.3.2.2 上市药品包装标签（适用于上市许可申请）

境外已上市药品尚需提供境外上市国家或地区使用的包装标签实样。

1.3.3 产品质量标准和生产工艺

产品质量标准参照《中国药典》格式和内容撰写。

生产工艺资料（适用于上市许可申请）参照相关格式和内容撰写要求撰写。

1.3.4 古代经典名方关键信息

古代经典名方中药复方制剂应提供古代经典名方的处方、药材基源、药用部位、炮制方法、剂量、用法用量、功能主治等关键信息。按古代经典名方目录管理的中药复方制剂应与国家发布的相关信息一致。

1.3.5 药品通用名称核准申请材料

未列入国家药品标准或者药品注册标准的，申请上市许可时应提交药品通用名称核准申请材料。

1.3.6 检查相关信息（适用于上市许可申请）

包括药品研制情况信息表、药品生产情况信息表、现场主文件清单、药品注册临床试验研究信息表、临床试验信息表以及检验报告。

1.3.7 产品相关证明性文件

1.3.7.1 药材/饮片、提取物等处方药味，药用辅料及药包材证明文件

药材/饮片、提取物等处方药味来源证明文件。

药用辅料及药包材合法来源证明文件，包括供货协议、发票等（适用于制剂未选用已登记原辅包情形）。

药用辅料及药包材的授权使用书（适用于制剂选用已登记原辅包情形）。

1.3.7.2 专利信息及证明文件

申请的药物或者使用的处方、工艺、用途等专利情况及其权属状态说明，以及对他人的专利不构成侵权的声明，并提供相关证明性资料和文件。

1.3.7.3 特殊药品研制立项批准文件

麻醉药品和精神药品需提供研制立项批复文件复印件。

1.3.7.4 对照药来源证明文件

1.3.7.5 药物临床试验相关证明文件（适用于上市许可申请）

《药物临床试验批件》/临床试验通知书、临床试验用药质量标准及临床试验登记号（内部核查）。

1.3.7.6 研究机构资质证明文件

非临床研究安全性评价机构应提供药品监督管理部门出具的符合《药物非临床研究质量管理规范》（简称 GLP）的批准证明或检查报告等证明性文件。临床研究机构应提供备案证明。

1.3.7.7 允许药品上市销售证明文件（适用于境外已上市的药品）

境外药品管理机构出具的允许药品上市销售证明文件、公证认证文书及中文译文。出口国或地区物种主管当局同意出口的证明。

1.3.8 其他产品信息相关材料

1.4 申请状态（如适用）

1.4.1 既往批准情况

提供该品种相关的历次申请情况说明及批准/未批准证明文件（内部核查）。

1.4.2 申请调整临床试验方案、暂停或者终止临床试验

1.4.3 暂停后申请恢复临床试验

1.4.4 终止后重新申请临床试验

1.4.5 申请撤回尚未批准的药物临床试验申请、上市注册许可申请

1.4.6 申请上市注册审评期间变更仅包括申请人更名、变更注册地址名称等不涉及技术审评内容的变更

1.4.7 申请注销药品注册证书

1.5 加快上市注册程序申请（如适用）

1.5.1 加快上市注册程序申请

包括突破性治疗药物程序、附条件批准程序、优先审评审批程序及特别审批程序。

1.5.2 加快上市注册程序终止申请

1.5.3 其他加快注册程序申请

1.6 沟通交流会议（如适用）

1.6.1 会议申请

1.6.2 会议背景资料

1.6.3 会议相关信函、会议纪要以及答复

1.7 临床试验过程管理信息（如适用）

1.7.1 临床试验期间增加功能主治

1.7.2 临床试验方案变更、非临床或者药学的变化或者新发现等可能增加受试者安全性风险的

1.7.3 要求申办者调整临床试验方案、暂停或终止药物临床试验

1.8 药物警戒与风险管理（如适用）

1.8.1 研发期间安全性更新报告及附件

1.8.1.1 研发期间安全性更新报告

1.8.1.2 严重不良反应累计汇总表

1.8.1.3 报告周期内境内死亡受试者列表

1.8.1.4 报告周期内境内因任何不良事件而退出临床试验的受试者列表

1.8.1.5 报告周期内发生的药物临床试验方案变更或者临床方面的新发现、非临床或者药学的变化或者新发现总结表

1.8.1.6 下一报告周期内总体研究计划概要

1.8.2 其他潜在的严重安全性风险信息

1.8.3 风险管理计划

包括药物警戒活动计划和风险最小化措施等。

1.9 上市后研究（如适用）

包括Ⅳ期和有特定研究目的的研究等。

1.10 申请人/生产企业证明性文件

1.10.1 境内生产药品申请人/生产企业资质证明文件

申请人/生产企业机构合法登记证明文件（营业执照等）。申请上市许可时，申请人和生产企业应当已取得相应的《药品生产许可证》及变更记录页（内部核查）。

申请临床试验的，应提供临床试验用药物在符合药品生产质量管理规范的条件下制备的情况说明。

1.10.2 境外生产药品申请人 / 生产企业资质证明文件

生产厂和包装厂符合药品生产质量管理规范的证明文件、公证认证文书及中文译文。

申请临床试验的，应提供临床试验用药物在符合药品生产质量管理规范的条件下制备的情况说明。

1.10.3 注册代理机构证明文件

境外申请人指定中国境内的企业法人办理相关药品注册事项的，应当提供委托文书、公证文书及其中文译文，以及注册代理机构的营业执照复印件。

1.11 小微企业证明文件（如适用）

说明：1. 标注"如适用"的文件是申请人按照所申报药品特点、所申报的申请事项并结合药品全生命周期管理要求选择适用的文件提交。2. 标注"内部核查"的文件是指监管部门需要审核的文件，不强制申请人提交。3. 境外生产的药品所提交的境外药品监督管理机构或地区出具的证明文件（包括允许药品上市销售证明文件、GMP 证明文件以及允许药品变更证明文件等）符合世界卫生组织推荐的统一格式原件的，可不经所在国公证机构公证及驻所在国中国使领馆认证。

附：说明函

关于 XX 公司申报的 XX 产品的 XX 申请

1. 简要说明

包括但不限于：产品名称（拟定）、功能主治、用法用量、剂型、规格。

2. 背景信息

简要说明该产品注册分类及依据、申请事项及相关支持性研究。

加快上市注册程序申请（包括突破性治疗药物程序、附条件批准程序、优先审评审批程序及特别审批程序等）及其依据（如适用）。

附加申请事项，如减免临床、非处方药或儿童用药等（如适用）。

3. 其他重要需特别说明的相关信息

（二）概要

2.1 品种概况

简述药品名称和注册分类，申请阶段。

简述处方、辅料、制成总量、规格、申请的功能主治、拟定用法用量（包括剂量和持续用药时间信息），人日用量（需明确制剂量、饮片量）。

简述立题依据、处方来源、人用经验等。改良型新药应提供原制剂的相关信息（如上市许可持有人、药品批准文号、执行标准等），简述与原制剂在处方、工艺以及质量标准等方面的异同。同名同方药应提供同名同方的已上市中药的相关信息（如上市许可持有人、药品批准文号、执行标准等）以及选择依据，简述与同名同方的已上市中药在处方、工艺以及质量控制等方面的对比情况，并说明是否一致。

申请临床试验时，应简要介绍申请临床试验前沟通交流情况。

申请上市许可时，应简要介绍与国家药品监督管理局药品审评中心的沟通交流情况；说明临床试验批件 / 临床试验通知书情况，并简述临床试验批件 / 临床试验通知书中要求完成的研究内容及相关工作完成情况；临床试验期间发生改变的，应说明改变的情况，是否按照有关法规要求进行了申报及批准情况。

申请古代经典名方中药复方制剂，应简述古代经典名方的处方、药材基源、药用部位、炮制方法、剂量、用法用量、功能主治等关键信息。按古代经典名方目录管理的中药复方制剂，应说明与国家发布信息的一致性。

2.2 药学研究资料总结报告

药学研究资料总结报告是申请人对所进行的药学研究结果的总结、分析与评价，各项内容和数据应与相应的药学研究资料保持一致，并基于不同申报阶段撰写相应的药学研究资料总结报告。

2.2.1 药学主要研究结果总结

（1）临床试验期间补充完善的药学研究（适用于上市许可申请）

简述临床试验期间补充完善的药学研究情况及结果。

（2）处方药味及药材资源评估

说明处方药味质量标准出处。简述处方药味新建立的质量控制方法及限度。未被国家药品标准、药品注册标准以及省、自治区、直辖市药材标准收载的处方药味，应说明是否按照相关技术要求进行了研究或申报，简述结果。

简述药材资源评估情况。

（3）饮片炮制

简述饮片炮制方法。申请上市许可时，应明确药物研发各阶段饮片炮制方法的一致性。若有改变，应说明相关情况。

（4）生产工艺

简述处方和制法。若为改良型新药或同名同方药，还需简述工艺的变化情况。

简述剂型选择及规格确定的依据。

简述制备工艺路线、工艺参数及确定依据。说明是否建立了中间体的相关质量控制方法，简述检测结果。

申请临床试验时，应简述中试研究结果和质量检测结果，评价工艺的合理性，分析工艺的可行性。申请上市许可时，应简述放大生产样品及商业化生产的批次、规模、质量检测结果等，说明工艺是否稳定、可行。

说明辅料执行标准情况。申请上市许可时，还应说明辅料与药品关联审评审批情况。

（5）质量标准

简述质量标准的主要内容及其制定依据、对照品来源、样品的自检结果。

申请上市许可时，简述质量标准变化情况。

（6）稳定性研究

简述稳定性考察条件及结果，评价样品的稳定性，拟定有效期及贮藏条件。

明确直接接触药品的包装材料和容器及其执行标准情况。申请上市许可时，还应说明包材与药品关联审评审批情况。

2.2.2 药学研究结果分析与评价

对处方药味研究、药材资源评估、剂型选择、工艺研究、质量控制研究、稳定性考察的结果进行总结，综合分析、评价产品质量控制情况。申请临床试验时，应结合临床应用背景、药理毒理研究结果及相关文献等，分析药学研究结果与药品的安全性、有效性之间的相关性，评价工艺合理性、质量可控性，初步判断稳定性。申请上市许可时，应结合临床试验结果等，分析药学研究结果与药品的安全性、有效性之间的相关性，评价工艺可行性、质量可控性和药品稳定性。

按古代经典名方目录管理的中药复方制剂应说明药材、饮片、按照国家发布的古代经典名方关键信息及古籍记载制备的样品、中间体、制剂之间质量的相关性。

2.2.3 参考文献

提供有关的参考文献，必要时应提供全文。

2.3 药理毒理研究资料总结报告

药理毒理研究资料总结报告应是对药理学、药代动力学、毒理学研究的综合性和关键性评价。应对药理毒理试验策略进行讨论并说明理由。应说明所提交试验的 GLP 依从性。

对于申请临床试验的药物，需综合现有药理毒理研究资料，分析说明是否支持所申请进行的临床试验。在临床试验过程中，若为支持相应临床试验阶段或开发进程进行了药理毒理研究，需及时更新药理毒理研究资料，提供相关研究试验报告。临床试验期间若进行了变更（如工艺变更），需根据变更情况确定所需要进行的药理毒理研究，并提供相关试验报告。对于申请上市许可的药物，需说明临床试验期间进行的药理毒理研究，并综合分析现有药理毒理研究资料是否支持本品上市申请。

撰写按照以下顺序：药理毒理试验策略概述、药理学研究总结、药代动力学研究总结、毒理学研究总结、综合评估和结论、参考文献。

对于申请上市许可的药物，说明书样稿中【药理毒理】项应根据所进行的药理毒理研究资料进行撰写，并提供撰写说明及支持依据。

2.3.1 药理毒理试验策略概述

结合申请类别、处方来源或人用经验资料、所申请的功能主治等，介绍药理毒理试验的研究思路及策略。

2.3.2 药理学研究总结

简要概括药理学研究内容。按以下顺序进行撰写：概要、主要药效学、次要药效学、安全药理学、药效学药物相互作用、讨论和结论，并附列表总结。

应对主要药效学试验进行总结和评价。如果进行了次要药效学研究，应按照器官系统 / 试验类型进行总结并评价。应对安全药理学试验进行总结和评价。如果进行了药效学药物相互作用研究，则在此部分进行简要总结。

2.3.3 药代动力学研究总结

简要概括药代动力学研究内容，按以下顺序进行撰写：概要、分析方法、吸收、分布、代谢、排泄、药代动力学药物相互作用、其他药代动力学试验、讨论和结论，并附列表总结。

2.3.4 毒理学研究总结

简要概括毒理学试验结果，并说明试验的 GLP 依从性，说明毒理学试验受试物情况。

按以下顺序进行撰写：概要、单次给药毒性试验、重复给药毒性试验、遗传毒性试验、致癌性试验、生殖毒性试验、制剂安全性试验（刺激性、溶血性、过敏性试验等）、其他毒性试验、讨论和结论，并附列表总结。

2.3.5 综合分析与评价

对药理学、药代动力学、毒理学研究进行综合分析与评价。

分析主要药效学试验的量效关系（如起效剂量、有效剂量范围等）及时效关系（如起效时间、药效持续时间或最佳作用时间等），并对药理作用特点及其与拟定功能主治的相关性和支持程度进行综合评价。

安全药理学试验属于非临床安全性评价的一部分，可结合毒理学部分的毒理学试验结果进行综合评价。

综合各项药代动力学试验，分析其吸收、分布、代谢、排泄、药物相互作用特征。包括受试物和 / 或其活性代谢物的药代动力学特征，如吸收程度和速率、动力学参数、分布的主要组织、与血浆蛋白的结合程度、代谢产物和可能的代谢途径、排泄途径和程度等。需关注药代研究结果是否支持毒理学试验动物种属的选择。分析各项毒理学试验结果，综合分析及评价各项试验结果之间的相关性，种属和性别之间的差异性等。

分析药理学、药代动力学与毒理学结果之间的相关性。

结合药学、临床资料进行综合分析与评价。

2.3.6 参考文献

提供有关的参考文献，必要时应提供全文。

2.4 临床研究资料总结报告

2.4.1 中医药理论或研究背景

根据注册分类提供相应的简要中医药理论或研究背景。如为古代经典名方中药复方制剂的，还应简要说明处方来源、功能主治、用法用量等关键信息及其依据等。

2.4.2 人用经验

如有人用经验的，需提供简要人用经验概述，并分析说明人用经验对于拟定功能主治或后续所需开展临床试验的支持情况。

2.4.3 临床试验资料综述

可参照《中药、天然药物综述资料撰写的格式和内容的技术指导原则——临床试验资料综述》的相关要求撰写。

2.4.4 临床价值评估

基于风险获益评估，结合注册分类，对临床价值进行简要评估。

2.4.5 参考文献

提供有关的参考文献，必要时应提供全文。

2.5 综合分析与评价

根据研究结果，结合立题依据，对安全性、有效性、质量可控性及研究工作的科学性、规范性和完整性进行综合分析与评价。

申请临床试验时，应根据研究结果评估申报品种对拟选适应病证的有效性和临床应用的安全性，综合分析研究结果之间的相互关联，权衡临床试验的风险/获益情况，为是否或如何进行临床试验提供支持和依据。

申请上市许可时，应在完整地了解药品研究结果的基础上，对所选适用人群的获益情况及临床应用后可能存在的问题或风险作出综合评估。

（三）药学研究资料

申请人应基于不同申报阶段的要求提供相应药学研究资料。相应技术要求见相关中药药学研究技术指导原则。

3.1 处方药味及药材资源评估

3.1.1 处方药味

中药处方药味包括饮片、提取物等。

3.1.1.1 处方药味的相关信息

提供处方中各药味的来源（包括生产商/供货商等）、执行标准以及相关证明性信息。

饮片：应提供药材的基源（包括科名、中文名、拉丁学名）、药用部位（矿物药注明类、族、矿石名或岩石名、主要成分）、药材产地、采收期、饮片炮制方法、药材是否种植养殖（人工生产）或来源于野生资源等信息。对于药材基源易混淆品种，需提供药材基源鉴定报告。多基源的药材除必须符合质量标准的要求外，必须固定基源，并提供基源选用的依据。药材应固定产地。涉及濒危物种的药材应符合国家的有关规定，应保证可持续利用，并特别注意来源的合法性。

按古代经典名方目录管理的中药复方制剂所用饮片的药材基源、药用部位、炮制方法等应与国家发布的古代经典名方关键信息一致。应提供产地选择的依据，尽可能选择道地药材和/或主产区的药材。

提取物：外购提取物应提供其相关批准（备案）情况、制备方法及生产商/供应商等信息。自制提取物应提供所用饮片的相关信息，提供详细制备工艺及其工艺研究资料（具体要求同"3.3 制备工艺"部分）。

3.1.1.2 处方药味的质量研究

提供处方药味的检验报告。

自拟质量标准或在原质量标准基础上进行完善的，应提供相关研究资料（相关要求参照"3.4 制剂质量与质量标准研究"），提供质量标准草案及起草说明、药品标准物质及有关资料等。

按古代经典名方目录管理的中药复方制剂还应提供多批药材/饮片的质量研究资料。

3.1.1.3 药材生态环境、形态描述、生长特征、种植养殖（人工生产）技术等

申报新药材的需提供。

3.1.1.4 植物、动物、矿物标本，植物标本应当包括全部器官，如花、果实、种子等

申报新药材的需提供。

3.1.2 药材资源评估

药材资源评估内容及其评估结论的有关要求见相关技术指导原则。

3.1.3 参考文献

提供有关的参考文献，必要时应提供全文。

3.2 饮片炮制

3.2.1 饮片炮制方法

明确饮片炮制方法，提供饮片炮制加工依据及详细工艺参数。按古代经典名方目录管理的中药复方制剂所用饮片的炮制方法应与国家发布的古代经典名方关键信息一致。

申请上市许可时，应说明药物研发各阶段饮片炮制方法的一致性，必要时提供相关研究资料。

3.2.2 参考文献

提供有关的参考文献，必要时应提供全文。

3.3 制备工艺

3.3.1 处方

提供 1 000 个制剂单位的处方组成。

3.3.2 制法

3.3.2.1 制备工艺流程图

按照制备工艺步骤提供完整、直观、简洁的工艺流程图，应涵盖所有的工艺步骤，标明主要工艺参数和所用提取溶剂等。

3.3.2.2 详细描述制备方法

对工艺过程进行规范描述（包括包装步骤），明确操作流程、工艺参数和范围。

3.3.3 剂型及原辅料情况

药味及辅料	用量	作用	执行标准
制剂工艺中使用到并最终去除的溶剂			

（1）说明具体的剂型和规格。以表格的方式列出单位剂量产品的处方组成，列明各药

味（如饮片、提取物）及辅料在处方中的作用，执行的标准。对于制剂工艺中使用到但最终去除的溶剂也应列出。

（2）说明产品所使用的包装材料及容器。

3.3.4 制备工艺研究资料

3.3.4.1 制备工艺路线筛选

提供制备工艺路线筛选研究资料，说明制备工艺路线选择的合理性。处方来源于医院制剂、临床验方或具有人用经验的，应详细说明在临床应用时的具体使用情况（如工艺、剂型、用量、规格等）。

改良型新药还应说明与原制剂生产工艺的异同及参数的变化情况。

按古代经典名方目录管理的中药复方制剂应提供按照国家发布的古代经典名方关键信息及古籍记载进行研究的工艺资料。

同名同方药还应说明与同名同方的已上市中药生产工艺的对比情况，并说明是否一致。

3.3.4.2 剂型选择

提供剂型选择依据。

按古代经典名方目录管理的中药复方制剂应提供剂型（汤剂可制成颗粒剂）与古籍记载一致性的说明资料。

3.3.4.3 处方药味前处理工艺

提供处方药味的前处理工艺及具体工艺参数。申请上市许可时，还应明确关键工艺参数控制点。

3.3.4.4 提取、纯化工艺研究

描述提取纯化工艺流程、主要工艺参数及范围等。

提供提取纯化工艺方法、主要工艺参数的确定依据。生产工艺参数范围的确定应有相关研究数据支持。申请上市许可时，还应明确关键工艺参数控制点。

3.3.4.5 浓缩工艺

描述浓缩工艺方法、主要工艺参数及范围、生产设备等。

提供浓缩工艺方法、主要工艺参数的确定依据。生产工艺参数范围的确定应有相关研究数据支持。申请上市许可时，还应明确关键工艺参数控制点。

3.3.4.6 干燥工艺

描述干燥工艺方法、主要工艺参数及范围、生产设备等。

提供干燥工艺方法以及主要工艺参数的确定依据。生产工艺参数范围的确定应有相关研究数据支持。申请上市许可时，还应明确关键工艺参数控制点。

3.3.4.7 制剂成型工艺

描述制剂成型工艺流程、主要工艺参数及范围等。

提供中间体、辅料研究以及制剂处方筛选研究资料，明确所用辅料的种类、级别、用量等。

提供成型工艺方法、主要工艺参数的确定依据。生产工艺参数范围的确定应有相关研究数据支持。对与制剂性能相关的理化性质进行分析。申请上市许可时,还应明确关键工艺参数控制点。

3.3.5 中试和生产工艺验证

3.3.5.1 样品生产企业信息

申请临床试验时,根据实际情况填写。如不适用,可不填。

申请上市许可时,需提供样品生产企业的名称、生产场所的地址等。提供样品生产企业合法登记证明文件、《药品生产许可证》复印件。

3.3.5.2 批处方

以表格的方式列出(申请临床试验时,以中试放大规模;申请上市许可时,以商业规模)产品的批处方组成,列明各药味(如饮片、提取物)及辅料执行的标准,对于制剂工艺中使用到但最终去除的溶剂也应列出。

药味及辅料	用量	执行标准
制剂工艺中使用到并最终去除的溶剂		

3.3.5.3 工艺描述

按单元操作过程描述(申请临床试验时,以中试批次;申请上市许可时,以商业规模生产工艺验证批次)样品的工艺(包括包装步骤),明确操作流程、工艺参数和范围。

3.3.5.4 辅料、生产过程中所用材料

提供所用辅料、生产过程中所用材料的级别、生产商/供应商、执行的标准以及相关证明文件等。如对辅料建立了内控标准,应提供。提供辅料、生产过程中所用材料的检验报告。

如所用辅料需要精制的,提供精制工艺研究资料、内控标准及其起草说明。

申请上市许可时,应说明辅料与药品关联审评审批情况。

3.3.5.5 主要生产设备

提供中试(适用临床试验申请)或工艺验证(适用上市许可申请)过程中所用主要生产设备的信息。申请上市许可时,需关注生产设备的选择应符合生产工艺的要求。

3.3.5.6 关键步骤和中间体的控制

列出所有关键步骤及其工艺参数控制范围。提供研究结果支持关键步骤确定的合理性以及工艺参数控制范围的合理性。申请上市许可时,还应明确关键工艺参数控制点。

列出中间体的质量控制标准,包括项目、方法和限度,必要时提供方法学验证资料。明确中间体(如浸膏等)的得率范围。

3.3.5.7 生产数据和工艺验证资料

提供研发过程中代表性批次（申请临床试验时，包括但不限于中试放大批等；申请上市许可时，应包括但不限于中试放大批、临床试验批、商业规模生产工艺验证批等）的样品情况汇总资料，包括：批号、生产时间及地点、生产数据、批规模、用途（如用于稳定性试验等）、质量检测结果（例如含量及其他主要质量指标）。申请上市许可时，提供商业规模生产工艺验证资料，包括工艺验证方案和验证报告，工艺必须在预定的参数范围内进行。

生产工艺研究应注意实验室条件与中试和生产的衔接，考虑大生产设备的可行性、适应性。生产工艺进行优化的，应重点描述工艺研究的主要变更（包括批量、设备、工艺参数等的变化）及相关的支持性验证研究。

按古代经典名方目录管理的中药复方制剂应提供按照国家发布的古代经典名方关键信息及古籍记载制备的样品、中试样品和商业规模样品的相关性研究资料。

临床试验期间，如药品规格、制备工艺等发生改变的，应根据实际变化情况，参照相关技术指导原则开展研究工作，属重大变更以及引起药用物质或制剂吸收、利用明显改变的，应提出补充申请。申请上市许可时，应详细描述改变情况（包括设备、工艺参数等的变化）、改变原因、改变时间以及相关改变是否获得国家药品监督管理部门的批准等内容，并提供相关研究资料。

3.3.6 试验用样品制备情况

3.3.6.1 毒理试验用样品

应提供毒理试验用样品制备信息。一般应包括：

（1）毒理试验用样品的生产数据汇总，包括批号、投料量、样品得量、用途等。毒理学试验样品应采用中试及中试以上规模的样品。

（2）制备毒理试验用样品所用处方药味的来源、批号以及自检报告等。

（3）制备毒理试验用样品用主要生产设备的信息。

（4）毒理试验用样品的质量标准、自检报告及相关图谱等。

3.3.6.2 临床试验用药品（适用于上市许可申请）

申请上市许可时，应提供用于临床试验的试验药物和安慰剂（如适用）的制备信息。

（1）用于临床试验的试验药物

提供用于临床试验的试验药物的批生产记录复印件。批生产记录中需明确生产厂房/车间和生产线。

提供用于临床试验的试验药物所用处方药味的基源、产地信息及自检报告。

提供生产过程中使用的主要设备等情况。

提供用于临床试验的试验药物的自检报告及相关图谱。

（2）安慰剂

提供临床试验用安慰剂的批生产记录复印件。

提供临床试验用安慰剂的配方，以及配方组成成分的来源、执行标准等信息。

提供安慰剂与试验样品的性味对比研究资料，说明安慰剂与试验样品在外观、大小、色泽、重量、味道和气味等方面的一致性情况。

3.3.7 "生产工艺" 资料（适用于上市许可申请）

申请上市许可的药物，应参照中药相关生产工艺格式和内容撰写要求提供"生产工艺"资料。

3.3.8 参考文献

提供有关的参考文献，必要时应提供全文。

3.4 制剂质量与质量标准研究

3.4.1 化学成分研究

提供化学成分研究的文献资料或试验资料。

3.4.2 质量研究

提供质量研究工作的试验资料及文献资料。

按古代经典名方目录管理的中药复方制剂应提供药材、饮片按照国家发布的古代经典名方关键信息及古籍记载制备的样品、中间体、制剂的质量相关性研究资料。

同名同方药应提供与同名同方的已上市中药的质量对比研究结果。

3.4.3 质量标准

提供药品质量标准草案及起草说明，并提供药品标准物质及有关资料。对于药品研制过程中使用的对照品，应说明其来源并提供说明书和批号。对于非法定来源的对照品，申请临床试验时，应说明是否按照相关技术要求进行研究，提供相关研究资料；申请上市许可时，应说明非法定来源的对照品是否经法定部门进行标定，提供相关证明性文件。

境外生产药品提供的质量标准的中文本须按照中国国家药品标准或药品注册标准的格式整理报送。

3.4.4 样品检验报告

申请临床试验时，提供至少 1 批样品的自检报告。

申请上市许可时，提供连续 3 批样品的自检及复核检验报告。

3.4.5 参考文献

提供有关的参考文献，必要时应提供全文。

3.5 稳定性

3.5.1 稳定性总结

总结稳定性研究的样品情况、考察条件、考察指标和考察结果，并拟定贮存条件和有效期。

3.5.2 稳定性研究数据

提供稳定性研究数据及图谱。

3.5.3 直接接触药品的包装材料和容器的选择

阐述选择依据。提供包装材料和容器执行标准、检验报告、生产商 / 供货商及相关证明文件等。提供针对所选用包装材料和容器进行的相容性等研究资料（如适用）。

申请上市许可时，应说明包装材料和容器与药品关联审评审批情况。

3.5.4 上市后的稳定性研究方案及承诺（适用于上市许可申请）

申请药品上市许可时，应承诺对上市后生产的前三批产品进行长期稳定性考察，并对每年生产的至少一批产品进行长期稳定性考察，如有异常情况应及时通知药品监督管理部门。

提供后续稳定性研究方案。

3.5.5 参考文献

提供有关的参考文献，必要时应提供全文。

（四）药理毒理研究资料

申请人应基于不同申报阶段的要求提供相应药理毒理研究资料。相应要求详见相关技术指导原则。

非临床安全性评价研究应当在经过 GLP 认证的机构开展。

天然药物的药理毒理研究参考相应研究技术要求进行。

4.1 药理学研究资料

药理学研究是通过动物或体外、离体试验来获得非临床有效性信息，包括药效学作用及其特点、药物作用机制等。药理学申报资料应列出试验设计思路、试验实施过程、试验结果及评价。

中药创新药，应提供主要药效学试验资料，为进入临床试验提供试验证据。药物进入临床试验的有效性证据包括中医药理论、临床人用经验和药效学研究。根据处方来源及制备工艺等不同，以上证据所占有权重不同，进行试验时应予综合考虑。

药效学试验设计时应考虑中医药特点，根据受试物拟定的功能主治，选择合适的试验项目。

提取物及其制剂，提取物纯化的程度应经筛选研究确定，筛选试验应与拟定的功能主治具有相关性，筛选过程中所进行的药理毒理研究应体现在药理毒理申报资料中。如有同类成分的提取物及其制剂上市，则应当与其进行药效学及其他方面的比较，以证明其优势和特点。

中药复方制剂，根据处方来源和组成、临床人用经验及制备工艺情况等可适当减免药效学试验。

具有人用经验的中药复方制剂，可根据人用经验对药物有效性的支持程度，适当减免药效学试验；若人用经验对有效性具有一定支撑作用，处方组成、工艺路线、临床定位、用法用量等与既往临床应用基本一致的，则可不提供药效学试验资料。

依据现代药理研究组方的中药复方制剂，需采用试验研究的方式来说明组方的合理性，并通过药效学试验来提供非临床有效性信息。

中药改良型新药，应根据其改良目的、变更的具体内容来确定药效学资料的要求。若改良目的在于或包含提高有效性，应提供相应的对比性药效学研究资料，以说明改良的优势。中药增加功能主治，应提供支持新功能主治的药效学试验资料，可根据人用经验对药物有效性的支持程度，适当减免药效学试验。

安全药理学试验属于非临床安全性评价的一部分，其要求见"4.3 毒理学研究资料"。

药理学研究报告应按照以下顺序提交：

4.1.1 主要药效学

4.1.2 次要药效学

4.1.3 安全药理学

4.1.4 药效学药物相互作用

4.2 药代动力学研究资料

非临床药代动力学研究是通过体外和动物体内的研究方法，揭示药物在体内的动态变化规律，获得药物的基本药代动力学参数，阐明药物的吸收、分布、代谢和排泄的过程和特征。

对于提取的单一成分制剂，参考化学药物非临床药代动力学研究要求。

其他制剂，视情况（如安全性风险程度）进行药代动力学研究或药代动力学探索性研究。

缓、控释制剂，临床前应进行非临床药代动力学研究，以说明其缓、控释特征；若为改剂型品种，还应与原剂型进行药代动力学比较研究；若为同名同方药的缓、控释制剂，应进行非临床药代动力学比较研究。

在进行中药非临床药代动力学研究时，应充分考虑其成分的复杂性，结合其特点选择适宜的方法开展体内过程或活性代谢产物的研究，为后续研发提供参考。

若拟进行的临床试验中涉及到与其他药物（特别是化学药）联合应用，应考虑通过体外、体内试验来考察可能的药物相互作用。

药代动力学研究报告应按照以下顺序提交：

4.2.1 分析方法及验证报告

4.2.2 吸收

4.2.3 分布（血浆蛋白结合率、组织分布等）

4.2.4 代谢（体外代谢、体内代谢、可能的代谢途径、药物代谢酶的诱导或抑制等）

4.2.5 排泄

4.2.6 药代动力学药物相互作用（非临床）

4.2.7 其他药代试验

4.3 毒理学研究资料

毒理学研究包括：单次给药毒性试验，重复给药毒性试验，遗传毒性试验，生殖毒性试验，致癌性试验，依赖性试验，刺激性、过敏性、溶血性等与局部、全身给药相关的制剂安全性试验，其他毒性试验等。

中药创新药，应尽可能获取更多的安全性信息，以便于对其安全性风险进行评价。根据其品种特点，对其安全性的认知不同，毒理学试验要求会有所差异。

新药材及其制剂，应进行全面的毒理学研究，包括安全药理学试验、单次给药毒性试验、重复给药毒性试验、遗传毒性试验、生殖毒性试验等，根据给药途径、制剂情况可能需要进行相应的制剂安全性试验，其余试验根据品种具体情况确定。

提取物及其制剂，根据其临床应用情况，以及可获取的安全性信息情况，确定其毒理学试验要求。如提取物立题来自于试验研究，缺乏对其安全性的认知，应进行全面的毒理学试验。如提取物立题来自于传统应用，生产工艺与传统应用基本一致，一般应进行安全药理学试验、单次给药毒性试验、重复给药毒性试验，以及必要时其他可能需要进行的试验。

中药复方制剂，根据其处方来源及组成、人用安全性经验、安全性风险程度的不同，提供相应的毒理学试验资料，若减免部分试验项目，应提供充分的理由。

对于采用传统工艺，具有人用经验的，一般应提供单次给药毒性试验、重复给药毒性试验资料。

对于采用非传统工艺，但具有可参考的临床应用资料的，一般应提供安全药理学、单次给药毒性试验、重复给药毒性试验资料。

对于采用非传统工艺，且无人用经验的，一般应进行全面的毒理学试验。

临床试验中发现非预期不良反应时，或毒理学试验中发现非预期毒性时，应考虑进行追加试验。

中药改良型新药，根据变更情况提供相应的毒理学试验资料。若改良目的在于或包含提高安全性的，应进行毒理学对比研究，设置原剂型/原给药途径/原工艺进行对比，以说明改良的优势。

中药增加功能主治，需延长用药周期或者增加剂量者，应说明原毒理学试验资料是否可以支持延长周期或增加剂量，否则应提供支持用药周期延长或剂量增加的毒理学研究资料。

一般情况下，安全药理学、单次给药毒性、支持相应临床试验周期的重复给药毒性、遗传毒性试验资料、过敏性、刺激性、溶血性试验资料或文献资料应在申请临床试验时提供。后续需根据临床试验进程提供支持不同临床试验给药期限或支持上市的重复给药毒性试验。生殖毒性试验根据风险程度在不同的临床试验开发阶段提供。致癌性试验资料一般可在申请上市时提供。

药物研发的过程中，若受试物的工艺发生可能影响其安全性的变化，应进行相应的毒理学研究。

毒理学研究资料应列出试验设计思路、试验实施过程、试验结果及评价。

毒理学研究报告应按照以下顺序提交：

4.3.1 单次给药毒性试验

4.3.2 重复给药毒性试验

4.3.3 遗传毒性试验

4.3.4 致癌性试验

4.3.5 生殖毒性试验

4.3.6 制剂安全性试验（刺激性、溶血性、过敏性试验等）

4.3.7 其他毒性试验

（五）临床研究资料

5.1 中药创新药

5.1.1 处方组成符合中医药理论、具有人用经验的创新药

5.1.1.1 中医药理论

5.1.1.1.1 处方组成，功能、主治病证

5.1.1.1.2 中医药理论对主治病证的基本认识

5.1.1.1.3 拟定处方的中医药理论

5.1.1.1.4 处方合理性评价

5.1.1.1.5 处方安全性分析

5.1.1.1.6 和已有国家标准或药品注册标准的同类品种的比较

5.1.1.2 人用经验

5.1.1.2.1 证明性文件

5.1.1.2.2 既往临床应用情况概述

5.1.1.2.3 文献综述

5.1.1.2.4 既往临床应用总结报告

5.1.1.2.5 拟定主治概要、现有治疗手段、未解决的临床需求

5.1.1.2.6 人用经验对拟定功能主治的支持情况评价

中医药理论和人用经验部分的具体撰写要求，可参考相关技术要求、技术指导原则。

5.1.1.3 临床试验

需开展临床试验的，应提交以下资料：

5.1.1.3.1 临床试验计划与方案及其附件

5.1.1.3.1.1 临床试验计划和方案

5.1.1.3.1.2 知情同意书样稿

5.1.1.3.1.3 研究者手册

5.1.1.3.1.4 统计分析计划

5.1.1.3.2 临床试验报告及其附件（完成临床试验后提交）

5.1.1.3.2.1 临床试验报告

5.1.1.3.2.2 病例报告表样稿、患者日志等

5.1.1.3.2.3 与临床试验主要有效性、安全性数据相关的关键标准操作规程

5.1.1.3.2.4 临床试验方案变更情况说明

5.1.1.3.2.5 伦理委员会批准件

5.1.1.3.2.6 统计分析计划

5.1.1.3.2.7 临床试验数据库电子文件

申请人在完成临床试验提出药品上市许可申请时，应以光盘形式提交临床试验数据库。数据库格式以及相关文件等具体要求见临床试验数据递交相关技术指导原则。

5.1.1.3.3 参考文献

提供有关的参考文献全文，外文文献还应同时提供摘要和引用部分的中文译文。

5.1.1.4 临床价值评估

基于风险获益评估，结合中医药理论、人用经验和临床试验，评估本品的临床价值及申报资料对于拟定功能主治的支持情况。

说明：

申请人可基于中医药理论和人用经验，在提交临床试验申请前，就临床试验要求与药审中心进行沟通交流。

5.1.2 其他来源的创新药

5.1.2.1 研究背景

5.1.2.1.1 拟定功能主治及临床定位

应根据研发情况和处方所依据的理论，说明拟定功能主治及临床定位的确定依据，包括但不限于文献分析、药理研究等。

5.1.2.1.2 疾病概要、现有治疗手段、未解决的临床需求

说明拟定适应病证的基本情况、国内外现有治疗手段研究和相关药物上市情况，现有治疗存在的主要问题和未被满足的临床需求，以及说明本品预期的安全性、有效性特点和拟解决的问题。

5.1.2.2 临床试验

应按照"5.1.1.3 临床试验"项下的相关要求提交资料。

5.1.2.3 临床价值评估

基于风险获益评估，结合研究背景和临床试验，评估本品的临床价值及申报资料对于拟定功能主治的支持情况。

说明：

申请人可基于处方组成、给药途径和非临床安全性评价结果等，在提交临床试验申请前，就临床试验要求与药审中心进行沟通交流。

5.2 中药改良型新药

5.2.1 研究背景

应说明改变的目的和依据。如有人用经验，可参照"5.1.1.2 人用经验"项下的相关要求提交资料。

5.2.2 临床试验

应按照"5.1.1.3 临床试验"项下的相关要求提交资料。

5.2.3 临床价值评估

结合改变的目的和临床试验，评估本品的临床价值及申报资料对于拟定改变的支持情况。

说明：

申请人可参照中药创新药的相关要求，在提交临床试验申请前，就临床试验要求与药审中心进行沟通交流。

5.3 古代经典名方中药复方制剂

5.3.1 按古代经典名方目录管理的中药复方制剂

提供药品说明书起草说明及依据，说明药品说明书中临床相关项草拟的内容及其依据。

5.3.2 其他来源于古代经典名方的中药复方制剂

5.3.2.1 古代经典名方的处方来源及历史沿革、处方组成、功能主治、用法用量、中医药理论论述

5.3.2.2 基于古代经典名方加减化裁的中药复方制剂，还应提供加减化裁的理由及依据、处方合理性评价、处方安全性分析。

5.3.2.3 人用经验

5.3.2.3.1 证明性文件

5.3.2.3.2 既往临床实践情况概述

5.3.2.3.3 文献综述

5.3.2.3.4 既往临床实践总结报告

5.3.2.3.5 人用经验对拟定功能主治的支持情况评价

5.3.2.4 临床价值评估

基于风险获益评估，结合中医药理论、处方来源及其加减化裁、人用经验，评估本品的临床价值及申报资料对于拟定功能主治的支持情况。

5.3.2.5 药品说明书起草说明及依据

说明药品说明书中临床相关项草拟的内容及其依据。

中医药理论、人用经验部分以及药品说明书的具体撰写要求，可参考相关技术要求、技术指导原则。

说明：

此类中药的注册申请、审评审批、上市监管等实施细则和技术要求另行制定。

5.4 同名同方药

5.4.1 研究背景

提供对照同名同方药选择的合理性依据。

5.4.2 临床试验

需开展临床试验的，应按照"5.1.1.3 临床试验"项下的相关要求提交资料。

5.5 临床试验期间的变更（如适用）

获准开展临床试验的药物拟增加适用人群范围（如增加儿童人群）、变更用法用量（如增加剂量或延长疗程）等，应根据变更事项提供相应的立题目的和依据、临床试验计划与方案及其附件；药物临床试验期间，发生药物临床试验方案变更、非临床或者药学的变化或者有新发现，需按照补充申请申报的，临床方面应提供方案变更的详细对比与说明，以及变更的理由和依据。

同时，还需要对已有人用经验和临床试验数据进行分析整理，为变更提供依据，重点关注变更对受试者有效性及安全性风险的影响。

附录二 《化学药品注册分类及申报资料要求》

一、化学药品注册分类

化学药品注册分类分为创新药、改良型新药、仿制药、境外已上市境内未上市化学药品，分为以下 5 个类别：

1 类：境内外均未上市的创新药。指含有新的结构明确的、具有药理作用的化合物，且具有临床价值的药品。

2 类：境内外均未上市的改良型新药。指在已知活性成分的基础上，对其结构、剂型、处方工艺、给药途径、适应证等进行优化，且具有明显临床优势的药品。

2.1 含有用拆分或者合成等方法制得的已知活性成分的光学异构体，或者对已知活性成分成酯，或者对已知活性成分成盐（包括含有氢键或配位键的盐），或者改变已知盐类活性成分的酸根、碱基或金属元素，或者形成其他非共价键衍生物（如络合物、螯合物或包合物），且具有明显临床优势的药品。

2.2 含有已知活性成分的新剂型（包括新的给药系统）、新处方工艺、新给药途径，且具有明显临床优势的药品。

2.3 含有已知活性成分的新复方制剂，且具有明显临床优势。

2.4 含有已知活性成分的新适应证的药品。

3 类：境内申请人仿制境外上市但境内未上市原研药品的药品。该类药品应与参比制剂的质量和疗效一致。

4 类：境内申请人仿制已在境内上市原研药品的药品。该类药品应与参比制剂的质量和疗效一致。

5 类：境外上市的药品申请在境内上市。

5.1 境外上市的原研药品和改良型药品申请在境内上市。改良型药品应具有明显临床优势。

5.2 境外上市的仿制药申请在境内上市。

原研药品是指境内外首个获准上市，且具有完整和充分的安全性、有效性数据作为上市依据的药品。

参比制剂是指经国家药品监管部门评估确认的仿制药研制使用的对照药品。参比制剂的遴选与公布按照国家药品监管部门相关规定执行。

二、相关注册管理要求

（一）化学药品 1 类为创新药，应含有新的结构明确的、具有药理作用的化合物，且具有临床价值，不包括改良型新药中 2.1 类的药品。含有新的结构明确的、具有药理作用的化合物的新复方制剂，应按照化学药品 1 类申报。

（二）化学药品 2 类为改良型新药，在已知活性成分基础上进行优化，应比改良前具有明显临床优势。已知活性成分指境内或境外已上市药品的活性成分。该类药品同时符合多个情形要求的，须在申报时一并予以说明。

（三）化学药品 3 类为境内生产的仿制境外已上市境内未上市原研药品的药品，具有与参比制剂相同的活性成分、剂型、规格、适应证、给药途径和用法用量，并证明质量和疗效与参比制剂一致。

有充分研究数据证明合理性的情况下，规格和用法用量可以与参比制剂不一致。

（四）化学药品 4 类为境内生产的仿制境内已上市原研药品的药品，具有与参比制剂相同的活性成分、剂型、规格、适应证、给药途径和用法用量，并证明质量和疗效与参比制剂一致。

（五）化学药品 5 类为境外上市的药品申请在境内上市，包括境内外生产的药品。其中化学药品 5.1 类为原研药品和改良型药品，改良型药品在已知活性成分基础上进行优化，应比改良前具有明显临床优势；化学药品 5.2 类为仿制药，应证明与参比制剂质量和疗效一致，技术要求与化学药品 3 类、4 类相同。境内外同步研发的境外生产仿制药，应按照化学药品 5.2 类申报，如申报临床试验，不要求提供允许药品上市销售证明文件。

（六）已上市药品增加境外已批准境内未批准的适应证按照药物临床试验和上市许可申请通道进行申报。

（七）药品上市申请审评审批期间，药品注册分类和技术要求不因相同活性成分的制剂在境内外获准上市而发生变化。药品注册分类在提出上市申请时确定。

三、申报资料要求

（一）申请人提出药物临床试验、药品上市注册及化学原料药申请，应按照国家药品监管部门公布的相关技术指导原则的有关要求开展研究，并按照现行版《M4：人用药物注册申请通用技术文档（CTD）》（以下简称 CTD）格式编号及项目顺序整理并提交申报资料。不适用的项目可合理缺项，但应标明不适用并说明理由。

（二）申请人在完成临床试验提出药品上市注册申请时，应在 CTD 基础上提交电子临床试验数据库。数据库格式以及相关文件等具体要求见临床试验数据递交相关指导原则。

（三）国家药监局药审中心将根据药品审评工作需要，结合 ICH 技术指导原则修订情况，及时更新 CTD 文件并在中心网站发布。

附录三　《生物制品注册分类及申报资料要求》

生物制品是指以微生物、细胞、动物或人源组织和体液等为起始原材料，用生物学技术制成，用于预防、治疗和诊断人类疾病的制剂。为规范生物制品注册申报和管理，将生物制品分为预防用生物制品、治疗用生物制品和按生物制品管理的体外诊断试剂。

预防用生物制品是指为预防、控制疾病的发生、流行，用于人体免疫接种的疫苗类生物制品，包括免疫规划疫苗和非免疫规划疫苗。

治疗用生物制品是指用于人类疾病治疗的生物制品，如采用不同表达系统的工程细胞（如细菌、酵母、昆虫、植物和哺乳动物细胞）所制备的蛋白质、多肽及其衍生物；细胞治疗和基因治疗产品；变态反应原制品；微生态制品；人或者动物组织或者体液提取或者通过发酵制备的具有生物活性的制品等。生物制品类体内诊断试剂按照治疗用生物制品管理。

按照生物制品管理的体外诊断试剂包括用于血源筛查的体外诊断试剂、采用放射性核素标记的体外诊断试剂等。

药品注册分类在提出上市申请时确定，审评过程中不因其他药品在境内外上市而变更。

第一部分　预防用生物制品

一、注册分类

1 类：**创新型疫苗**：境内外均未上市的疫苗：

1.1 无有效预防手段疾病的疫苗。

1.2 在已上市疫苗基础上开发的新抗原形式，如新基因重组疫苗、新核酸疫苗、已上市多糖疫苗基础上制备的新的结合疫苗等。

1.3 含新佐剂或新佐剂系统的疫苗。

1.4 含新抗原或新抗原形式的多联 / 多价疫苗。

2 类：**改良型疫苗**：对境内或境外已上市疫苗产品进行改良，使新产品的安全性、有效性、质量可控性有改进，且具有明显优势的疫苗，包括：

2.1 在境内或境外已上市产品基础上改变抗原谱或型别，且具有明显临床优势的疫苗。

2.2 具有重大技术改进的疫苗，包括对疫苗菌毒种 / 细胞基质 / 生产工艺 / 剂型等的改进。（如更换为其他表达体系或细胞基质的疫苗；更换菌毒株或对已上市菌毒株进行改造；对已上市细胞基质或目的基因进行改造；非纯化疫苗改进为纯化疫苗；全细胞疫苗改进为组分疫苗等）

2.3 已有同类产品上市的疫苗组成的新的多联 / 多价疫苗。

2.4 改变给药途径，且具有明显临床优势的疫苗。

2.5 改变免疫剂量或免疫程序，且新免疫剂量或免疫程序具有明显临床优势的疫苗。

2.6 改变适用人群的疫苗。

3 类：**境内或境外已上市的疫苗**：

3.1 境外生产的境外已上市、境内未上市的疫苗申报上市。

3.2 境外已上市、境内未上市的疫苗申报在境内生产上市。

3.3 境内已上市疫苗。

二、申报资料要求

证明性文件参考相关受理审查指南。

对疫苗临床试验申请及上市注册申请，申请人应当按照《M4：人用药物注册申请通用技术文档（CTD）》（以下简称 CTD）撰写申报资料。区域性信息 3.2.R 要求见附件。

申报资料具体内容除应符合 CTD 格式要求外，还应符合不断更新的相关法规及技术指导原则的要求。根据药品的研发规律，在申报的不同阶段，药学研究，包括工艺和质控是逐步递进和完善的过程。不同生物制品也各有其药学特点。如果申请人认为不必提交申报资料要求的某项或某些研究，应标明不适用，并提出充分依据。

ICH M4 中对生物制品的要求主要针对基因工程重组产品，根据疫苗研究的特点，还需要考虑：

药学方面：

1．**不同种类疫苗药学资料的考虑**

在 ICH M4 基本框架的基础上，应根据疫苗特点提交生产用菌（毒）种、工艺开发、工艺描述、质量特性研究等资料。

2．**种子批及细胞基质的考虑**

对于涉及病毒毒种的疫苗申报资料，应在 3.2.S.2.3 部分提交生产用毒种资料。

在 3.2.S.2.3 提供生产用菌（毒）种种子批和生产用细胞基质种子批中检院或相关药品监管机构认可的第三方检定机构复核检定报告。

3．**佐剂**

佐剂相关研究资料提交至以下两个部分：在 3.2.P 提交佐剂的概述；在 3.2.A.3 提交完整的药学研究信息，包括原材料、工艺、质量属性、检测方法、稳定性等。

4．**外源因子安全性评价**

应按照相关技术指南进行外源因子安全性系统分析。整体上，传统疫苗参照疫苗相关要求，重组疫苗可参照重组治疗用生物制品相关要求。

目标病毒灭活验证资料在 3.2.S.2.5 工艺验证部分提交。

非目标病毒的去除 / 灭活验证研究在 3.2.A.2 外源因子安全性评价部分提交。

5．**多联 / 多价疫苗**

对于多价疫苗，根据各型组分生产工艺和质量控制的差异情况考虑申报资料的组织方式，如果较为相似，可在同一 3.2.S 章节中描述，如果差异较大，可分别提交单独的 3.2.S 章节。

当产品含有多种组分时（例如联合疫苗，或附带稀释剂），可每个组分分别提供一个完整的原液和 / 或制剂章节。

非临床研究方面：

1．**佐剂**

对于佐剂，如有药代、毒理学研究，按照 ICH M4 基本框架在相应部分提交；使用佐剂类型、添加佐剂必要性及佐剂 / 抗原配比合理性、佐剂机制等研究内容在 4.2.1.1 主要药效学部分提交。

2. 多联 / 多价疫苗

多联 / 多价疫苗抗原配比合理性、多价疫苗抗体交叉保护活性研究内容在 4.2.1.1 主要药效学部分提交。

3. 其他

除常规安全性研究外，其他安全性研究可在 4.2.3.7 其他毒性研究部分提交。

临床试验方面：

"试验用药物检验报告书及试验用药物试制记录（包括安慰剂）"应归入"E3：9.4.2 研究性产品的标识"，具体资料在"16. 附录"的"16.1.6 如使用 1 批以上药物，接受特定批次试验药品 / 研究性产品的患者列表"中提交。

申请人在完成临床试验提出药品上市注册申请时，应在 CTD 基础上以光盘形式提交临床试验数据库。数据库格式及相关文件等具体要求见临床试验数据递交相关指导原则。

境外申请人申请在境内开展未成年人用疫苗临床试验的，应至少取得境外含目标人群的 I 期临床试验数据。为应对重大突发公共卫生事件急需的疫苗或者国务院卫生健康主管部门认定急需的疫苗除外。

第二部分 治疗用生物制品

一、注册分类

1 类：**创新型生物制品**：境内外均未上市的治疗用生物制品。

2 类：**改良型生物制品**：对境内或境外已上市制品进行改良，使新产品的安全性、有效性、质量可控性有改进，且具有明显优势的治疗用生物制品。

2.1 在已上市制品基础上，对其剂型、给药途径等进行优化，且具有明显临床优势的生物制品。

2.2 增加境内外均未获批的新适应证和 / 或改变用药人群。

2.3 已有同类制品上市的生物制品组成新的复方制品。

2.4 在已上市制品基础上，具有重大技术改进的生物制品，如重组技术替代生物组织提取技术；较已上市制品改变氨基酸位点或表达系统、宿主细胞后具有明显临床优势等。

3 类：**境内或境外已上市生物制品：**

3.1 境外生产的境外已上市、境内未上市的生物制品申报上市。

3.2 境外已上市、境内未上市的生物制品申报在境内生产上市。

3.3 生物类似药。

3.4 其他生物制品。

二、申报资料要求

1. 对于治疗用生物制品临床试验申请及上市注册申请，申请人应当按照《M4：人用药物注册申请通用技术文档（CTD）》（以下简称 CTD）撰写申报资料。区域性信息 3.2.R 要求见附件。

2．申报资料具体内容除应符合 CTD 格式要求外，还应符合不断更新的相关法规及技术指导原则的要求。根据药品的研发规律，在申报的不同阶段，药学研究，包括工艺和质控是逐步递进和完善的过程。不同生物制品也各有其药学特点。如果申请人认为不必提交申报资料要求的某项或某些研究，应标明不适用，并提出充分依据。

3．对于生物类似药，质量相似性评价部分的内容可在"3.2.R.6 其他文件"中提交。

4．对于抗体药物偶联物或修饰类制品，小分子药物药学研究资料可按照 CTD 格式和内容的要求单独提交整套研究资料，也可在"3.2.S.2.3 物料控制"中提交所有的药学研究资料。

5．对于复方制品或多组分产品，可每个组分分别提交一个完整的原液和 / 或制剂章节。

6．对于细胞和基因治疗产品，可根据产品特点，在原液和 / 或制剂相应部分提交药学研究资料，对于不适用的项目，可注明"不适用"。例如，关键原材料中的质粒和病毒载体的药学研究资料，可参照 CTD 格式和内容的要求在"3.2.S.2.3 物料控制"部分提交完整的药学研究资料。

7．申请人在完成临床试验提出药品上市注册申请时，应在 CTD 基础上以光盘形式提交临床试验数据库。数据库格式及相关文件等具体要求见临床试验数据递交相关指导原则。

8．按规定免做临床试验的肌内注射的普通或者特异性人免疫球蛋白、人血白蛋白等，可以直接提出上市申请。

9．生物制品类体内诊断试剂按照 CTD 撰写申报资料。

第三部分　按生物制品管理的体外诊断试剂

一、注册分类

1 类：创新型体外诊断试剂。

2 类：境内外已上市的体外诊断试剂。

二、申报资料要求

体外诊断试剂可以直接提出上市申请。

（一）概要

1．产品名称

2．证明性文件

3．专利情况及其权属状态说明

4．立题目的与依据

5．自评估报告

6. 产品说明书及起草说明

7. 包装、标签设计样稿

8. 药品通用名称核定申请材料（如适用）

（二）主要研究信息汇总表

9. 产品基本信息

10. 分析性能信息汇总

11. 临床试验信息汇总

（三）研究资料

12. 主要原材料的研究资料

13. 主要工艺过程及试验方法的研究资料

14. 参考值（范围）确定资料

15. 分析性能评估资料

16. 稳定性研究资料

17. 制造和检定记录，生产工艺（即制造及检定规程）

18. 临床试验资料

三、申报资料项目说明

（一）概要部分

1. 产品名称：可同时包括通用名称、商品名称和英文名称。通用名称应当符合《中国药典》等有关的命名原则。

2. 证明性文件：按照《体外诊断试剂受理审查指南要求》提交证明文件。

3. 专利情况及其权属状态说明，以及对他人的专利不构成侵权的声明。

4. 立题目的与依据：包括国内外有关该品研发、生产、使用情况及相关文献资料。

5. 自评估报告

5.1 产品的预期用途：产品的预期用途，与预期用途相关的临床适应证背景情况，如临床适应证的发生率、易感人群等，相关的临床或实验室诊断方法等。

5.2 产品描述：产品名称、包装规格、所采用的方法、检测所用仪器等。产品主要研究结果的总结和评价。

5.3 有关生物安全性方面的说明：由于体外诊断试剂中的主要原材料可能是由各种动物、病原体、人源的组织、体液或放射性同位素等材料经处理或添加某些物质制备而成，为保证产品在运输、使用过程中使用者和环境的安全，研究者应对上述原材料所采用的保护性措施进行说明。

5.4 其他：包括同类产品在国内外批准上市的情况。相关产品所采用的技术方法及临床应用情况，申请注册产品与国内外同类产品的异同等。对于创新型诊断试剂产品，需提供被测物与预期适用的临床适应证之间关系的文献资料。申请人应建立科学委员会，对品种研发过程及结果等进行全面审核，保障数据的科学性、完整性和真实性。申请人应一并提交对研究资料的自查报告。

6. 产品说明书及起草说明：产品说明书应当符合有关要求并参考有关技术指导原则编写。

7. 包装、标签设计样稿：产品外包装上的标签应当包括通用名称、上市许可持有人、生产企业名称、产品批号、注意事项等。可同时标注产品的通用名称、商品名称和英文名。

对于体外诊断试剂产品中的各种组分如校准品、质控品、清洗液等，其包装、标签上应当标注该组分的中文名称和批号。如果同批号产品、不同批号的各种组分不能替换，则既要注明产品批号，也应注明各种组分的批号。

8. 药品通用名称核定申请材料（如适用）

（二）主要研究信息汇总

9. 产品基本信息：申请人、上市许可持有人、生产地址、包装地址等。试验方法、检测所用仪器等。

10. 分析性能信息汇总：主要分析性能指标包括最低检出限、分析特异性、检测范围、测定准确性（定量测定产品）、批内精密性、批间精密性，保存条件及有效期等。

11. 临床试验信息汇总：包括临床试验机构、临床研究方案、总样本数、各临床单位临床研究样本数、样本信息、临床研究结果，采用的其他试验方法或其他诊断试剂产品的基本信息等。

（三）研究资料

12. 主要原材料的研究资料

12.1 放射性核素标记产品：固相载体、抗原、抗体、放射性核素、质控品、标准品（校准品）及企业参考品等。应提供来源、制备及其质量控制方面的研究资料。对于质控品、标准品（校准品）、企业参考品，还应提供定值或溯源的研究资料等。

12.2 基于免疫学方法产品：固相载体、显色系统、抗原、抗体、质控品及企业参考品等，应提供来源、制备及其质量控制方面的研究资料。对于质控品、标准品（校准品）、企业参考品，还应提供定值或溯源的研究资料等。

12.3 病原微生物核酸检测试剂盒：引物、探针、酶、dNTP、核酸提取分离/纯化系统、显色系统、质控品、内标及企业参考品等。应提供来源、制备及质量控制等的研究资料。对于质控品、内标、企业参考品还应提供定值或溯源的试验资料等。

13. 主要工艺过程及试验方法的研究资料

13.1 放射性核素标记产品：固相载体的包被、放射性核素的标记，样本采集及处理、反应体系的建立、质控方法的研究等。

13.2 基于免疫学方法产品：包括固相载体的包被、显色系统、样本采集及处理、反应体系的建立、质控方法的研究等。

13.3 病原微生物核酸检测试剂盒：样本处理、样本用量、试剂用量、核酸分离/纯化工艺、反应体系的建立、质控方法的研究，对于不同适用机型试验方法的研究。

14．参考值（范围）确定资料：对阴性样本、最低检出限样本等进行测定，对测定结果进行统计分析后确定参考值（范围），说明把握度及可信区间。

15．分析性能评估资料

15.1 包括最低检出限、分析特异性（包括抗凝剂的选择、内源性干扰物质的干扰、相关疾病样本的干扰）、检测范围、测定准确性、批内精密性、批间精密性、与已批准注册产品的对比研究等项目。对于病原微生物核酸检测产品还应考虑对国内主要亚型或基因型样本的测定。对于最低检出限，应说明把握度及可信区间。

15.2 应当采用多批产品进行上述等项目的性能评估。通过对多批产品性能评估结果进行统计分析拟定产品标准，以有效地控制产品生产工艺及产品质量的稳定。

15.3 注册申请中包括不同的包装规格，或该产品适用不同机型，则需要采用每个包装规格产品，或在不同机型上进行上述项目评估的试验资料。不同包装规格仅在装量上不同，则不需要提供上述项目的评估资料。

15.4 对于病原微生物核酸检测产品，如采用混合样本进行检测，应对单份测定样本和混合测定样本分别进行分析性能的评估。

15.5 说明质量标准及其确定依据。

16．稳定性研究资料：包括至少三批样品在实际储存条件下和开瓶状态下，保存至有效期后的稳定性研究资料，必要时应当提供加速破坏性试验资料。

17．制造和检定记录，制造及检定规程

至少连续三批产品生产及自检记录的复印件。

制造及检定规程：参考现行版《中国药典》。

18．临床试验资料

18.1 至少在 3 家境内临床机构完成临床试验，提供临床试验协议及临床试验方案。

18.2 提供完整的临床试验报告。

18.3 临床试验的详细资料，包括所有临床样本的试验资料，采用的其他试验方法或其他诊断试剂产品的基本信息，如试验方法、诊断试剂产品来源、产品说明书及注册批准情况等。

18.4 临床研究总样本数：

放射性核素标记产品：至少为 500 例。

基于免疫学方法产品：至少为 10 000 例。

病原微生物核酸检测产品：至少为 10 万例。

18.5 在采用已上市产品进行对比研究时，对测定结果不符样本需采用第三方产品进一步确认。

18.6 对于病原微生物核酸检测产品：如采用混合样本进行检测，应分别对单份样本检测和混样检测的结果进行统计分析。

18.7 境外申请人应提供在境外完成的临床试验资料、境外临床使用情况的总结报告和在中国境内完成的临床试验资料。

附：M4：人用药物注册申请通用技术文档（CTD）区域性信息

《M4：人用药物注册申请通用技术文档》（CTD）区域性信息

3.2.R 区域性信息

3.2.R.1 工艺验证

提供工艺验证方案和报告。

3.2.R.2 批记录

临床试验申请时，提供代表临床试验用样品工艺的批生产、检验记录；

上市申请时，提供关键临床代表性批次和至少连续三批拟上市规模验证批的批生产、检验记录；

提供上述批次的检验报告。

3.2.R.3 分析方法验证报告

提供分析方法验证报告，包含典型图谱。

3.2.R.4 稳定性图谱

提供稳定性研究的典型图谱。

3.2.R.5 可比性方案（如适用）

3.2.R.6 其他